근육운동
보충제가이드

근육운동
보충제가이드

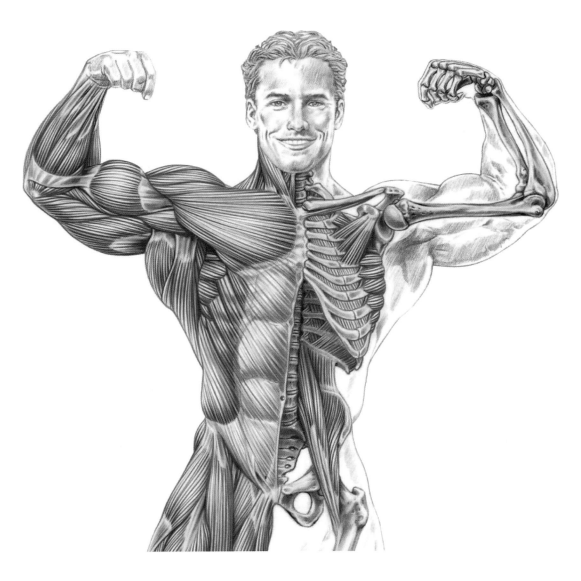

삼호미디어
samho MEDIA

프레데릭 데라비에의 《근육운동가이드》 시리즈는 해부학적 근육 트레이닝의 세계적인 베스트셀러이자, 헬스 트레이너들의 바이블이라고 할 수 있다. 그동안 출간된 《근육운동가이드》 시리즈가 다양한 종류의 운동 방법들을 근육해부도를 통해 체계적이고 과학적으로 설명하면서 운동 생리학과 스포츠 재활 분야의 내용으로 구성되어 있다면, 이번 《근육운동보충제가이드》에서는 운동에 도움이 되는 식품보충제와 영양 관리법을 집중적으로 다루고 있다.

근육을 만들고 지구력을 키우며 건강을 향상시키기 위한 식품보충제의 섭취 방법을 과학적인 연구 결과를 중심으로 지구력 보충제, 근육과 근력 향상을 위한 보충제, 비타민·미네랄·항산화제·필수 지방산 & 바이오틱스, 약용 식물 & 강장제, 운동선수 보호를 위한 보충제, 그리고 다이어트 보조제의 6장으로 나누어 소개한다.

현대 사회는 이미 고령화 시대에 접어들었고, 건강의 중요성은 더욱 커지고 있다. 이제는 운동과 건강 관리의 필요성에 대한 공감대도 형성되어 있고, 웨이트트레이닝을 비롯한 다양한 운동으로 이전보다 몸 관리에 많은 시간과 노력을 기울인다. 과거에는 단백질을 비롯한 보충제가 보디빌더, 헬스 트레이너, 운동선수와 같이 근육을 키우기 위한 이들의 전유물로 여겨졌지만, 최근에는 보충제를 통해 운동 효과를 높일 수 있다는 점이 알려지면서 일반인들 사이에서도 수요가 크게 늘고 있다.

운동을 하면서 근육을 생성하고 에너지를 만들어내기 위해서는 인체에 필요한 영양소인 단백질, 아미노산 등을 공급해주어야 한다. 보충제는 일반적인 음식으로 충분히 섭취하기 힘든 필수 영양소를 쉽고 간편하게 섭취할 수 있도록 도와주는 보조 식품이다. 특히 웨이트 등 고강도 트레이닝을 실시하는 사람들은 일반식 외에도 보충제의 중요성이 크다. 웨이트트레이닝을 하면서 체중 관리의 부담 때문에 영양을 생각하지 않는다면, 건강해지는 것이 아니라 몸을 더 망가트릴 수 있다. 식품보충제는 트레이닝 중 손상된 근육을 보호하고 일상생활에 부족한 성분을 보강해주는 영양제의 기능을 역할을 하기 때문에 운동과 함께 꾸준히 섭취하면 탄탄한 근육을 완성하는 데 더없이 좋은 역할을 한다. 올바른 웨이트트레이닝도 중요하지만, 그만큼 올바른 보충제 섭취도 중요할 수밖에 없다.

《근육운동보충제가이드》는 보디빌더를 꿈꾸는 사람들이나 헬스 트레이너, 선수 트레이너, 생활체육 지도자들이 운동 전문가로서의 역량을 강화하는 데 큰 도움을 줄 것이다. 모든 종목의 운동선수도 경기력 향상을 위해 운동 기술도 중요하지만, 그에 따른 영양 섭취도 매우 중요하므로 이에 대한 지식이 필요하다.

이 책을 통해 그동안 잘못 알려진 보충제에 관한 정보를 바로잡고, 올바른 지식을 바탕으로 멋진 몸을 만들기 바란다. 그리고 그 지식들이 스포츠 전문가들에게도 학문적인 도움이 되었으면 한다. 이번 《근육운동보충제가이드》도 《근육운동가이드》 시리즈를 사랑하는 독자들에게 새롭고 유익한 정보가 될 것이라 믿어 의심치 않는다.

NSCA-CPT (국제퍼스널트레이너)
단국대학교 체육학 박사
서울호서예술실용전문학교 스포츠건강관리학부 교수

정구중

지금 이 책의 개정판이 필요한 이유는 무엇인가

식품보충제 시장은 해마다 구준히 성장하고 있다. 하지만 겉으로 보이는 것이나 기대만큼 발전 속도가 빠르지는 않다. 그 이유 중 하나는 무한 경쟁에 내몰린 제조사들이 식품보충제의 효능과는 무관한 방향으로 시장을 이끌어가고 있기 때문이다.

가격 경쟁을 제외하면 제품의 기능보다 맛을 둘러싼 마케팅 경쟁이 가장 치열하다(주로 단백질, 운동 전 부스터, BCAA, 영양바 등이 여기에 해당한다). 이러한 맛 전쟁의 부작용은 원료의 품질이 낮아진다는 데 있다. 업체들은 품질 저하를 감추기 위해 점점 더 이색적이고 강한 향을 앞세운다. 그렇게 되면 많은 소비자가 분말형 보충제나 영양바를 맛으로 선택하게 되는 경우가 많아지게 된다.

여기에다가 인터넷상에서의 프로모션 가격 전쟁까지 가세한다면, 보충제의 효과나 품질이 외형적인 부분(맛이나 과장된 광고 문구, 비용)보다 뒷전으로 밀려나게 될 수도 있다. 하지만 중국산 성분이 대량으로 유입되면서 원가를 크게 낮춰준 것은 인정할 수밖에 없는 사실이다. 예를 들어 비타민 C의 경우 유럽에서 생산되는 양은 5% 정도에 불과하기 때문에, kg당 가격은 유럽이 아시아보다 50~100% 더 비싸다.

가전제품을 제외하면 이렇게 가격 하락 폭이 큰 시장은 거의 찾아볼 수 없다. 얼마 전까지만 해도 비싼 가격 때문에 접근이 쉽지 않았던 보충제를 이제는 부담 없이 살 수 있게 되면서, 이 책의 초판이 발간되었던 2007년과 비교하면 상황이 완전히 달라졌다고 할 수 있다.

운동 선수들에게 보편화된 식품보충제 활용

이전 판 가이드에서 다음과 같이 지적한 바 있다. "보충제 섭취가 스포츠계에서 확산하고 있다. 통계에 따르면, 높은 수준의 챔피언급 선수들이 보충제 시장의 큰손이라고 한다. 예를 들어 1996년 애틀랜타 올림픽에 출전한 캐나다 선수들을 연구한 결과, 이들 중 69%가 영양 보충제를 섭취했다고 한다. 이 수치는 2000년 시드니 올림픽에는 74%까지 높아졌다(Huang, 2006). 아마도 최근에 개최된 올림픽에서는 이 비율이 아마 더 높아졌을 가능성이 크다."

이런 예상은 그대로 맞아떨어졌다. 여러 나라에서 진행된 가장 최근의 통계 분석에 따르면, 2019년에는 상위 수준 선수들 가운데 보충제를 섭취하는 비율이 거의 100%에 육박하는 것으로 밝혀졌다(Garthe, 2018; Wardenaar, 2017a; Solheim, 2017; Sato, 2015).

이러한 변화는 보충제를 섭취하는 방식에서도 나타난다. 이제 운동선수들은 한두 가지가 아니라 10~20가지 보충제를 매일 복용하는 추세다. 그 이유는 여러 과학 연구를 통해 보충제의 효능을 뒷받침하는 믿을 만한 근거가 점점 많이 제시되고 있기 때문이다. 이뿐만 아니라 경기 결과와 체력이 점차 중요해지면서 자연히 보충제에서 발전의 여지를 찾게 되었다. 보충제 섭취는 운동선수들의 영양 공급을 개별적으로 극대화하는 방법이다. 사실 이들도 상당히 심한 영양 결핍 상태에 놓여 있기 때문이다(Wardenaar, 2017b).

보충제를 집중적으로 섭취하는 경향이 아마추어 선수들에게 확산하는 것도 이제는 당연한 일로 보인다. 그러나 안타깝게도 아마추어들은 광고나 입소문만을 믿고 보충제를 선택하는 경우가 많다. 왜냐하면 프로 선수들처럼 전문가의 과학적인 조언을 얻을 기회가 적기 때문이다.

보충제를 섭취하는 동기도 선수마다 다르다. 젊은 선수들은 경기력 향상을 위해 보충제를 찾지만, 세계적 수준의 선수들 가운데 60%는 보충제를 섭취하는 목적이 '건강'을 위해서라고 한다(Striegel, 2006).

보충제의 효과에 대한 올바른 정보의 필요성

새로운 성분을 원료로 하는 보충제를 제조하는 것보다 더 빠르게 앞서나가는 분야가 있다. 이미 시중에 유통되고 있는 보충제의 작용(혹은 비작용) 메커니즘에 관한 과학 지식 분야다. 따라서 이번 세 번째 개정판에서는 의학 정보를 업데이트하는 데 많은 비중을 두었다.

실제로 운동선수의 경기력을 끌어올릴 수 있는 새로운 보충제를 찾는 게 쉬운 일은 아니다. 더는 사용되지 않는 예전 성분들이 새로운 용도로 재활용되는 걸 보면 그런 사정을 잘 알 수 있다. 예를 들면 1970년대에 주로 다이어트용으로 사용되었던 콜라겐 보충제가 이제는 운동선수의 관절과 힘줄의 통증 완화를 위해(보통 사람들에게는 주름을 펴주는 용도로) 화려하게 귀환했다. 이러한 현실 속에서 보충제를 선택하는 운동선수들에게 도움을 주고자 이 책을 개정하게 되었다. 보충제의 세계에 처음 발을 들여놓을 때 너무 많은 제품을 접하게 되면 혼란만 커지기 때문이다.

보충제 가운데에는 과학적으로 효능이 입증된 것도 있지만, 그렇지 않은 것도 있다. 유행에 따르는 편승 효과도 많이 존재한다. 별다른 효과가 없는 것으로 확인된 성분도 여전히 시중에 유통되고 있다. 따라서 이 책은 수많은 약통, 연질캡슐, 앰풀, 정제, 파우더 등이 뒤죽박죽 섞인 미로 속에서 독자들이 길을 찾을 수 있도록 안내하고자 한다. 또한, 어떤 것이 효과가 있고 어떤 것이 효과가 없는지 판단하는 방법과 각자의 목적에 맞게 보충제를 선택하는 법을 여러분에게 알려주고자 노력할 것이다.

보충제에 관한 검증된 의학 연구

이를 위해 이 책은 저명한 과학 저널에 발표된 의학 연구들을 바탕으로 삼고 있다. 실제로 이 분야는 보충제 시장의 팽창과 함께 나날이 발전을 거듭하고 있는 연구 분야다. 이 책이 입증된 과학적 토대에 바탕을 두면서도, 실용적이고 적용하기 쉬운 책이었으면 한다.

그러면서 한편으로 보충제 분야의 과학 연구들에는 문제점과 한계가 있다는 사실도 늘 명심해야 한다. 실험과정에서 보충제를 섭취하는 표본은 상대적으로 제한된 경우가 많다. 일반적으로 이 분야의 연구는 장기간 이어지지 않는 데다, 보충제 제조사나 판매사의 재정 지원을 받는 경우도 꽤 많다. 그렇다고 해서 이런 연구 결과를 무조건 배척해야 한다는 의미는 아니다. 오히려 보충제가 효과가 없고 효과가 있더라도 한계가 있다는 사실을 밝혀낸 연구들도 많다.

또한 보충제 제조사들이 자사 제품의 효능과 작용 방식에 관해 연구하는 것은 당연한 일이기도 하다. 이런 연구를 하지 않는다면 오히려 비난받아야 마땅할 것이다. 그럼에도 많은 보충제가 인체를 대상으로 한 사전 연구 없이 출시되는 현실은 참으로 안타깝다. 동물 실험이나 소위 '전통' 의학 이론을 확대 적용하여 일반화하는 경우도 부지기수다.

이밖에도 다른 기관들의 재정 지원으로 이루어진 연구들도 있다. 우주 항공기관에서는 우주비행사들이 우주에서 경험하게 되는 근력 손실과 체력 감퇴를 극복하고, 이들의 업무 수행능력을 극대화하는 방안을 찾기 위해 적극적으로 연구를 지원하고 있다.

군 기관의 연구 결과를 보면, 군대 역시 과학적 정보를 제공하는 원천이 된다는 걸 알 수 있다. 운동선수들과 마찬가지로 군인들도 막대한 보충제를 섭취하는 주요 소비자들이다. 예를 들면, 엘리트 군으로 꼽히는 미국 네이비실의 경우, 조사 대상 군인의 78%가 꾸준히 보충제를 섭취하고 있는 것으로 알려졌다(Goforth, 1998). 섭취 이유도 운동선수들과 마찬가지다. 약 50%는 근육량과 근력, 체력을 보강하기 위한 목적으로 보충제를 섭취하며, 그다음으로 꼽는 이유가 에너지 필요량을 충족시키고 건강을 증진하기 위해서라고 한다.

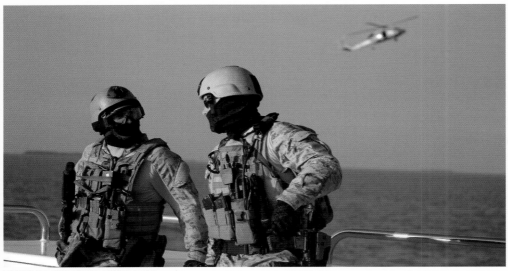

군대에서도 식품보충제가 애용되고 있다.

보충제는 도핑인가, 아닌가?

보충제 섭취가 때로는 도핑과 동일시되기도 한다. 이 문제를 논하려면 먼저 도핑에 대한 정의부터 내릴 필요가 있다. 아주 간략하게 규정한다면 도핑은 '호르몬이나 호르몬처럼 작용하는 물질을 사용해서 운동 수행능력을 향상하는 행위'다. 그러나 이 책에 언급된 보충제들은 호르몬과는 전혀 무관하다. 그저 일반적으로 식품에 들어있는 성분들을 농축해서 효과를 높인 것들이다. 물론 그 경계를 명확하게 구분할 수 없는 경우도 일부 살펴볼 것이다.

각자 목적에 맞는 보충제를 선택하려면

가장 먼저 해야 할 일은 자신이 하는 운동에 필요한 신체 능력(지구력, 근력, 민첩성 등)이 무엇인지 판단하는 것이다. 이런 자질 가운데에서 운동 수행능력을 저해하는 요인이 무엇인지 파악해야 한다(지구력이나 근력, 체력 부족 등이 될 수 있다). 이런 요인들을 제대로 파악하고 나면, 자신이 가장 효과적으로 발전할 수 있도록 도움을 주는 식품보충제를 찾아내기가 쉬워질 것이다. 목표는 오직 하나, 자신의 발전을 더디게 하는 걸림돌을 제거하는 것이다.

일단 자신에게 맞는 보충제를 찾았다면 올바른 방법으로 섭취해야 효과가 극대화된다. 이때는 반드시 신중하게 접근해야 한다. 갑자기 식단을 바꾸거나 보충제 섭취량을 단번에 높여서는 안 된다. 변화는 어디까지나 신중하고 서서히 이뤄져야 한다. 앞으로도 살펴보겠지만 이런 부분은 무시되기 쉬운데, 이것이야말로 보충제를 섭취할 때 꼭 지켜야 하는 황금률이라 할 수 있다.

아울러, 여러 연구에 따르면 보충제를 섭취하는 타이밍이 그 효과를 좌우하는 결정적 요인이라고 한다. 예를 들어 에너지 충전과 근육 회복을 촉진하려면 운동을 마친 후 최대한 빨리 재생용 보충제를 섭취해야 한다. 뜸을 들일수록 보충제의 긍정적 효과가 줄어들기 때문이다.

보충제 선택과 지식의 한계

아쉽게도 운동선수들의 모든 궁금증을 과학이 풀어주진 않는다. 예를 들어 완전히 간과되고 있는 문제 중 하나가 바로 보충제를 섭취하는 최적 기간이 얼마인지에 관한 것이다. 이 점에 대해서는 선수들이 각자 알아서 판단해야 한다. 이를 위해서는 몇 가지 기본 규칙을 지킬 것을 권한다. 어떤 성분을 섭취해서 원하는 효과를 봤거나 스스로 복용할 필요를 느낀다면, 굳이 그 보충제를 끊어야 할 이유는 없다. 반면, 효과가 떨어진 것 같거나 훈련을 중단하는 경우에는 보충제를 계속 복용할 필요는 없다. 보충제에 드는 비용 또한 고려해야 할 하나의 요인이다.

CONTENTS | 차례

PART 01

지구력 보충제
SUPPLEMENTS FOR ENDURANCE

PART 02

근육량과 근력 향상을 위한 보충제
SUPPLEMENTS FOR MUSCLE MASS AND STRENGTH

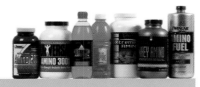

PART **03**

비타민, 미네랄, 항산화제, 필수 지방산 & 바이오틱스
VITAMINS, MINERALS, ANTIOXIDANTS, ESSENTIAL FATTY ACID & BIOTICS

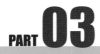

PART 04

약용 식물 & 강장제

MEDICINAL PLANTS AND ADAPTOGENS

PART 05

운동선수 보호를 위한 보충제

SUPPLEMENTS FOR THE PROTECTION OF SPORTSMEN

PART 06

다이어트 보조제
SUPPLEMENTS FOR DIET

01 다이어트, 현실을 직시하라

02 체중 감량

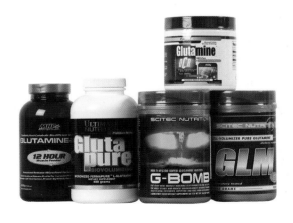

SUPPLEMENTS
FOR ENDURANCE

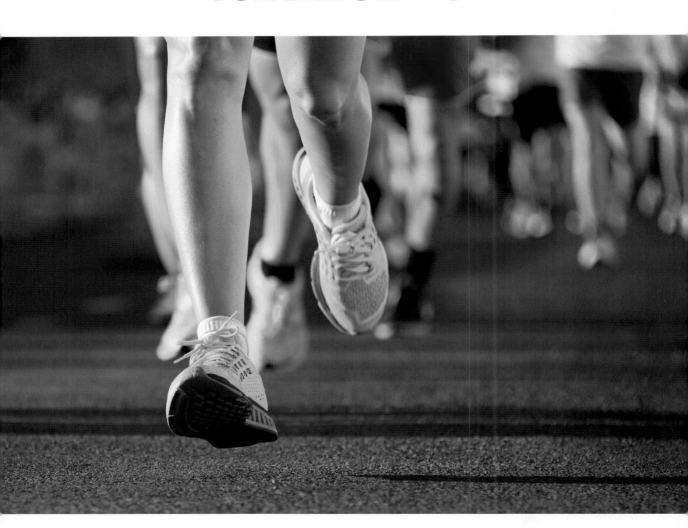

지구력
보충제

운동 중 수분 공급을 해야 한다는 게 근래에 도입된 개념이라면, 운동 중 에너지를 섭취해야 한다는 건 보다 최근에 등장한 개념이다. 이제는 운동 중 에너지 보충제 섭취의 효용성에 대해서는 이론이 거의 없다. 이는 어떤 종류의 지구력 운동을 하건 마찬가지다. 지구력이 필요한 운동선수들이 섭취하는 보충제에는 다음과 같은 세 가지의 효과가 있어야 한다.

- ▶ 탈수 같은 심각한 문제 예방
- ▶ 즉각적인 운동 수행능력 극대화
- ▶ 회복 촉진

탈수, 무엇이 문제인가?

근육 훈련의 강도를 높일수록 우리 몸에서는 많은 열이 발생한다. 이렇게 발생한 열을 체외로 배출하는 가장 좋은 방법이 바로 땀을 흘리는 것이다. 운동을 하면 시간당 1리터의 땀은 쉽게 흘릴 수 있다. 극한 환경에서 운동한다면 흘리는 땀의 양이 시간당 3리터 이상까지 올라갈 수 있다.

운동으로 인한 탈수는 운동 수행능력뿐만 아니라 건강에도 즉각적인 영향을 미친다. 우리 몸은 60%가 수분으로 구성되어 있지만, 필요할 때 손쉽게 가져다 쓸 수 있게 체내에 비축해둔 수분은 거의 없다. 따라서 땀을 많이 흘려 체수분이 빠져나가면 순식간에 수분 부족이 일어난다. 이는 체내에 에너지를 저장하는 것과는 대조적인 현상으로, 우리 몸은 지방조직이나 글리코겐 형태로 에너지를 넉넉히 비축한다.

> ⚠️ 탈수 = 피로감

이렇게 수분 손실로 체액을 잃게 되면 혈액을 구성하는 액체 성분인 혈장의 양이 감소한다. 따라서 심장이 한 번 뛸 때마다 공급하는 혈액량이 줄어들어 심장의 효율이 떨어진다.

인체 각 조직에 적절한 수분을 공급하려면 맥박이 더 빨라야 한다. 그런데 수분 보충이 부분적으로만 일어나면 결국 근육 내 혈류가 감소하여 산소 공급이 줄어들 뿐만 아니라, 반복된 근육 수축으로 생성된 대사 노폐물을 원활히 배출하지 못하게 된다. 그러면 근육이 마비되고 유산소 운동 시 근육 기능이 저하되므로 결국 이런 대사상의 문제로 인해 체온은 더 올라간다.

이 모든 비정상적인 생리 상태는 곧 피로로 이어진다. 피로는 수분 손실로 인한 체중 감소량이 2%에 이를 때부터 시작된다.

엘리트 운동선수들의 경우, 혈장량이 일반인 평균보다 20~30% 많은 탓에 탈수에 대한 방어력이 더 높다. 라우르센의 연구에 따르면, 엘리트 철인3종경기 선수들은 그래서 약 3%의 체중 감소도 너끈히 견딘다고 한다. 자신이 아마추어라면 다른 사람들보다 탈수에 강한 슈퍼스타급 선수들을 따라 하려는 욕심은 버리는 게 좋다(Laursen, 2006).

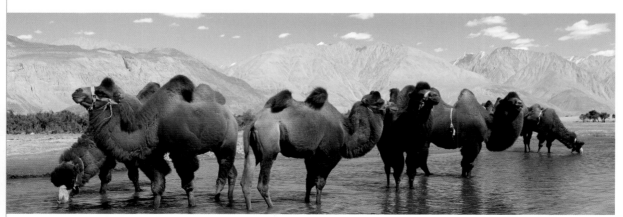

낙타와 달리 인간은 제대로 수분을 공급하지 못한다.

수분 공급 & 수분 보충

의식적으로 수분을 보충하자

낙타와 같은 동물은 수분 손실량만큼 물을 마셔서 보충할 수 있는 뛰어난 능력을 지니고 있다. 이런 동물과는 달리 인간은 억지로 강제하지 않는 한, 단시간에 빼앗긴 수분의 절반 정도만 보충하려는 경향이 있다.

이론상으로 운동 중에는 손실된 수분을 꾸준히 보충해야 한다. 하지만 실제로 그런 경우는 거의 없다. 시간당 1리터의 수분은 비교적 쉽게 빠져나가지만, 운동 중에 시간당 0.5리터 이상을 마시는 사람은 극히 드물다. 실제로 확인된 수분 보충량은 이보다 더 적은 시간당 200~300㎖에 불과하다. 이 수치는 소화계가 무리 없이 액체를 모두 흡수할 수 있는 최대 능력치에 해당하는 것으로 보인다. 시간당 800㎖ 이상을 섭취하게 되면, 이로 인해 소화기관에 문제가 발생할 가능성이 증가한다.

나에게 맞는 수분 공급량을 정하자

탈수 정도를 가늠하는 것은 자신의 몫이다. 이에 필요한 주요 지표를 몇 가지를 소개한다. 평소 자신이 땀을 많이 흘리는 편인지 아닌지 관찰하자.

▶ 땀을 살짝 맛보면 너무 짠맛이 나는지 아닌지 알 수 있다. 너무 짜다면 나트륨 섭취에 신경을 써야 한다(아래 내용 참조).

▶ 운동 중 체중 변화를 체크하자. 훈련 직전과 직후에 체중을 측정해서 비교하면 된다. 직전 체중을 잴 때 여기에 운동 중에 마실 수분 무게를 더하는 것을 잊지 말자. 운동 후 체중 변화량이 2%(남성의 경우 약 1.5~2kg)가 넘는다면 탈수 상태가 되지 않도록 주의해야 한다.

▶ 소변 색도 흔히 고려 대상으로 권고되는 탈수 지표 가운데 하나다. 소변 색이 옅으면 수분 공급이 잘 되고 있다는 뜻이다. 하지만 이런 판단 기준에 이의를 제기하는 경우도 있다(Kovacs, 1999). 따라서 소변 색을

기준으로 삼는 방법은 신중하게 적용하는 게 좋다.

▶ 여러 연구 결과에 따르면, 오후보다 이른 아침에 운동할 때 탈수가 더 많이 일어난다고 한다. 이러한 차이는 수분 손실을 일으키는 호르몬이 아침에 분비되는 것으로 해석될 수 있다.

 원활한 수분 공급 = 운동 수행능력 향상

운동 중 충분한 수분 공급이 필요하다는 것은 널리 알려진 사실이다. 그러나 이런 개념이 스포츠계에 도입된 것은 최근의 일이다. 1970년대까지만 해도 운동선수들에게 훈련 중에 물을 마시지 말라고 권고했다. 오히려 훈련 중에, 특히 날씨가 더울 때 물을 마셔야 한다는 사실을 입증한 것은 수년 전에 이루어진 군사 분야의 연구를 통해서다. 그 후로 이루어진 많은 과학적 연구 결과들이 이를 뒷받침하고 있으므로 이제는 수분 보충에 대해서는 더는 이론의 여지가 없다.

먼저, 섭씨 31℃의 환경에서 지구력 운동선수들에게 각자 최대산소소비량의 80%로 강도로 50분간 자전거를 타게 했다. 그런 다음, 최고 속도로 달리는 최종 실험을 했다(Below, 1995). 운동 중에 많은 양(1.3리터)의 물을 마실 수 있게 한 경우, 물 200㎖만을 섭취한 경우에 비해 최종 실험에 소요된 시간이 6% 줄었다.

기온이 21℃ 정도인 경우에도 수분을 섭취한 그룹이 우세를 보였다. 트레이닝된 선수들을 대상으로 최대산소소비량의 69% 강도로 2시간 동안 자전거를 타게 한 다음, 최대산소소비량의 90% 강도로 가능한 한 오랫동안 운동을 계속하게 했다. 수분 손실을 보충하기 위해 생수를 충분히 섭취했을 때가 수분 공급을 전혀 하지 않았을 때보다 최대 수행능력을 유지하는 시간이 2분 30초 연장되었다(McConell, 1997).

이번에는 트레이닝된 선수들에게 최대산소소비량의 67% 강도로 2시간 동안 자전거 훈련을 하게 했다. 그러면서 한 그룹은 훈련하는 동안 증류수를 마시게 했고, 다른

그룹은 마시지 않게 했다(**Hargreaves**, 1996). 실험 환경의 기온은 20℃였다. 물을 마시지 않은 그룹보다 수분을 공급받은 그룹의 경우, 심박수와 체온 증가 폭이 작았다. 근육 내 글리코겐 사용량도 16% 감소했으며, 혈장의 젖산 증가 폭도 줄어들었다.

이러한 차이는 원활한 수분 공급이 유산소 에너지 대사 시스템의 유지력을 더 높여준다는 것을 보여준다. 이처럼 향상된 결과를 보면 수분이 운동 수행능력 향상에 도움이 되는 이유를 알 수 있다.

이외에도 탈수가 근육의 이화작용을 악화시킨다는 연구 결과도 있다(**Cleary**, 2005). 그 이유는 탈수되면 운동 수행능력만 저하하는 게 아니라 회복에 걸리는 시간도 늘어나기 때문이다. 운동선수를 위협하는 많은 건강상의 문제들이 탈수로 인해 어떻게 악화되는지에 관해서는 5장에서 자세히 살펴볼 것이다.

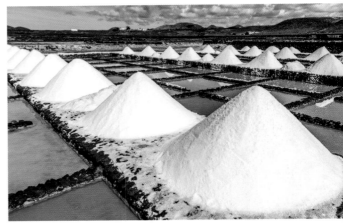

소금은 운동선수에게 매우 중요한 영양소다.

수분 공급과 나트륨

나트륨 손실에 주의하자

땀은 물로만 이루어진 것이 아니라 나트륨도 많이 함유하고 있다. 그래서 특히 초보 선수들은 반드시 나트륨을 보충해야 한다. 나트륨이라는 미네랄은 원활한 근육 수축에 필요한 성분이기 때문이다.

여러 연구에 따르면, 운동선수의 훈련 수준이 높을수록 선수가 흘리는 땀 속의 나트륨 함유량이 적다고 한다. 이는 인체의 보호 메커니즘이 작용하기 때문이다. 그렇다 하더라도 나트륨 손실량은 여전히 많다고 보아야 한다.

우리는 보통 땀 1리터를 흘릴 때마다 나트륨 1~4g도 함께 배출한다. 가령, 섭씨 24~29℃의 야외에서 축구경기를 할 경우, 프로축구선수들은 염분 6g과 물 2리터에 해당하는 양을 땀으로 배출한다(**Maughan**, 2004). 날씨가 5℃ 정도로 조금 춥더라도 축구선수는 4g 이상의 염분이 손실된다. 땀 배출량이 평균 0.5리터를 넘어 높은 수준을 보일 뿐만 아니라, 일부 선수들은 3리터까지 흘리기도 하기 때문이다. 따라서 탈수 문제가 생기는 이유가 더위 때문만은 아닌 것이다.

단시간 운동하는 경우 나트륨 손실이 건강에 문제를 일으킬 가능성은 거의 없다. 그러나 물만 마시면서 4시간 이상 장시간 운동하는 경우에는 나트륨 결핍으로 인한 심각한 병증이 나타날 수 있다(**Sharp**, 2006).

소변이나 땀을 통해 배출되는 염분은 물을 마시는 것만으로 보충되지는 않는다. 과학적으로 보면 물은 우리 몸의 삼투압을 낮춘다고 하는데, 이는 혈액 내 나트륨, 염소, 칼륨 등의 미네랄 이온 농도보다 낮은) 저장액과 관련이 있다.

나트륨 농도가 리터당 290~300mOsm 정도면 이를 등장액이라 한다. 이 삼투압 수치가 바로 혈장 내 나트륨 수치에 해당한다. 이 농도 이상일 경우에는 고장액이라고 한다.

이렇게 나트륨이 부족해 체액 내 나트륨이 희석되면 일차적으로 발생하는 부작용이 바로 갈증을 느끼지 못하는 것이다. 많은 선수가 탈수가 진행되는데도 의식하지 못하는 이유가 여기에 있다. 따라서 인체에 매우 위험한 나트륨 감소의 진행을 즉각 멈추는 것이 가장 중요한 목표가 되어야 한다.

나트륨 & 운동 수행능력

웨슐러(Weschler, 2006)의 연구는 운동 중 수분과 나트륨 부족 문제를 잘 보여준다. 기온 34℃ 환경에서 남자 지구력 운동선수들에게 저마다 최대 산소섭취량의 55%로 3시간 동안 자전거를 타게 했다. 운동 중에 이들은 자신이 배출한 땀의 양만큼 물을 마시도록 했다. 이때 한 그룹은 소금을 탄 물(리터당 소금 1g)을, 다른 그룹은 (소금이 전혀 들어 있지 않은) 증류수를 마시게 했다. 나트륨이 없는 물을 마신 그룹에서는 10명 중 6명이 3시간을 채우지 못했다. 반면, 나트륨을 섭취한 그룹에서는 10명 중 4명만이 중도에 포기했다. 혈장 내 나트륨 감소 속도는 나트륨 그룹보다 증류수 그룹이 2.5배 더 빨랐다.

이 연구는 운동 수행능력과 혈액 내 나트륨 감소 속도 사이에는 반비례 관계가 성립한다는 것을 보여준다. 즉, 혈액 내 나트륨 감소 속도가 빨라질수록 운동 수행능력은 떨어진다는 것이다. 이런 경우, 일반 생수는 염분 손실을 촉진하기 때문에 권장되지 않는다. 따라서 더운 날씨에 장시간 운동할 때 나트륨을 섭취하면 수행능력 향상에 도움이 된다.

나트륨, 얼마나 섭취해야 할까?

운동 중에 마시는 음료는 1리터당 1.7~2.9g의 소금량이 적당하다. 물론 개인에 따라 최대 허용치는 다를 것이다. 소금이 들어가면 음료의 맛이 달라져서, 특히 운동 중에 마시고 싶은 마음이 덜해지기 때문이다.

그렇다고 해서 정제형 소금을 섭취하는 것을 권하지는 않는다. 소화기에 문제가 생길 위험이 있기 때문이다. 수분 보충 중에 나트륨을 다량 공급할 경우 생길 수 있는 또 다른 문제는 소변을 통한 칼륨 배출을 촉진할 수 있다는 것이다(Shireffs. 1998). 나트륨 과다는 탈수를 예방하는 것이 아니라 오히려 탈수를 조장할 수 있다. 이는 과도한 고장성 음료가 세포내액을 혈장으로 배출하는 것을 촉진하기 때문이다.

무엇을 마실 것인가?

수분 보충 음료의 효능

수분 보충 음료에는 다음과 같은 4가지 효능이 있다.

▶ 혈액량 감소를 막아준다.
▶ 체온 상승을 막는다.
▶ 근육에 연료를 공급한다.
▶ 피로를 늦춘다.

다시 말해, 수분 보충 음료는 탈수를 예방하여 운동 수행력을 향상하는 역할을 한다.

선수들은 대개 수분을 충분히 공급하지 않는 경향이 있으므로 수분 보충 음료는 일단 물을 마시고 싶은 욕구를 불러일으켜야 한다. 그래서 스포츠 음료 제조업체들은 자사 제품의 맛을 좋게 하려고 많은 노력을 기울인다. 그 결과 운동선수에게 자신이 원할 때 음료를 마실 수 있게 하면, 물보다 스포츠 음료를 마시는 경우 섭취량이 증가한다(Johnson, 1988).

예를 들어 145분간 훈련해야 하는 경우, 살짝 단맛이 가미된 음료를 마실 수 있게 하면 생수를 마실 때보다 운동 중에 자발적으로 섭취하는 양이 45% 늘어난다(Peacock, 2012). 이런 차이가 나는 이유는 아무 맛도 없는 물보다 단맛이 나는 음료를 마시는 즐거움이 더 크기 때문이다. 이에 따라 훈련시간이 길어질수록 물을 받은 선수들은 물을 마시고 싶은 욕구가 줄어드는 반면, 단맛이 나는 음료를 받은 선수들은 훈련이 진행되면서 점점 더 마시는 즐거움을 느끼게 된다.

탄수화물 함량에 주의하자

최대 6% 농도로 탄수화물을 첨가하면 액체의 흡수를 촉진해 수분 보충에 도움이 된다. 그 이상의 농도는 오히려 당분이 수분 보충을 늦추게 된다. 바로 이런 이유로 에너지 음료보다 수분 보충 음료가 확실히 당도가 낮다. 게다가 당분 농도가 10%를 초과하게 되면 운동 중에 소화 장애를 일으킬 가능성이 커진다. 참고로 시중에서 흔히 볼 수 있는 탄산음료에는 당분이 10~12% 함유되어 있다. 만일 운동 중에 탄산음료를 꼭 마셔야 한다면, 물로 희석해 당도를 낮추고 섭취하기 바란다!

따라서 자신이 마시고 있는 음료가 실제로 어떤 종류인지 알기 위해서는 포장지에 탄수화물 함량이 정확히 표기되어 있어야 한다.

이론상으로 운동 중에 섭취하면 좋은 탄수화물은 포도당 중합체(포도당이 여러 개로 연결된 다당류)나 말토덱스트린이다. 이들은 수분과 당분의 장내 흡수를 높이는 능력이 가장 뛰어나다. 그러나 포도당과 과당으로 구성된 일반 설탕(자당 또는 사카로오스)에 비해 가격이 훨씬 비싸다. 운동 수행능력 면에서 보면 자당이 포도당과 거의 비슷한 것 같으나 가성비 측면에서는 자당이 단연 앞선다.

설탕과 소금, 시럽 등을 첨가해서 자기가 마실 수분 보충 음료를 손쉽게 만들 수 있다. 단, 이때는 최대한 자신의 입맛에 맞추되, 앞서 언급한 소금과 탄수화물의 함량을 잘 지키자.

탈수 예방을 위한 새로운 전략

음료의 온도 역시 심리적으로뿐만 아니라 생리적으로 상당한 역할을 하는 것으로 보인다. 가령, 35℃의 기온 환경에서 남성 실험 대상자들에게 최대 강도의 65%로 최대한 오랫동안 자전거를 타게 한 경우, 미지근한 음료(19℃)보다 시원한 음료(5℃)를 공급받았을 때 운동 수행능력이 12% 상승했다(**Mundel**, 2006b). 시원한 음료를 마셨을 때 수분 공급량이 1/3가량 증가했고, 미지근한 음료를 마셨을 때보다 체온과 맥박 상승 속도가 둔화했다.

미군에서는 더운 날씨에 며칠에 걸쳐 훈련을 계속해야 할 때를 대비한 연구를 진행하여 혁신적인 탈수 예방 전략을 제시하고 있다(**Flakoll**, 2004). 이 실험에서는 병사들을 두 그룹으로 나누어 훈련 직후 한 그룹에는 54일간 위약(플라시보)을, 다른 그룹에는 단백질 10g + 탄수화물

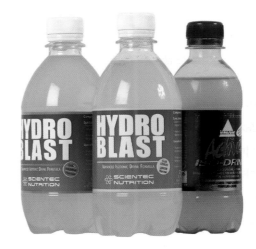

수분 공급 음료는 지구력 운동선수에게 없어서는 안 될 필수품이다.

8g + 지방 3g 보충제를 섭취하게 했다. 이 기간에 실시한 고강도 훈련에는 장거리 행군과 체력 훈련도 포함되어 있었다.

실험 결과, 단백질 + 탄수화물 + 지방을 공급받은 그룹은 위약 그룹보다 탈수 증상 발현이 무려 83%나 감소했다. 그 이유가 무엇인지 궁금해질 수밖에 없다. 연구자들은 이런 현상을 보충제를 섭취한 병사들의 신체 회복력이 좋아졌기 때문이라고 설명한다. 전날 훈련에서 몸이 잘 회복되어 이후의 탈수 증상에도 더 잘 대처한다는 것이다. 반면, 위약을 섭취한 병사들은 몸이 제대로 회복되지 않은 상태로 다음날 훈련을 하게 되어 탈수 증상이 악화되었다.

과잉수분공급 이론

운동 중에는 수분 손실을 피할 수 없으므로, 흔히 훈련 시작 전에 체내에 수분을 비축해두는 것이 가장 이상적이라고 생각한다. 그래서 사람들은 가장 먼저 반사적으로 운동 시작 전에 물을 많이 마셔둔다. 그러나 안타깝게도 우리가 조금 전에 흡수한 과잉 수분은 수십 분 안에 방광으로 내려가 운동 중 또 다른 방해물이 되고 만다.

사실 방광이 채워지는 속도는 수분 공급량과 밀접하게

연결되어 있다. 물을 많이 마실수록 방광이 빨리 차게 되는 것이다. 몸에서 탈수가 시작되더라도 방광이 채워지는 속도가 느려지지는 않는다. 바로 이러한 이유로 물을 마시면 이미 시작된 탈수를 재촉할 수 있다. 방금 마신 물이 소화기관을 거쳐 갈 시간이 없었던 탓에 방광이 채워지는 속도가 빨라지면서 부족한 수분을 혈액에서 가져오기 때문이다.

따라서 더운 날씨에 탈수 상태로 출발해서는 안 되겠지만, 물을 많이 마시고 출발하는 것도 이상적인 해법이 아니다. 생수를 마셔서 수분 손실을 보충하려면 손실량의 약 150%를 마셔야 한다.

그러나 운동 중에 그렇게 하기란 거의 불가능하다. 따라서 수분 보유를 극대화하도록 해야 한다. 나트륨을 첨가하는 이유 중 하나가 바로 이 때문이다. 또한, 일부 선수들이 글리세롤을 사용하는 이유도 이 때문이다.

글리세롤의 효과

소변 배출로 인한 수분 손실을 줄이기 위해 연구자들은 (흔히 글리세린으로 더 잘 알려진) 글리세롤의 효과를 테스트했다. 글리세롤은 신장에서 수분을 배출하는 것을 일시적으로 방해한다. 그러면 수분이 방광으로 가지 않고 체내에 과잉 저장된다. 실제로 글리세롤은 물만 마셨을 때보다 수분 보유력을 두 배로 증가시킨다.

이렇게 일시적으로 수분을 보유하면 특히 더운 날씨에 수행능력이 높아지는 것으로 추정된다. 앤더슨이 제시한 사례가 이를 입증한다(**Anderson**, 2001). 트레이닝된 사이클 선수들에게 35℃ 의 기온에서 90분간 자전거를 타게 했다. 이들은 출발 2시간 전에 한쪽은 물만 마시게 하고, 다른 한쪽은 물과 함께 체중 1kg당 글리세롤 1g씩을 섭취하게 했다.

글리세롤 덕분에 출발 전 소변 배출은 25% 감소했다. 운동 중에는 글리세롤 덕분에 심박수와 체온이 더 낮게 유지되었고, 그 결과 운동 수행능력이 5% 향상되었다.

그러나 모든 연구 결과에서 글리세롤이 명백한 효능이 있는 것은 아니다. 따라서 글리세롤은 탈수를 예방하는 기적의 묘약은 아니다. 하지만 탈수가 실제로 큰 문제가 된다면 한번 시도해볼 만한 전략이 될 수 있다.

 글리세롤을 섭취하기 전에 피해야 할 징후(고혈압 등)가 없는지 반드시 확인하자.

■ 글리세롤, 어떻게 섭취할까?

글리세롤은 운동 2시간 전에 체중 1kg당 글리세롤 1g을 물 약 1.5리터에 섞어 시간 간격을 두고 나누어 섭취하도록 권한다. 그러나 처음부터 이 용법을 따를 필요는 없다. 글리세롤은 단맛이 매우 강한 액상형 시럽으로, 맛이 그다지 좋지는 않다. 이에 익숙하지 않은 상태에서 용법에 권장된 양만큼 글리세롤을 섭취하면 소화계에 자극을 주고 속이 더부룩하거나 두통이 생길 수 있다.

아마도 사전 준비 없이 섭취한 결과로 생긴 이런 부작용들 때문에 수많은 연구에서 글리세롤 보충제의 효능이 주목받지 못한 듯하다. 처음에는 글리세롤을 1∼2티스푼 정도 물에 타서 마시는 것으로 시작하자. 괜찮다 싶으면 운동할 때마다 한 숟갈씩 양을 늘려서 권장량처럼 체중 1kg당 1g까지 늘려가도록 한다. 글리세롤 말고도 이 정도 많은 양의 물을 마시는 것이 운동을 준비하면서 그다지 편하게 느껴지지만은 않을 것이다.

요즘에는 음료수에 타서 마시는 분말 형태의 글리세롤도 나와 있다. 맛도 무미에 가까워서 예전의 액상형보다 섭취하기가 훨씬 수월할 것이다.

⚠ 글리세롤은 탈수가 일어날 가능성이 큰 기후조건에서 운동하는 경우에만 제한적으로 복용하는 것이 좋다.

02 탄수화물

탄수화물이 지구력에 미치는 영향

우리가 운동하는 데 사용하는 첫 번째 연료원이 바로 탄수화물(당분)이다. 실제로 탄수화물은 지방보다 훨씬 더 빨리 근육에 에너지를 공급할 수 있다는 이점이 있다.

요즘의 현대인들은 당분을 워낙 많이 섭취하기 때문에 우리 몸은 전신에서 이 연료를 사용하는 데 특화되어 있다. 이러한 전문화는 우리 몸에 더 쉽게 저장되는 지방질의 산화를 막으면서 이뤄진 것이다. 그런 탓에 우리 몸에 더 쉽게 저장되는 지방질을 산화할 기회를 잃게 된다.

안타깝게도 우리 몸의 탄수화물 비축량은 제한되어 있다. 주로 혈액 속에서 순환하거나(글루코스=포도당) 근육과 간에 글리코겐 형태로 저장된다. 지구력 운동을 하는 동안 탄수화물 비축분이 바닥을 드러내면 우리 몸에서는 자동으로 지방을 대체연료로 사용하게 된다.

지방이라는 에너지원은 근육과 혈액, 그리고 특히 지방조직에 존재한다. 그런데 앞서 말한 바와 같이 우리는 지방의 산화작용을 책임지는 대사과정을 약화시키고 말았다. 그래서 저장된 탄수화물이 고갈되면 최적의 방법으로 지방을 활용하지 못한 채 갑자기 피로감을 느끼게 되는 것이다.

이러한 한계점에 도달하지 않으려면 운동 전에 체내 탄수화물 저장량을 늘리고 운동 중에도 이를 유지해야 한다. 탄수화물은 근육 회복에도 상당한 역할을 한다. 단백질과 시너지 작용을 일으켜 근육량을 유지하는 역할을 한다.

따라서 운동선수라면 대다수가 탄수화물이 풍부한 음식을 섭취해야 한다. 특히 운동 전후에 하는 식사에는 특히 더 신경 써야 한다. 훈련 기간 동안 계속해서 탄수화물을 섭취하는 것도 중요하다.

탄수화물 필요량 계산하기

여기서는 식단을 짤 때 참고할 만한 큰 틀만 제시하고자 한다. 이를 바탕으로 각자 필요에 맞게 섭취량을 조절해야 한다.

운동 시간이 1시간 미만이거나 약한 강도로 지구력 운동을 하는 경우, 하루 탄수화물 섭취 권장량은 체중 1kg당 5~7g이다. 1~3시간 동안 지속하는 비교적 강도가 높은 운동을 할 경우, 탄수화물 섭취량은 체중 1kg당 7~10g이 되어야 한다. 4시간이 넘는 극한 운동의 경우, 체중 1kg당 10~12g의 탄수화물 섭취가 권장된다(Burke, 2001).

그러나 서양식 식사의 경우 탄수화물 권장섭취량을 충족시키는 경우는 드물다. 지난 수십 년 동안 탄수화물 섭취량은 점진적으로 증가하고 있는 것으로 보이지만, 과학적으로 산출된 이 가이드라인까지 도달하려면 아직도 한참 남았다. 특히 여성의 경우, 남성보다 미용적인 면을 신경 쓰기 때문에 더욱 그렇다. 트레이닝된 운동선수들의 실제 평균 섭취량은 체중 1kg당 9g 정도이지만, 여성 선수들의 경우 대체로 7g을 넘지 않는다.

이쯤 되면 과학적으로 산출된 이론적 수치가 과연 실제로 유효한지 의문이 들 수 있다. 우선, 이런 권장량은 운동선수가 식단을 짤 때 참고할 만한 대략적인 기준이라는 걸 알아야 한다. 그리고 운동선수들의 수행능력 향상을 위해 영양학적으로 개선할 부분을 찾도록 돕기 위해서다. 최적이라고 할 수 없는 식이 환경에서도 엘리트 선수들은 이를 최대한 활용할 수 있기 때문이다.

자신이 섭취하는 탄수화물의 질에 주목하라

탄수화물, 당분, 당질이라는 용어는 모두 같은 종류의 식품을 포함한다. 이론적으로 보면 운동선수가 탄수화물 필요량을 채우려면 사탕만 먹어도 된다. 그러나 우리는 본

능적으로 이것이 운동 수행능력뿐만 아니라 건강을 위해서도 최적의 영양 섭취 방법이 아니라는 걸 잘 알고 있다. 탄수화물 섭취는 양적으로뿐만 아니라 질적인 면도 매우 중요하기에 그렇다.

예전에는 다양한 종류의 탄수화물을 크게 두 가지로 분류했다. 빨리 소화되는 단당류 탄수화물과 천천히 흡수되는 다당류 탄수화물(복합 탄수화물)이다. 요즘에는 여기에 혈당지수(GI 지수)로 탄수화물을 더 세분한다. 혈당지수는 식품에 함유된 탄수화물 25g 또는 50g이 혈당 수치를 얼마나 상승시키는지를 측정한다. 그런 다음 이 측정치를 같은 양의 표준 탄수화물(흰밀가루 빵이나 포도당)에 의한 혈당 상승치와 비교한다.

식품의 혈당지수가 높을수록(즉, 100에 가까울수록) 탄수화물 흡수 속도가 빠르다는 뜻이다. 혈당지수 높은 음식을 먹으면 혈당 수치가 갑자기 올라가게 되어 인슐린 분비가 급격히 증가한다. 이렇게 인슐린 호르몬이 반격하면 혈당이 급작스럽게 떨어진다.

이와 반대로 혈당지수가 낮은 식품은 완만하지만 지속해서 혈당을 올린다. 따라서 같은 열량일 때 혈당지수가 낮은 식품이 혈당지수가 높은 탄수화물보다 인슐린을 적게 분비하게 한다. 그 결과 시간이 지날수록 혈당 수치가 더 일정하게 유지된다.

혈당지수를 기준으로 한 분류법은 분명 장점이 있지만 완벽하진 않다. 다음과 같은 몇 가지 이유 때문이다.

▶ 과학자들이 측정에 사용한 탄수화물의 양(25~50g)은 실제 운동선수의 탄수화물 섭취량과는 거리가 멀다. 따라서 선수들이 더 많은 양을 섭취하면 혈당 반응도 당연히 더 높아질 것이다.

▶ 쌀처럼 같은 재료라 하더라도 그 종류나 원산지, 가열 방법에 따라 혈당 반응은 매우 다양하게 나타날 수 있다. 그래서 혈당지수표에 제시된 쌀의 혈당지수는 42~112까지 다양하다.

▶ 한 번에 한 가지 식품만 먹는 경우는 드물다. 쌀만해도

버터, 소고기, 채소 등 다른 음식을 한 가지 또는 여러 가지 첨가해서 먹으면 혈당 반응이 어떻게 일어날지 예측하기가 어려워진다. 예를 들면 우유는 인슐린 분비를 크게 촉진하기 때문에 시리얼과 함께 섭취할 때 혈당 반응을 왜곡하게 된다.

▶ 음식의 온도도 혈당 반응을 변화시킨다. 예를 들어 따뜻한 감자 하나만 먹을 때보다 차가운 감자를 식초 드레싱과 함께 먹을 때보다 혈당 반응이 43% 낮아진다.

따라서 운동선수는 자신에게 가장 적합한 탄수화물 공급원이 무엇인지 스스로 판단해야 한다.

필요에 따라 적절한 탄수화물을 섭취하라

여러 과학 연구에 따르면, 필요에 따라 식품의 다양한 혈당지수를 활용하는 게 좋다. 그런 의미에서 운동 전에는 혈당지수가 낮은 탄수화물 섭취가 권장된다(27쪽 참조).

운동하는 동안과 직후에는 혈당지수가 높은 당류가 더 좋다(Siu, 2004). 수분 보충 음료나 에너지 음료가 자세히 표시되어 있지는 않지만 혈당지수가 높은 당류를 원료로 하는 것도 이 때문이다. 운동 후 몇 시간이 지나면 다시 혈당지수가 낮은 음식을 먹어야 한다.

근육 내 글리코겐, 어떻게 충전할까?

탄수화물이 지구력 운동의 주역으로 주목받는 데는 이유가 있다. 여러 연구 결과, **운동 수행능력과 근육 내 글리코겐 저장량 사이에 밀접한 관계가 있다는 사실이 입증되었기** 때문이다. 운동선수는 영양학적인 도움으로 비교적 손쉽게 글리코겐 저장량을 늘릴 수 있다.

많은 이들이 코앞에 닥쳐야만 자신의 운동 수행능력을 걱정한다. 하지만 내일 좋은 수행능력을 발휘하려면 오늘 마지막 훈련을 끝낸 뒤부터 준비해야 한다. 이때에는 최대한 신속하고 완전하게 회복하는 것이 목표다. 그다음에는 식사를 통해 탄수화물이 풍부하고 단백질과 지방이 적은 음식을 섭취하면서 다음 훈련을 준비해야 한다.

하지만 위에서 살펴본 바와 같이 운동선수들을 대상으

로 한 설문조사를 보면 역설적으로 이들은 대개 충분한 양의 탄수화물을 섭취하지 않고 있다. 이렇게 탄수화물이 부족하면 회복을 극대화할 수 없고, 체내 탄수화물 저장량을 최대치로 끌어올릴 수 없다.

근육 내 글리코겐 농도는 건조 중량으로 근육 1kg당 300~400mmol 정도가 정상이다. 더 구체적으로 설명하자면, 주로 앉아서 생활하며 운동을 하지 않는 사람은 200~500mmol의 글리코겐을 저장하며, 중간 수준의 운동선수는 400mmol 이상, 높은 수준의 운동선수는 500mmol 이상을 저장해야 한다는 뜻이다. 글리코겐은 kg당 600mmol을 넘으면 농도가 높은 것으로 간주한다. 800mmol이 넘는 수치는 엘리트 운동선수들에게서 볼 수 있다. 이렇게 두 배 더 많은 에너지를 갖고 있으니 더 오랫동안 운동을 지속할 수 있게 되는 것이다.

운동 전 글리코겐 충전에 대한 개념이 탄생한 것은 1960년대의 일이다(Bergstrom, 1967). 사전에 (탄수화물을 배제한 식단과 운동시간을 늘리는 방법으로) 글리코겐 비축분을 줄일수록, 이후에 다시 탄수화물을 섭취할 때 저장량의 반등 폭이 커진다는 이론이다.

하지만 이 전략에는 몇 가지 단점이 있다. 우선 이 매뉴얼은 3~6일이 소요되기 때문에 실천하기에 부담이 따른다. 다른 한편으로는 앞서 서론에서 밝혔던 원칙, 즉 우리 몸을 새로운 환경에 점진적으로 적응시키면서 천천히 진행해야 한다는 원칙에 위배된다.

탄수화물 섭취량을 크게 줄이면서 근육 훈련을 하면 에너지원을 공급받지 못해 육체적으로나 정신적으로 외상이 생기고 피로 증상이 이어진다. 근육은 글리코겐으로 과충전되겠지만 이에 따른 장점은 운동 수행능력 향상 한 가지뿐이다. 이것 하나를 위해 다른 여러 가지 측면을 악화시키는 희생을 감수한 셈이 되는 것이다.

최근의 과학적 연구에 따르면 훈련된 선수들의 경우 극단적인 탄수화물 감소 과정은 필요하지 않으며, 24시간 안에 과충전될 수 있다고 한다. 이에 따라 더욱 단순하고 효율적인 전략들이 개발되었다.

■ 탄수화물 저장량의 즉각적인 반등을 목표로 할 때

운동 3시간 전에 탄수화물 약 200g을 섭취하면 근육 내 글리코겐 저장량이 11% 증가한다(Chryssanthopoulos, 2004).

■ 탄수화물 저장량의 24시간 이내 반등을 목표로 할 때

혈당지수가 높은 탄수화물을 체중 1kg당 10g 섭취하면 24시간 이내에 근육 내 글리코겐 저장량을 두 배로 증가시킬 수 있다(Bussau, 2002). 이 정도 양의 탄수화물을 손쉽게 섭취하기 위해 운동선수들은 액상형 말토덱스트린 보충제를 애용한다. 충전이 이루어지는 24시간 동안에는 어떤 운동도 해서는 안 된다.

이 과정을 48시간 더 연장한다고 해도 추가적인 효능은 없다. 최대치(더 복합적인 매뉴얼로 얻은 것과 같거나 그 이상인 수준)가 24시간 안에 달성되었기 때문이다. 따라서 까다롭고 위험한 전략을 쓰지 않아도 훈련이나 경기 전날 빠르게 글리코겐을 충전할 수 있다.

■ 며칠에 걸쳐 탄수화물 저장량 반등을 목표로 할 때

총 칼로리 섭취량에 변화를 주지 않고 4일에 걸쳐 탄수화물의 비중을 60%에서 75%로 높이는 것만으로도 지구력 운동선수들은 근육 내 글리코겐 저장량을 23% 증가시킬 수 있다(Tarnopolsky, 2001). 이렇게 탄수화물 비중을 늘리는 것과 동시에 칼로리 섭취량을 34% 늘리면 글리코겐은 추가적으로 12% 더 증가한다.

4주간 하루 2회 훈련하는 조정 선수들의 경우, 체중 1kg당 10g의 탄수화물을 섭취하면 근육 내 글리코겐이 65% 증가한다(Simonsen, 1991). 이후 체중 1kg당 5g의 탄수화물을 매일 섭취하면 이 글리코겐 수치를 유지할 수 있다. 이렇게 글리코겐이 축적된 결과, 2,500m 레이스에서 근력이 즉시 10% 증가했다.

여자 선수들은 다르게 반응한다

지금까지 설명한 남성의 경우와는 달리, 여성은 이런 변화에 덜 민감하여 반응도 덜 긍정적이다. 여성의 경우 에너지 섭취량을 늘리지 않으면서 탄수화물만 60%에서 75%로 늘리는 경우, 글리코겐 수치는 거의 영향을 받지 않는다. 다만 칼로리 섭취 34% 증가 + 탄수화물 비중 75%를 동시에 시행했을 때에만 글리코겐이 17% 증가했다.

이렇게 차이가 나는 이유는 다음과 같다.
▶ 여성은 남성보다 상대적으로 먹는 양이 적기 때문이다.
▶ 호르몬 체계 특성상 여성은 운동하는 동안 당분보다는 지방을 더 많이 사용한다.
▶ 그 결과 남성보다 여성의 글리코겐 저장량이 적다.

하지만 여자 선수들도 글리코겐 저장량을 늘리면 운동 수행능력이 크게 향상된다. 예를 들어 수준급 여자 선수들의 경우, 에너지 공급량에서 탄수화물의 비중을 50%에서 80%로 늘리면 근육 내 글리코겐 저장량을 13% 증가시킬 수 있었다(**Walker**, 2000). 그 결과 최대 산소소비량의 80% 강도로 최대한 오랫동안 자전거를 타게 했을 때 운동 수행능력이 8.5% 향상되었다.

운동 직전에 반드시 탄수화물을 섭취해야 할까?

운동 직전에 음식을 먹는 목표는 근육과 간의 글리코겐 저장량을 빠르게 늘리려는 것이다. 그러면 운동 초반에 모두 소화되는 것은 아니라서 에너지 공급 시간이 연장될 수 있다. 그러나 이 방법은 오래전부터 권장되지 않았다. 탄수화물이 인슐린 수치를 높일 위험이 있어서 결과적으로 혈당이 떨어져 지방을 연료로 사용하는 데 방해가 될 수 있기 때문이다. 따라서 운동 전 식사는 에너지를 공급하는 것이 아니라 오히려 감소시킬 수 있다.

이런 끔찍한 시나리오를 보면 운동 전 탄수화물 섭취가 운동 수행능력 저하와 연결될 위험이 있는 이유를 알 수 있다. 가령, 남성과 여성의 경우 모두, 자전거로 최대 산소소비량의 80% 강도의 지구력 운동을 하기 직전에 탄수화물 75g을 섭취했더니 운동 수행능력이 19% 감소했다(**Foster**, 1979).

그런데 이보다 최근의 연구 결과에 따르면, 운동 전 식사에 장점이 있을 수도 있다고 한다. 다만 명심해야 할 점은 대다수의 연구에서 위약군 선수들이 전날 저녁부터 금식했다는 것이다. 이런 상태는 운동선수들의 경우 매우 흔하지만 적어도 이론상으로는 그다지 이상적인 것으로 보이지 않는다.

훈련 3시간 전에 (시리얼을 우유에 말아서) 탄수화물 100g이 함유된 식사를 한 사이클 선수들은 최대 산소소비량의 70% 강도로 136분 동안 운동할 수 있었던 데 반해, 전날부터 아무것도 먹지 않은 선수들은 109분밖에 버티지 못했다(**Schabort**, 1999).

한 연구에서는 높은 수준의 사이클 선수들을 대상으로 훈련 30분 전에 섭취한 포도당 또는 다당류 탄수화물 75g과 위약군을 비교했다(**Goodpaster**, 1996). 체력 테스트는 최대 산소소비량의 66% 강도로 90분간 자전거를 탄 뒤 곧바로 30분간 최고 강도 운동을 실시하는 것이었다.

연구자들은 다당류 탄수화물이 포도당보다 장시간 동안 완만하게 에너지를 공급할 것으로 생각했다. 하지만 포도당을 섭취했을 때 최상의 기록이 나오면서 이 가설은 증명되지 못했다. 이 경우 위약 비교군보다 운동 수행능력은 7%가 더 높았다.

현역 여자 선수들의 경우, 운동 45분 전에 섬유질이 풍부한 시리얼로 탄수화물 75g을 섭취한 후 90분간 자전거를 탔을 때, 위약 비교군보다 운동 수행능력이 16% 향상되었다(**Kirwan**, 1998).

운동 전 에너지 음료 섭취의 효능

다음 사례들에서도 알 수 있듯이 운동 전에 탄수화물이 함유된 음료를 마시는 것이 좋은지에 대해서는 많은 논란이 있다. 트레이닝된 운동선수들에게 운동 전 포도당 150g이 함유된 음료를 마시게 한 뒤, 최대 산소소비량의

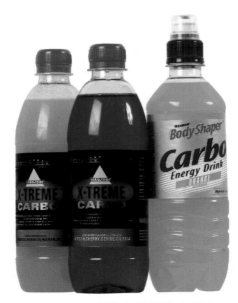

에너지 음료는 상당한 지구력 향상을 가져온다.

63% 강도로 120분간 자전거로 달린 후 최고 강도의 운동으로 마무리하게 했다(**Febbraio**, 2000).

이 경우 위약군에 비해 운동 수행능력이 눈에 띄게 향상되지는 않았다. 반면, 포도당이 150g 함유된 음료를 운동 중에 마시거나 운동 전 + 운동 중에 섭취했을 때 운동 수행능력이 더욱 좋아졌다. 그러나 운동 전 + 운동 중에 섭취했을 때가 운동 중에만 섭취했을 때보다 효과가 크게 좋지는 않았다.

한 실험 결과를 보면 1시간 동안 최대 운동을 하기 직전에 포도당 중합체 30g을 섭취하면 마지막 20분간 발생하는 근력 손실이 9% 감소한다(**Anantaraman**, 1995).

철인3종경기 선수들이 4㎞ 수영을 하기 5분 혹은 35분 전에 포도당 10% 함유 음료를 마시게 했더니, 10명 중 8명에게서만 운동 수행능력이 향상되는 경향이 나타났다(**Smith**, 2002).

트레이닝된 사이클 선수들의 경우, 운동 25분 전에 탄수화물 25g 함유 음료를 마신 뒤 자전거로 1시간 코스를 달렸을 때 운동 수행능력이 1.5% 향상되었다. 이런 결과는 8명 중 6명에게서 확인되었다. 나머지 한 명은 수행능력이 악화했고 다른 한 명은 탄수화물을 섭취해도 위약 비교군과 같은 효과를 보였다.

더운 날씨에 높은 수준의 달리기 선수들에게 운동 1시간 전에 전해질이 풍부한 탄수화물 60g 함유 음료나 80g 함유 음료, 또는 생수(위약)를 마시게 한 뒤 15㎞ 달리기를 뛰게 했다(**Millard-Staford**, 1997). 달리는 중에 실험 대상자들은 각자 배당된 음료는 얼마든지 마실 수 있게 했다.

실험 결과, 탄수화물은 13.4㎞까지는 아무런 효과도 나타내지 않았다. 반면, 마지막 1.6㎞ 구간에서는 물보다 운동 수행능력이 5% 향상되었다. 탄수화물 80g을 섭취한 경우, 12명 가운데 11명의 운동 수행능력이 향상되었다. 탄수화물 60g을 섭취한 경우에는 12명 가운데 8명만이 운동 수행능력이 향상되었다.

운동 전과 운동 중 탄수화물 공급의 시너지 효과

트레이닝된 사이클 선수들을 대상으로 최대 산소소비량의 70% 강도로 지칠 때까지 훈련하는 실험을 여러 차례에 걸쳐 실시했다(**Wright**, 1991).

첫 번째 실험에서는 운동 3시간 전에 탄수화물(주로 말토덱스트린) 333g이나 위약을 제공했다. 그 결과, 탄수화물을 섭취한 경우가 위약 비교군보다 훈련 지속 시간이 18% 더 길게 나타났다.

두 번째 실험에서는 총 175g의 탄수화물을 운동 중에 20분 간격으로 여러 차례 나누어 섭취하게 했더니, 운동 수행능력이 32% 향상되었다.

세 번째 실험에서는 운동 3시간 전에 탄수화물 333g을, 운동 중에 175g을 섭취하게 했다. 그러자 운동 수행능력이 44% 향상했다.

세 가지 실험에서 모두 운동 시작 후 2시간 40분이 지나자 탄수화물의 긍정적인 효과가 나타났다. 이 시점에서 위약 비교군은 급속히 탈진하는 모습을 보였다. 운동 전과 운동 중에 동시에 탄수화물을 섭취했을 때 근력 감소가 천천히 일어났다.

운동 3시간 전에 달리기 선수들에게 한 그룹은 주로 혈당지수가 높은 탄수화물(흰 빵, 시리얼, 오렌지 주스, 설탕, 우유, 햄) 180g을, 다른 그룹은 위약을 섭취하게 한 뒤, 최대 산소소비량의 70% 강도로 탈진할 때까지 달리게 했다(Chryssanthopoulos, 2002). 위약군은 운동 중에 물만 공급받았다.

식사를 한 그룹에서는 운동 중에 위약을 마시거나 탄수화물 6.9% 함량 음료를 마시게 했다. 그 결과, 위약군에서는 102분이 지나자 피로가 몰려왔다.

운동 전 식사를 한 경우에는 9분 더 늦게 피로가 나타났다. 운동 전에 음식을 섭취하고 운동 중에 탄수화물 보충 음료를 섭취한 경우에는 운동 수행시간이 23분 더 연장되었다. 이 경우에도 운동 중 탄수화물 음료 섭취 효과가 운동 전 식사로 나타난 효능과 맞물려 나타난 것이다.

결론

운동 전 영양 섭취는 지뢰밭을 지나는 것과 같이 늘 신중하고 세심하게 해야 한다.

지구력 운동 전 영양 섭취는 중요한 것으로 보인다. 특히 장시간 운동할 때에는 더욱 그렇다. 과학적으로는 운동 시작 1~4시간 전에 체중 1kg당 1~4g의 탄수화물(되도록 혈당지수가 낮은 탄수화물)을 섭취하는 것이 권장된다(Burke, 2001).

우리 몸이 섭취한 영양분을 견뎌내고 잘 활용하도록 천천히 적응시켜야 한다. 식품을 제대로 선택하지 못하거나 신체기관이 점진적으로 영양소에 익숙해지게 하지 않으면, 저혈당 위험뿐만 아니라 소화계의 거북감, 구토감까지 나타날 수 있다.

일반적으로 혈당지수가 낮은 식품은 다른 식품보다 섬유소가 풍부하다. 그래서 이런 식품은 소화를 느리게 하여 운동 중에 소화 장애를 일으킬 수 있다.

자신에게 필요한 에너지원의 종류와 양, 복용 시간이라는 3가지 요소는 최대한 세심하게 개인의 사정에 따라 맞춤형으로 정해야 한다.

운동 중 영양 섭취

운동 중에 섭취하는 음식은 다음 4가지 기능을 충족해야 한다.

▶ 에너지를 공급할 것
▶ 혈당 저하를 예방할 것
▶ 글리코겐 비축분을 절약할 것
▶ 탈수를 막을 것

실제로 근육 내 글리코겐 감소와 혈당 수치 하락은 피로를 직접 유발하는 2대 요인이다. 혈당이 떨어지면 뒤이어 탄수화물 사용속도도 느려진다. 탄수화물의 산화 속도는 1분당 약 1g이다. 그런데 운동시간이 길어지면 이 속도가 절반으로 떨어져서 우리가 상상하는 그대로 운동 수행능력에 영향을 준다. 연구 결과에 따르면, 외부에서 탄수화물을 공급받으면 우리 몸의 탄수화물 사용속도가 2배로 빨라져 1분당 2g까지 기록할 수 있다고 한다.

혈당이 안정적으로 유지되면 근육이 혈액 속의 포도당을 사용하는 능력이 증진된다. 그러면 근육 내 글리코겐이 그만큼 절약되어 피로가 예방된다. 이렇게 글리코겐 절약 효과가 나타나려면 시간당 최소 45g의 탄수화물을 섭취해야 한다. 이러한 효과는 다음의 연구로 입증되었다.

먼저, 중급 수준의 운동선수들에게 최대 산소소비량의 70% 강도로 최대한 오랫동안 달리게 했다(Tsintas, 1996). 이때 운동 직전과 운동 중 20분마다 탄수화물 5.5% 함유 음료나 위약(물)을 마시게 했다. 그 결과, 에너지 음료 섭취군은 132분간 달릴 수 있었던 반면, 위약군은 달린 시간이 102분에 불과한 것으로 나타났다. 탄수화물 덕분에 글리코겐 소비속도가 24% 둔화하여 지구력이 향상된 결과를 낳은 것이다.

앞서 언급한 바 있는 빌로우의 연구에 따르면, 탄수화물과 함께 섭취한 물의 양이 적을 때보다(200㎖) 많을 때(1.3리터) 수행능력이 향상된다. 여기에 덧붙여 1시간 운동 중에 탄수화물 79g을 섭취하면 운동 수행능력은 6%

향상된다. 따라서 원활한 수분 공급 + 탄수화물 섭취로 운동 수행능력이 12% 향상되었다(Below, 1995).

운동 중에는 편의성 때문에 대체로 에너지 음료와 다양한 에너지 보충제를 섭취한다. 연구 결과, 트레이닝된 사이클 선수들의 경우 운동 중에 바나나를 먹거나 액상형 탄수화물을 섭취하면 유사한 비율로 운동 수행능력이 향상되는 것으로 나타났다(Nieman, 2012). 하지만 바나나를 먹으면 섬유소 때문에 복부팽만 같은 소화 장애를 유발한다. 일부 선수들의 경우 소화에 큰 문제가 생겨 운동 수행능력에 역효과를 가져올 수 있다. 저혈당증에 가장 취약한 운동선수들은 탄수화물을 사용하는 것이 가장 좋은 결과를 가져올 것이다.

운동 중 탄수화물 섭취와 피로감

여러 연구 결과를 보면 운동 중 탄수화물 섭취는 피로감을 완화한다. 에너지 음료를 섭취했을 때 운동 수행능력이 향상되지 않더라도 말이다.

이상하게 들릴 수도 있지만, 피로감과 수행능력이 분리되는 원인은 바로 우리 뇌에 있다. 뇌가 기능하는 데 사용

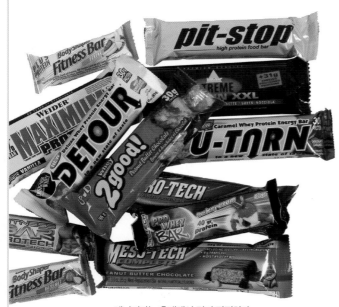

에너지바는 휴대해서 먹기 간편하다.

되는 주된 연료는 탄수화물이기 때문이다. 따라서 혈당저하가 집중력 장애, 더 나아가 비정상적인 피로와 연결되는 것은 지극히 정상이다.

신경저혈당증(신경계 내 포도당 결핍으로 심각한 결과를 초래할 수 있다)에 이르기 전에, 당분이 첨가된 음료로 혈당을 유지하여 뇌에 에너지가 부족하지 않도록 예방하는 것이 좋다. 탄수화물이 뇌에 작용하면 피로감을 일으키는 신경전달물질 세로토닌 증가 속도도 늦출 수 있다.

탄수화물 센서를 활용하라

여기에 또 다른 에너지 음료의 작용 원리가 있다. 트레이닝된 사이클 선수들에게 운동 중에 에너지 음료를 맛만 보고 삼키지 못하게 했다. 실험 대상자들은 음료를 입안에 5초간만 머금은 뒤 다시 뱉었다. 그런데 이것만으로도 1시간에 걸쳐 최대 운동 수행능력이 3% 향상되었다(Carter, 2004). 이 연구에 따르면, 입안에는 에너지가 도착한다는 신호를 뇌에 직접 보내는 수용체가 있다고 한다. 이러한 수행능력 향상은 운동 시작 후 45분이 지나면 더욱 뚜렷이 감지된다.

이러한 발견은 실제 두 가지 방식으로 적용할 수 있다.

▶ 운동 중 에너지 음료 섭취가 거북한 운동선수들의 경우, 운동 수행능력을 향상시키고 몸을 탄수화물에 적응시키는 첫 단계로 이 전략을 활용할 수 있다.

▶ 운동 중 에너지 음료 섭취에 거부감이 없는 선수들의 경우, 에너지 음료를 삼키기 전에 되도록 몇 초 동안 입안에 머금고 있는 게 좋다. 에너지 음료는 보통 뒤늦게 효과가 나타나지만, 이 간단한 행동만으로 에너지 음료의 효능을 신속히 활용할 수 있기 때문이다.

탄수화물은 전체 근육을 온전히 보호한다

운동시간이 길어지면 근육 아미노산에서 가져오는 에너지의 비중이 커진다. 근육이 자가 포식(자가 소화)하게 되는 것이다. 그 결과, 암모니아(피로물질)와 요소(소변량을

늘려 탈수를 가속하는 물질) 생성 또한 증가한다.

따라서 장시간 운동할 때, 운동 중에 섭취한 탄수화물은 운동 수행능력에 작용할 뿐만 아니라 근육의 이화작용을 방지하여 요소와 암모니아 생성을 감소시킨다(Snow, 2000). 그러면 근육의 손상이 적어지고 훈련과 훈련 사이에 필요한 회복 기간이 줄어들게 될 것이다.

운동 중 탄수화물 섭취, 언제가 적기인가?

여러 연구 결과에 따르면, 지구력 운동 중에 섭취한 탄수화물은 섭취 30분 후부터 사용되기 시작한다고 한다. 효율이 최대치에 이르는 시점은 섭취 후 2시간이 지났을 때다. 따라서 탄수화물 복용과 탄수화물의 에너지 작용 사이에는 잠복기가 있다는 것을 알 수 있다.

여러 연구에서 운동하기 전에 충분한 시간을 두고 탄수화물을 섭취하라고 권장하는 이유가 바로 이 잠복기 때문이다. 수분 공급의 경우와 마찬가지로, 에너지 음료도 마시고 싶은 느낌이 들 때까지 기다려서는 안 된다. 그러면 이미 너무 늦었기 때문이다. 물론 아예 마시지 않는 것보다는 늦게라도 마시는 편이 낫겠지만 미리 마셔두는 것이 훨씬 더 이득이다.

이러한 잠복기를 입증한 연구가 있다. 지구력 운동 선수들에게 최대 산소소비량의 70% 강도로 2시간 동안 자전거를 타게 한 뒤 15분간 최대운동을 하게 했다(McConell, 1996). 첫 번째 그룹은 2시간 운동하는 내내 탄수화물 함량 7% 에너지 음료를 마시게 했고, 두 번째 그룹은 2시간 내내 위약을 마시게 했다. 세 번째 그룹은 90분간 위약을 마신 다음 나머지 30분간은 탄수화물 함량이 높은(21%) 음료를 마시게 했다.

세 번째 그룹은 운동 수행능력이 두 번째 위약군과 같게 나타났다. 탄수화물을 계속 섭취하면 최대 운동 수행능력이 10% 향상되었다. 운동 내내 탄수화물 7% 음료를 섭취한 결과 최상의 운동 수행능력을 보인 선수들은 8명 가운데 7명이었다.

에너지 음료에 점진적으로 적응하라

지구력 운동을 하는 동안 우리 몸은 3가지 에너지원을 사용한다.

▶ **탄수화물**: 몸에 보유하고 있기만 하다면 가장 손쉽게 사용할 수 있는 에너지원이다.
▶ **지방**: 당류와 동시에 소비되는 에너지원이다. 당분이 많을수록 에너지원으로서 산화 지방의 비중은 적어진다. 반대로 당분이 적을수록 산화 지방의 비중이 커진다.
▶ **아미노산**: 운동시간이 길어질수록 우리 몸은 근육의 아미노산에서 에너지를 많이 끌어쓴다. 이것은 불가피한 현상이긴 하나, 분명 좋은 일은 아니다.

만약 운동 중에 에너지 보충제를 한 번도 섭취해 본 적이 없다면, 우리 몸은 탄수화물 감소에 대처하기 위해 지방에서 점차 많은 에너지를 끌어쓰는 습관이 들어있을 것이다. 처음 에너지 음료를 섭취하면 우리 몸은 일종의 '에너지' 충격을 받는다. 일부 선수들이 보충제의 효과를 바로 느끼지 못하는 이유도 이러한 혼란 때문이다. 따라서 **운동 중에 탄수화물을 포함시킬 때에는 몸이 적응할 수 있도록 단계적으로 서서히 도입하는 게 좋다.** 이런 단계적 전략을 써야 에너지 측면에서뿐만 아니라 소화 측면에서도 이 보충제를 최대한 활용할 수 있다.

그런데 운동 중 에너지 음료를 섭취하는 데 있어서 내재한 문제점이 한 가지 있다. 에너지 음료를 섭취하면 외부에서 온 연료를 공급하기 때문에 체지방을 동원하고 사용하는 메커니즘을 활성화하는 작용이 억제된다. 그러다 보면 당분에 의존하게 되어 에너지 음료를 챙기지 않으면 즉시 부진을 면치 못하게 된다.

운동 중 음료 섭취량

지구력 운동선수들의 근육은 분당 포도당 약 1g을 소비하는 것으로 추산된다. 이를 바탕으로 하면 운동 중 음료로 섭취하는 당분의 양이 시간당 60g을 넘어도 별 소용이 없다는 결론이 나온다. 탄수화물 함유량이 8%(최대 권장 농도)인 음료를 섭취하면 시간당 750㎖를 섭취하는 셈이 된다. 수분을 보충할 때와 마찬가지로, 실제로 몸이 필요로 하는 총량을 스포츠 음료로 커버하기란 어려워 보인다. 그래도 최소한 필요량의 절반이나마 보충하는 것이 중요하다.

수분 보충 음료와 마찬가지로 일반 설탕과 소금, 시럽 등으로 자신만의 에너지 음료를 제조할 수도 있다. 다만, 최소한 처음에는 당도가 8%를 넘기지 않도록 주의하자.

흔히 사용되고 있는 당분이 실제로 거의 같은 효과를 발휘한다면, 탄수화물 공급원이 여러 개인 음료를 선택하는 것이 바람직할 것이다. 다양한 종류의 탄수화물은 서로 다른 과정에 의해 흡수되기 때문이다. 이처럼 공급원이 다양하면 더 많은 양의 탄수화물을 소화할 수 있다.

결론

운동 중 수분 공급을 해야 한다는 것이 근래에 도입된 개념이라면, 운동 중 에너지를 섭취해야 한다는 것은 더욱 최근에 등장한 개념이다. 이것은 에너지 음료 판매사의 마케팅에 힘입어 1980년대가 돼서야 등장했기 때문이다.

오늘날에는 운동 중 에너지 보충제 섭취의 효용성에 대해서는 거의 이론이 없다. 이는 어떤 종류의 지구력 운동을 하건 마찬가지다. 그러한 이유로 여기서는 이 주제에 대해 깊이 있게 다루지 않고 이보다 민감한 문제들에 집중하고자 한다.

에너지 보충제의 문제점은 무엇보다 모든 상황에서 손쉽게 사용할 수는 없다는 데 있다. 게다가 일부 선수들은 에너지 보충제를 받아들이는 데 어려움을 겪는다(5장 참조). 이 경우 몸이 이를 제대로 흡수하고 사용할 수 있도록 아주 낮은 함량부터 시작하기를 권한다.

운동 중 탄수화물과 함께 섭취한 단백질의 효능

탄수화물 보충 음료에 단백질을 첨가하면 유익할 수 있다는 연구 결과가 계속 발표되고 있다. 이는 아주 최근에 나타나고 있는 변화다.

단백질의 기능은 다음과 같다.

▶ 뇌에서 세로토닌(피로물질로 작용하는 신경전달물질) 증가를 억제한다.
▶ 전체 근육에 대한 탄수화물의 보호 작용을 강화한다.
▶ 운동 후 단백질 합성 속도를 높이고 글리코겐의 회복을 돕는다.

1 운동 수행능력 향상

탄수화물 보충 음료에 단백질을 첨가할 때 가장 먼저 얻게 되는 효능은 운동 수행능력 향상이다. 이를 증명하는 연구 결과가 있다. 트레이닝된 사이클 선수들에게 다양한 운동 강도로(최대 산소소비량의 45~75%) 3시간 동안 자전거를 타게 했다(Ivy, 2003). 그런 다음 마무리로 최대 산소소비량의 85% 강도로 최대한 오랫동안 자전거를 타게 했다. 그러는 동안 20분마다 첫 번째 그룹은 위약(물)을, 두 번째 그룹은 7.75% 농도의 탄수화물 음료를, 세 번째 그룹은 1.94%의 단백질이 첨가된 탄수화물 음료를 마셨다. 위약군과 비교했을 때, 탄수화물을 섭취한 선수들은 운동시간이 7분 더 연장되었다. 탄수화물과 단백질이 조합된 음료를 마시면 피로가 나타나는 시간이 14분 더 뒤로 미뤄졌다.

2 전체 근육 보호

단백질은 단순히 운동 수행능력을 향상시키는 것을 넘어 이화작용으로부터 근육을 보호한다. 가령, 수준급의 스키 활강 선수들을 대상으로 첫 번째 그룹은 단백질 + 탄수화물 베이스 보충제를, 두 번째 그룹은 물을 마시게 하고, 세 번째 그룹은 아무런 보충제도 섭취하지 않게 했다(Seifert, 2005). 보충제 그룹은 운동 직전과 운동 중간, 운동 직후에 보충제를 섭취하게 했다. 이들은 총 1.6리터의 물을 마셨다. 탄수화물과 단백질 조합 그룹은 총 98g의 탄수화물과 24g의 단백질을 섭취했다.

총 3시간의 훈련에서 마지막 1시간 동안, 보충제를 섭취하지 않은 그룹이 피로감을 현저히 많이 느꼈다. 이들은 평균 2.9회 활강했다. 물을 마신 그룹은 3.5회, 탄수화물 + 단백질 그룹은 3.8회 활강했다. 운동 후 2시간이 지나자, 근육 이화작용 표지가 보충제를 섭취하지 않은 그룹에서는 93%, 물만 마신 그룹에서는 49% 증가했다. 이 결과를 보면 추운 날씨(-2~-4℃)에 운동할 때 물만 마셔도 전체 근육량을 일부 보전할 수 있다는 것을 알 수 있다. 탄수화물 + 단백질 그룹의 경우에는 근육이 온전히 보전되었다.

③ 회복 촉진

짧은 시간 간격을 두고 연이어 훈련해야 할 때, 단백질을 보충하면 상당한 효능을 얻을 수 있다. 검증된 사이클 선수들에게 최대 산소소비량의 75% 강도로 지칠 때까지 자전거를 타게 했다. 그런 다음 12~15시간 후에 이번에는 최대 산소소비량의 85% 강도로 같은 운동을 반복하게 했다(**Saunders**, 2004). 첫 번째 주행 중에 10분마다, 그리고 운동 후 30분 뒤에 한 그룹은 탄수화물 보충 음료만을, 다른 그룹은 탄수화물 + 단백질 혼합 음료를 마시게 했다. 탄수화물 음료에는 탄수화물이 약 50g 함유되었다. 탄수화물 + 단백질 혼합 음료에는 같은 양의 탄수화물과 유청 단백질 13g이 함유되었다(2장 참조). 따라서 단백질 혼합 음료는 탄수화물 음료보다 열량이 52칼로리 더 높았지만, 이 정도의 차이는 무시해도 좋은 수치다.

첫 번째 테스트에서는 혼합 음료 그룹이 탄수화물 음료 그룹보다 29% 더 오랫동안 자전거를 탈 수 있었다. 두 번째 테스트에서는 혼합 음료 그룹이 탄수화물 음료 그룹보다 운동 수행능력이 40% 향상되었다. 두 번째 테스트 직전의 근육 이화작용 표지는 단백질이 첨가되었을 때 83% 감소했다.

이러한 결과를 바탕으로, 탄수화물 + 단백질 조합이 회복 속도를 높이고 운동 수행능력을 향상시킨다는 것을 알 수 있다. 이런 효과는 짧은 시간 간격을 두고 운동을 계속해야 하는 경우 매우 중요하다.

> ⚠️ 탄수화물을 단백질로 너무 많이, 그것도 갑작스럽게 대체하면 지구력 운동에서 수행능력이 향상되는 게 아니라 오히려 나빠질 수 있다. 따라서 자신이 마시는 에너지 음료에 단백질을 약간만, 점진적으로 추가하면서 탄수화물은 너무 많은 양을 줄이지 않는 게 좋다.

체중이 장애가 될 때

실제 현장에서는 많은 수준급의 운동선수들이 체중을 줄여 운동 수행능력을 향상시키려 한다. 체중 감량을 위해 운동 중에 일어나는 근육 이화작용에 의지한다.

가장 유명한 예는 경기력을 높이기 위해 근육 6kg을 줄인 사이클 선수 랜스 암스트롱Lance Armstrong의 경우다. 보통 5%의 체중 감소는 평지에서 자전거를 탈 때 1%의 운동 수행능력 향상과 같다고 본다. 물론 경사지에서는 향상되는 수치를 더 높게 본다. 분명 건강에 그다지 좋지는 않지만 많이 동원되는 방법이다. 여자 선수들의 경우에는 실용적인 이유에다가 미적 기준까지 더해지면서 이런 방법이 더 널리 사용되고 있다. 만일 근육 감소가 목표라면 단백질은 분명 피해야 할 것이다. 단백질이 근손실의 속도를 늦출 것이기 때문이다.

운동 후 회복 전략

다음 운동을 위한 준비는 훈련이나 경기를 마친 직후부터 시작된다. 수분 보충과 함께 근육 내 글리코겐 합성 속도가 신속한 회복을 위해 가장 필요한 요인이 될 수 있다. 다양한 회복 양상과 관련해서 더 자세한 내용은 5장을 참조하자.

글리코겐 수치가 정상으로 돌아오는 속도가 빠를수록 운동 수행능력을 빨리 회복하게 된다. 며칠 후 훈련을 다시 시작해야 하는 경우, 에너지를 신속히 재비축하는 것이 중요하다. 특히 하루에 여러 차례 훈련해야 하는 선수들에게는 이것이 가장 중요한 요소가 된다.

따라서 운동선수들의 회복 목표는 다음 두 가지로 나눌 수 있다.

▶ 단기 회복

▶ 장기 회복

단기 회복

운동선수들은 경기를 준비하는 시기에는 온종일 훈련을 이어서 해야 하는 경우가 많다. 이때 회복력이 약해질 위험에 처한다. 이런 상황에서는 영양 섭취와 보충제 사용이 결정적인 역할을 한다.

이를 보여주는 다음과 같은 연구 결과가 있다. 성인 남녀 실험 참가자들에게 최대 산소소비량의 70% 강도로 가능한 오랫동안 달리게 한 다음, 4시간 후에 같은 운동을 반복하게 했다(Fallowfield, 1995). 그런데 이 4시간의 간격 동안, 첫 번째 운동 직후와 2시간이 지난 후에 한 그룹은 위약을, 다른 그룹은 탄수화물 음료를 마시게 했다. 이때 마신 에너지 음료는 탄수화물 함량 농도가 6.9%였으며 체중 1kg당 총 1g의 탄수화물을 공급했다. 그 결과, 두 번째 테스트에서 탄수화물을 섭취한 그룹은 62분간 운동을 지속할 수 있었던 반면 위약 비교군은 40분밖에 버티지 못했다.

탄수화물이라는 에너지원이 소화되는 속도는 신속한 회복력을 제한하는 주된 요인이다. 소화계의 탄수화물 흡수 능력이라는 벽에 부딪히기 때문이다. 바로 이 때문에 운동 후에는 가능한 한 빨리 영양을 재공급해 주어야 한다. 적어도 처음에는 가급적 혈당지수가 높은 탄수화물을 섭취하는 것이 좋다. 소화하기에 더 어려운 일반 식품보다는 섬유질을 함유하지 않은 에너지 음료를 선택해야 한다. 지방 섭취를 피하는 것도 매우 중요하다. 지방은 소화를 늦춰서 근육에 포도당이 공급되는 것을 방해하기 때문이다.

고분자량 탄수화물(찰옥수수, 보충제 비타고Vitargo 등)은 수준급 운동선수들에게 더욱 인기가 있다. 전통적인 탄수화물에 비해 고분자량 탄수화물은 근육 내 글리코겐 합성 속도를 두 배 더 빠르게 해준다(Piehl Aulin, 2000). 가격이 매우 비싸다는 점이 문제이지만, 탁월한 회복 속도는 부인할 수 없을 듯하다.

그런데 고분자량 탄수화물은 흡수 속도가 빠르면 저혈당을 초래할 가능성이 매우 커지기 때문에 신중하게 사용해야 한다. 따라서 아직 탄수화물을 조절하는 데 익숙하지 않은 초보자들에게는 고분자량 탄수화물을 추천하지 않는다. 앞으로 살펴보겠지만 회복을 위한 음료에 단백질이나 아미노산을 첨가하는 것도 좋다. 이때 이상적인 비율은 탄수화물 80%, 단백질 20% 정도다.

장기 회복

다행히도 운동선수들은 그렇게 짧은 간격으로 재훈련에 돌입해야 하는 경우는 드물다. 대개 다시 운동하기 전에 수일간 회복 시간을 가진다. 운동량이 많을수록 회복이 어렵고 회복하는 데 오래 걸릴 것이다.

예를 들어, 높은 수준의 마라톤 선수들은 고탄수화물 식단(체중 1kg당 최소 7g)에도 불구하고 경기 후 근육 내 글리코겐 수치가 56% 감소한다(Asp, 1999). 경기 후 24시간이 지나면 이 수치는 경기 전보다 41% 낮아진다. 이틀 뒤에도 여전히 27% 정도로 낮은 수준에 머물러 있다. 결국 근육 내 글리코겐이 경기 전 수준으로 돌아오려면 약 7일이 걸린다. 그런데 앞으로의 운동 수행능력을 결정하는 것은 바로 이 회복의 질과 속도다. 따라서 원활한 회복을 위해서는 훈련 후 가능한 한 빨리 조처를 해야 한다.

회복 타이밍에 대해 획기적인 성과를 거둔 연구에서 이를 잘 설명하고 있다(Ivy, 1988 a). 연구에 따르면 탄수화물 보충 음료를 섭취할 때 최대 효과를 얻기 위해서는 섭취에 관한 매뉴얼을 엄격하게 지키는 게 좋은 것으로 나타났다. 실험을 위해 70분간 지구력 운동을 한 사이클 선수들에게 한 그룹은 25% 농도의 탄수화물 용액을 운동 직후에, 다른 그룹은 운동 2시간 후에 마시게 했다.

운동 후 2시간 이내에 즉각 음료를 섭취한 그룹은 아무것도 섭취하지 않은 경우보다 근육 내 글리코겐 합성 속도가 3배 더 빨라졌다. 120분이 지나자, 운동 후 시간을 둔 뒤 음료를 마신 그룹의 경우 탄수화물 섭취로 글리코겐 합성 속도가 빨라졌지만, 운동 직후에 마신 그룹과 비교했을 때 크게 지연된 시간을 따라잡을 정도로 빨라지지는 못했다. 2시간을 기다린 후 음료를 섭취한 그룹은 글리코겐 최대 생성 속도가 운동 직후에 음료를 섭취한 선수들의 측정값보다 45% 더 낮았다.

그러나 아이비는 탄수화물 양이 증가해도 더 이상 글리코겐 재합성 속도를 높이지 못하는 한계가 있음을 보여주었다(Ivy, 1998 b). 2시간 훈련을 한 뒤 실험 대상자들에게 운동 직후와 2시간 후에 체중 1kg당 탄수화물 중합체 1.5g 또는 3g을 섭취하게 했다. 실험 결과, 3g 섭취했을 때가 1.5g보다 글리코겐 합성이 더 많이 일어나지는 않았다. 따라서 에너지 회복 속도를 높이기 위해서는 다른 전략을 사용하는 편이 좋을 것이다.

탄수화물의 효과 높이기

운동으로 인한 근육의 외상이 클수록 탄수화물의 저장량을 극대화할 필요성이 커진다. 이 경우, 단순히 탄수화물을 섭취하는 것만으로는 운동 후 계속되는 글리코겐 감소를 막을 수 없다(Zehnder, 2004). 이것만으로 수치 하락을 억제할 수 없다면, 글리코겐을 운동 전 수준으로 신속히 되돌릴 가능성도 적어지게 된다. 따라서 탄수화물의 회복 효율성을 높이는 방안을 찾아야 할 것이다.

이를 위한 첫 번째 전략은 탄수화물을 여러 차례 나누어 공급하여 빈번하게 활용하게 하는 것이다. 많은 연구에서 실험 대상자들은 운동 직후와 2시간 후에 탄수화물을 섭취했다. 그런데 같은 양의 탄수화물을 30분마다 나누어 섭취하면 소화계에서 쉽게 소화가 되어 최상의 결과를 가져오는 것으로 보인다.

근육이 탄수화물 효과에 반응하게 만드는 신체 활동 시간은 약 3시간 정도이다. 따라서 이 시간 동안에는 음식 섭취를 엄격하게 하는 편이 좋다. 보통 권장하는 방법은 운동 30분 후에는 탄수화물 50~75g을 소비하고, 그 후 3시간 동안에는 탄수화물을 1시간마다 체중 1kg당 최소 1.2~1.5g 섭취하는 것이다.

> ⚠ 하루 한 갑 이상 담배를 피우는 흡연자들의 경우 글리코겐 합성 속도가 비흡연자들보다 1/3 정도로 낮다. 반면에 트레이닝된 운동선수들은 글리코겐 저장량을 더 빠르게 회복하는 능력이 있다. 단 10주간의 지구력 훈련으로 운동 후 근육 내 글리코겐 저장량을 회복하는 속도가 2배 더 빨라질 수 있다(Greiwe, 1999).

운동 후 탄수화물 + 단백질 조합의 효능

단기 회복이든 장기 회복이든 가능한 한 최대한 효율성을 추구해야 한다. 이런 면에서 탄수화물 섭취는 매우 효율적이긴 하나, 곧 그 한계에 부딪힌다. 최근 여러 연구로 단백질을 추가하면 탄수화물만 단독으로 섭취했을 때보다 더 큰 효과가 있다는 것이 입증되었다.

탄수화물 + 단백질 조합은 근육 내 글리코겐 합성 속도를 높인다. 그 이유는 탄수화물 한 가지보다는 단백질 + 탄수화물 혼합물이 인슐린 분비를 촉진하기 때문이다. 인슐린은 포도당이 근육으로 빨리 흡수되게 해서 글리코겐 저장에 필수적인 효소의 작용을 촉진한다. 이 효소의 작용 역시 이를 독립적이면서도 보완적으로 지원하는 단백질에 의해 조절된다.

윌리엄스의 연구에 따르면, 단백질과 탄수화물 음료를 동시에 섭취하면 가장 폭발적인 에너지 회복 효과가 있다고 한다(Williams, 2003). 실험에서 트레이닝된 사이클 선수들을 대상으로 2시간의 레이스 직후와 120분 후에 한 그룹은 탄수화물 음료를, 다른 그룹은 탄수화물 + 단백질 혼합 음료를 마시게 했다. 혼합 음료에는 탄수화물 106g과 단백질 28g이 함유되었고, 탄수화물 음료에는 탄수화물 42g만 함유되었다. 탄수화물만 섭취했을 때보다 혼합 음료를 마신 경우 혈당 수치가 17%, 인슐린 수치가 92% 더 증가했다. 그 결과 탄수화물만 섭취했을 때보다 단백질 혼합 음료를 마신 그룹의 글리코겐 저장량이 128% 더 많았다. 4시간 후 첫 번째와 같이 2시간 레이스를 다시 실시했더니, 혼합 음료를 마신 그룹의 피로 저항력이 탄수화물만 섭취한 그룹보다 55% 더 높게 나타났다.

▓ 칼로리 밀도의 역할

위의 연구에 대한 반론으로 제기되는 것이 탄수화물 음료보다 단백질 + 탄수화물 혼합 음료의 열량이 훨씬 더 높다는 점이다. 분명 칼로리 밀도는 회복력을 결정하는 또 하나의 중요한 요인이다. 특히 장시간 운동하는 경우에 더욱 그렇다.

케리더스의 연구에서는 두 그룹의 칼로리 섭취량이 같은 경우 위 윌리엄스의 연구와 같은 결과를 확인할 수 없었다(**Carrithers**, 2000). 반면, 아이비의 연구 결과는 윌리엄스의 연구 결과와 비슷한 방향을 확인할 수 있었다. 트레이닝된 남자 사이클 선수들의 경우 단백질 + 탄수화물 혼합물을 섭취하면 40분 만에 지구력 운동으로 소모된 글리코겐의 22%가 회복되었다. 반면, 단백질 혼합 음료와 같은 칼로리의 탄수화물 음료는 소모된 글리코겐의 11%밖에 회복시키지 못했다. 2시간 후 회복 정도를 비교하면, 혼합 음료는 30%를 기록한 데 비해 탄수화물 음료는 24%에 불과했다. 4시간이 지나자, 글리코겐을 혼합 음료 그룹은 47%, 탄수화물 음료 그룹은 31% 회복했다(**Ivy**, 2002).

▓ 근본적인 회복을 가능하게 하는 단백질

약간의 탄수화물을 단백질로 대체하는 것은 또 다른 장점이 있다. 훈련을 하면 근섬유가 손상될 수 있는데, 단백질의 주된 장점은 근섬유의 재생과 강화를 촉진한다는 것이다. 실제로 단백질은 장의 평활근이나 운동을 가능하게 하는 골격근, 심근과 같은 다양한 근육이 손상되었을 때 단독으로 그 회복에 직접 기여한다. 반면 탄수화물은 단독으로는 모든 동화작용에서 부차적인 역할밖에 하지 못한다. 그러나 단백질과 함께 작용하면 근육 전체에 아주 효과적으로 작용할 수 있다(2장 참조).

위에 언급한 내용이 바로 앞서 소개한 플라콜(**Flakol**, 2004)의 연구에서 입증된 단백질의 보호 작용이다. 군사 훈련을 받는 해병대원들의 경우, 단백질이 전체 근육량을 보전하는 효과가 있는 것은 사실인 듯하지만, 이 실험에

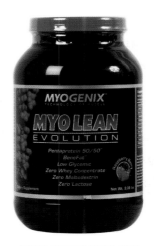

단백질 분말은 꼭 필요한 걸까?

서 사용된 용량이 너무 적어서(단백질 10g과 탄수화물 8g) 그 결과가 명확하지 않다. 이보다 더 많은 양을 사용했다면 보호 효과가 더 명백하게 드러났을 것이다.

한 연구에서는 6개월 한 시즌 동안 높은 수준의 수영선수들을 추적했다. 훈련시간은 회당 2시간이었다. 먼저, 6% 농도의 에너지 음료와 물을 마셨을 때 그 효과를 비교했다. 보충제는 훈련 직전과 훈련 중 2회 공급되었다. 물을 마셨던 그룹에서는 근육 이화작용 표지가 58% 증가했다. 반면, 탄수화물 음료를 마신 그룹은 이 표지가 11% 감소했다(**Cade**, 1991).

그런 다음, 훈련 강도를 25% 높인 뒤 다음과 같이 네 그룹으로 나누었다.

▶ 1그룹은 훈련 전과 훈련 중에 물을, 훈련 직후에는 탄수화물 16%의 음료를 마셨다.

▶ 2그룹은 훈련 전과 훈련 중에 물을 마신 뒤, 탄수화물 16%와 유단백질 15g 혼합 음료를 마셨다.

▶ 3그룹은 훈련 전과 훈련 중, 훈련 후에 탄수화물 음료를 마셨다.

▶ 4그룹은 훈련 전과 훈련 중에는 탄수화물 음료를, 훈련 후에는 단백질 음료를 마셨다.

이화작용은 1그룹에서 25% 증가했지만, 2, 3그룹에서

는 12%, 4그룹에서는 41% 감소했다. 따라서 근육 보호와 관련해서 탄수화물과 단백질 사이에 추가적인 효과가 있다는 사실을 알 수 있다.

올림픽 수영선수들을 대상으로 연구를 지속한 결과, 단백질＋탄수화물 혼합물을 섭취하면 이화작용 증가 폭이 절반으로 줄어드는 것으로 나타났다. 따라서 탄수화물만 섭취한 경우 22시간 만에 근육이 회복된 데 비해, 혼합물을 섭취한 경우 8시간 만에 회복되었다.

글루타민의 효능

앞에서 지구력 운동 후에 글루타민을 섭취하면(2장 참조) 근육 내 글리코겐 합성이 촉진된다고 한 바 있다. 이는 글루타민만 섭취한 운동선수들의 경우를 보면 그렇다(Varnier, 1995). 글루타민이 탄수화물의 전구체(어떤 물질에 선행하는 물질) 역할을 하는 것이다. 반면, 에너지 음료에 글루타민 8g을 추가한다고 해서 근육을 보충하는 효과를 주는 것 같지는 않다(Bowtell, 1999). 하지만 간내 글리코겐 저장량에 부수적인 효과가 확인되었다.

글루타민 아미노산이 운동선수들에게 미치는 다른 효과를 고려했을 때 회복 보조 음료에 글루타민을 몇 g 정도 첨가하면 긍정적인 효과를 기대할 수 있다. 하지만 운동 후에 에너지를 완전히 재충전하고자 한다면 글루타민에만 의존하는 것은 적절하지 않다.

탄수화물과 오버트레이닝

강도 높은 지구력 운동을 연일 계속하면 근육에서 글리코겐이 점진적으로 빠져나간다는 것은 여러 연구를 통해 밝혀진 바 있다. 이러한 글리코겐 결핍은 운동 수행능력 저하로 이어지며 피로감이 지속된다. 이 경우에는 탄수화물이 아주 풍부한 식단으로 점진적인 글리코겐 감소를 최소화하는 것이 좋다.

예를 들어, 트레이닝된 사이클 선수들을 오버트레이닝 상태로 만들기 위해 이들에게 일주일 동안 매우 강도 높은 훈련을 받게 했다(Halson, 2004). 이들 중 한 그룹은 탄수화물이 절제된 식단(체중 1kg당 6.43g)으로, 다른 그룹은 탄수화물 공급량을 늘려 열량을 22% 높인 식단(체중 1kg당 9.4g)으로 음식을 섭취하게 했다. 이때 늘어난 칼로리는 훈련할 때마다 훈련 전, 훈련 중간, 훈련 후에 마신 탄수화물 보충 음료로 주로 섭취되었다.

마지막 테스트에서는 선수들에게 최대 산소소비량의 74% 강도로 최대한 빠른 속도로 자전거를 타게 했다. 그 결과, 오버트레이닝 때문에 저탄수화물 식단 그룹은 운동 수행능력이 25% 감소했다. 반면 고탄수화물 그룹은 수행능력이 16%만 감소했다. 추가로 2주간 약한 강도로 훈련한 뒤에는 고탄수화물 그룹은 운동 수행능력이 기준보다 10% 높게 나타났다. 반면 저탄수화물 그룹에서는 여전히 기준보다 13% 낮은 수행능력을 기록했다.

고칼로리, 고탄수화물 식단이 오버트레이닝을 방지하지는 못해도 과잉 훈련을 할 확률은 크게 줄여준다. 하지만 에너지 회복은 회복의 여러 양상 가운데 하나일 뿐이라는 사실을 반드시 명심해야 한다(5장 참조). 회복은 에너지뿐 아니라 전체 근섬유, 넓은 의미의 관절(관절, 힘줄, 인대), 소화기, 신경계, 내분비계, 면역계 등 전반적인 차원에서 이루어져야 한다. 물론 에너지 측면을 간과해서는 안 된다. 그러나 여러 연구 결과가 보여주듯 운동선수들이 엄청난 운동량을 소화하는 과정에서는 에너지 회복이 도움을 줄 수 있지만, 그렇다고 에너지가 만능열쇠는 아니다.

장기적으로 오버트레이닝은 우리 몸의 탄수화물 사용 능력을 변화시킨다. 이를 확인하기 위해 높은 수준의 사이클 선수들을 한 시즌 내내 추적 관찰한 연구가 있다(Manetta, 2002). 이에 따르면 챔피언급 선수들은 휴식 단계에서는 탄수화물을 에너지원으로 사용하는 능력이 감소했다. 반면, 시즌 초기 이들의 운동 수행능력이 아주 좋을 때는 탄수화물 사용 능력이 최적화되었다가, 이후 오버트레이닝 상태가 되고 시즌 후반에 경기력이 떨어지면서 탄수화물을 에너지원으로 사용하는 능력도 함께 감소했다.

고지방 식단

지구력에 영향을 주는 지방질의 역할

지방의 에너지 저장량은 탄수화물 저장량보다 훨씬 크다. 이론상으로 장시간 운동할 때는 탄수화물보다 지방질에 의존하는 편이 더 유리하다. 우리는 늘 지방질을 사용하지만, 운동선수들에게 지방질이 빠른 속도로 산화하는 것은 힘든 과정이다. 대부분의 선수가 탄수화물에 의존하는 것도 바로 이 때문이다.

하지만 이들 중 일부는 아주 효율적으로 지방을 사용할 줄 안다. 이는 훈련으로 발전시킬 수 있는 자질 중 하나다. 잘 트레이닝된 지구력 운동선수들의 경우, 최대 산소소비량의 50% 강도로 2시간 동안 자전거를 타는 데 필요한 에너지의 44%를 지방에서 공급받는다. 하지만 평소 잘 움직이지 않는 사람들의 경우, 같은 운동을 하더라도 지방에서 공급되는 에너지의 비중은 33%에 불과하다. 훈련으로 산화반응력이 향상되면, 그 직접적 결과로 근육과 간에서 글리코겐이 절약된다. 이렇게 유리한 여건이 마련되면 더 오랫동안 운동을 지속할 수 있게 되는 것이다.

운동 수준이 높을수록 이와 같은 '산화'의 조건을 갖출 가능성이 커진다. 일례로, 높은 수준의 사이클 선수 8명에게 2회에 걸쳐 지구력 운동을 하게 했다. 그리고 한번은 고탄수화물 식단을, 또 한번은 고지방 식단을 공급받았다. 8명의 챔피언급 선수 중 5명은 고탄수화물 식단 때 운동 수행능력이 약간 향상되었다. 나머지 3명의 운동 수행능력은 고지방 식단 때 확연히 향상되었다. 결과적으로 이들의 운동 수행능력은 고지방 식단 때 11% 향상되었는데, 이 3명의 기록이 나머지 5명의 탄수화물에 의한 수행능력 향상을 상쇄하고도 남았기 때문이다.

만약 여러분이 운동을 막 시작했거나 중간 정도 수준이라면, 이런 결과를 얻을 가능성은 거의 없다. 반면 비슷한

수준이라면 남자보다 여자 선수들이 이런 범주에 들어갈 가능성이 더 크다. 여자 선수들은 남자 선수들보다 지방을 곧잘 사용하기 때문이다.

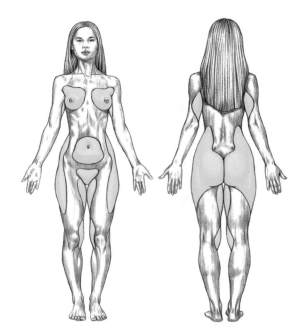

여성의 지방 분포

지방 산화 능력이 비범하게 뛰어난 사람은, 고탄수화물 식단을 따르고 운동 중에 당분 섭취를 늘리면 오히려 역효과를 낼 수 있다. 이런 사람들은 고지방 식단에서 운동 수행능력을 훨씬 더 향상시킬 수 있다.

지구력과 관련된 지방의 효능

대부분의 선수에게 고탄수화물 식단이 지구력 향상에 유리한 작용을 한다는 것은 부인할 수 없는 사실이다. 그렇다고 해서 필연적으로 지방을 배척해야 한다는 의미는 아니다.

그렇다면 최적의 지방 섭취량은 과연 얼마나 될까? 호바스(Horvath, 2000)는 4주 동안 트레이닝된 육상선수들을 대상으로 지방을 3가지 수준으로 나누어 공급하며 그 효능을 비교했다.

▶ 에너지의 16%를 지방 형태로 공급하는 저지방 그룹 (남성의 경우 44g, 여성의 경우 31g)

▶ 에너지의 33%를 지방으로 공급하는 중지방 그룹

▶ 에너지의 44% 이상을 지방으로 공급하는 고지방 그룹

그런 다음 걷기에서부터 최대 산소소비량의 80% 강도로 달리기까지 단계별로 테스트를 시행하여 식단에 따른 지구력 변화를 측정했다. 이에 따르면, 지방 30% 식단의 경우 15% 식단일 때보다 지구력이 남성은 8%, 여성은 20% 증가한다. 그러나 지방 44% 식단은 30% 식단보다 더 나은 효과가 있지는 않았다.

따라서 지방을 너무 많이 섭취하는 것은 소용이 없고, 지방식을 했을 때 가장 큰 효과를 얻는 것은 여성임을 알수 있다. 그러나 이 연구에서 한 가지 편차도 존재한다. 저지방 식단을 따를 경우, 총 칼로리 공급량이 다른 식단들보다 약 15% 적었기 때문이다. 한편 45% 그룹에서 지방 섭취량은 예상보다 낮은 것으로 드러났다. 사실 심리적으로도 운동선수가 그렇게 많은 지방을 먹기가 어렵기 때문이다.

실제로 고지방 식단을 채택하기란 쉽지 않아 보인다. 하지만 최소한 지구력에는 지방질이 필요하므로 운동선수의 열량 소비량 증가에 맞춰 공급량을 유지해야 한다. 참고로 높은 수준의 운동선수들에게 확인한 평균 지질 공급량은 약 25%에 가깝고, 보통 선수들은 이 수치가 20~25%이면 적당한 것으로 보인다. 산화 능력이 뛰어난 선수라면 탄수화물 비중을 줄이는 대신 지방 비율을 높일 수 있을 것이다. 자신이 어떤 경우에 해당하든, 이 비율이 제안하는 것보다 효과 측면에서 더욱 능동적으로 접근할 필요가 있다.

근육 내 중성 지방의 역할

운동선수가 사용하는 것은 지방조직의 지방만은 아니다. 운동선수는 근육에도 지방을 저장한다. 이것을 근육 내 중성 지방(트리글리세리드)이라 부른다. 흔히 소고기에서 볼 수 있는 마블링이 바로 이것이다. 운동을 하지 않는 사람들의 경우, 평균 200g 정도의 중성 지방을 가지고 있다. 이것은 약 1,800칼로리의 에너지 저장량과 같다. 이는 근육 내 글리코겐 형태의 가용 에너지 가운데 2/3에 해당한다. 중성 지방은 남성보다 여성이 더 잘 갖고 있는 것으로 보인다. 선수의 수준이 높을수록 근육 내 지방량이 많다. 이러한 근육 내 지방은 훈련을 통해 두 배로 늘릴 수 있다.

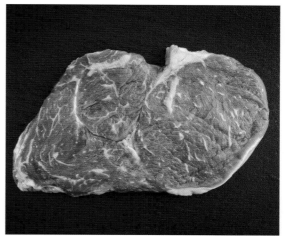

근육 내 지방은 중요한 에너지원으로, 최대한 활용하기 위해서는 다루는 법을 잘 알아야 한다.

트레이닝이 잘 된 사이클 선수들에게 최대 산소소비량의 70% 강도로 3시간 동안 자전거를 타게 했다. 운동 중에 에너지 음료를 섭취했음에도 불구하고 이들의 근육 내 중성 지방이 약 60% 감소한 것으로 나타났다. 이들 6명 가운데 4명은 심지어 70%까지 감소했다. 운동시간이 2시간을 넘어 길어질수록 근육 내 중성 지방 저장량은 줄어든다. 장시간 운동에 필요한 에너지의 25% 정도가 근육 내 중성 지방에서 공급될 수 있다.

이렇게 근육 내 중성 지방을 소비하면 에너지 회복에 중대한 영향을 준다. 마라톤을 완주하고 일주일 후, 트레이

닝된 운동선수의 근육 내 중성 지방 저장량은 여전히 정상 상태보다 35% 적게 나타난다. 따라서 운동 후 이 중성 지방을 회복하는 것이 매우 중요하다. 이때는 특히 고지방 저탄수화물 식단을 이용해야 한다. 탄수화물은 중성 지방 저장량을 거의 늘릴 수 없기 때문이다. 이 근육 내 중성 지방을 특정해서 회복하려면 반드시 지방을 섭취해야 한다.

예를 들어 트레이닝된 사이클 선수들에게 최대 산소소비량의 62% 강도로 3시간 동안 자전거로 달리게 하자, 근육 내 중성 지방 수치가 21% 감소했다. 운동 후에 고지방(칼로리 섭취량의 39%) 식단을 제공하자, 48시간 만에 중성 지방 저장량이 원래대로 회복되었다. 심지어 20% 더 증가한 경우도 있었다. 반면, 상대적으로 저지방(칼로리 섭취량의 24%) 식단에서는 근육 내 중성 지방이 거의 회복되지 않았다. 트레이닝되지 않은 일반인들에게서도 이와 유사한 결과가 나왔다.

근육 내 중성 지방, 어떻게 회복할까?

근육 내 중성 지방 저장량을 복원하려면 고지방 식사를 하는 것이 매우 중요하다. 그러나 일단 복원되고 나면 대부분은 계속해서 기름진 식사를 유지할 필요는 없다. 이를 바탕으로 원활한 에너지 회복을 위한 매뉴얼을 단계별로 만들어 볼 수 있을 것이다.

운동 직후

운동 직후에는 글리코겐 회복을 최우선으로 하여 혈당지수가 높은 탄수화물로 구성된 고탄수화물과 단백질을 조합한 식단을 선택해야 한다. 운동 후 3시간 안에는 고지방식을 해서는 안 된다.

연구에 의하면, 운동 직후 말토덱스트린을 기본으로 열량을 공급하면 근육 내 중성 지방 저장량을 복원하는 데 도움이 된다고 한다. 반대로 아무것도 먹지 않고 있으면 저장되어 있던 지방을 더 많이 사용하게 된다(Sousa, 2012).

3시간 후

이제 지방을 섭취해도 좋다. 이렇게 조금 기다렸다가 지방을 섭취하는 것도 나쁘지 않다. 여러 연구 결과를 보면 근육 내 지방 비축을 담당하는 효소의 작용이 바로 증가하는 게 아니다. 오히려 며칠에 걸쳐 증가가 계속된다. 이런 점이 글리코겐 저장을 담당하는 효소의 작용과 다른 부분이다. 글리코겐 저장 효소는 운동 직후에 더 활발히 작용하지만 이후 몇 시간이 지나면 급격히 작용이 줄어든다. 효소에 따라 기회의 창을 여는 타이밍이 다르므로, 무엇보다 글리코겐을 우선 순위에 두고 그런 다음에 지방을 챙겨야 하는 것이다.

3시간 이상 지났을 때

지방과 단백질이 조합된 식사를 할 수 있다. 이때 지방조직이 아니라 근육 내 중성 지방 저장량만 특정해서 공략하려면 지방식에 탄수화물 함량은 최소가 되어야 한다. 인슐린 증가를 최소화하려는 것이 목적이기 때문이다. 실제로 음식으로 섭취한 지방은 아주 소량만이 근육에 저장되는 것으로 알려져 있다.

이처럼 지방의 효율이 나쁜 이유 중 하나가 바로 인슐린 때문이다. 따라서 지방 섭취의 필요량을 줄이고 회복 과정을 촉진하기 위해 근육으로 가는 지방량을 최적화하는 것은 우리가 담당해야 할 몫이다.

몇 가지 고지방 식단을 소개하자면, 치즈 오믈렛 또는 치즈(빵은 제외), 닭튀김 또는 생선튀김(감자튀김은 제외) 등이 있다. 고강도 운동을 한 후 2~3일 동안 하루 1~2회 고지방 식단으로 식사를 하면, 근육 내 중성 지방을 원활하게 재비축할 수 있다. 아몬드, 땅콩, 호두, 올리브에서 추출한 식물성 지방을 간식으로 먹으면 된다.

그런데도 최적의 지방 공급량에 대한 과학적 데이터가 여전히 부족하다는 사실은 참으로 안타깝다. 물론 최적의 지방 공급량을 정할 때는 운동시간과 운동강도를 반영해야 한다. 이 두 요인이 커질수록, 즉 운동시간이 길어지고 운동강도가 높을수록 고지방 식단의 비중도 늘어난다.

중쇄 중성 지방(MCT)

중쇄 중성 지방(중간사슬 중성 지방) 또는 각종 보충제의 성분에서 볼 수 있는 MCT는 지방을 가리킨다. 이론상으로 중쇄 중성 지방은 탄수화물만큼 빨리 소화되어 사용되는 지방이다. MCT는 인슐린 분비에 영향을 주지 않아 저혈당 위험이 없다. 에너지가 농축된 고급휘발유와 같다고 생각하면 된다!

앞서 살펴보았듯, 우리 소화계의 당분 흡수력은 한계가 있다. 그래서 탄수화물 음료에 MCT를 추가해서 섭취하면 에너지 공급량을 늘려서 운동 수행능력을 강화할 수 있다. 연구에 의하면, 트레이닝된 사이클 선수들에게 최대 산소소비량의 60% 강도로 2시간 동안 자전거를 타게 한 다음, 40㎞ 코스를 최대한 빨리 달리게 했다. 그러는 동안 2리터의 음료를 섭취하게 했다. 이때 첫 번째 그룹은 탄수화물이 10% 함유된 음료를 마셨다. 두 번째 그룹이 마신 음료에는 MCT 4.3%(즉 86g)가, 세 번째 그룹의 음료에는 탄수화물 10% + MCT 4.3%가 함유되었다. MCT만 섭취했을 때의 운동 수행능력은 탄수화물만 섭취했을 때보다 7% 감소했다. 이에 반해 탄수화물에 MCT를 추가한 경우는 탄수화물만 섭취했을 때보다 운동 수행능력이 2.5% 향상되었다. 이는 MCT가 근육 내 저장된 글리코겐을 절약하게 해주기 때문이다(**Van Zyl,** 1996).

그러나 대부분의 연구에서는 MCT를 운동 전이나 운동 중간에 섭취할 때 어떤 효과도 확인하지 못했다. 심지어 운동 수행능력이 저하된 경우도 확인되었다. 트레이닝된 지구력 운동선수들에게 자전거로 100㎞를 달리게 했을 때, 6% 농도의 탄수화물 음료를 마시면 위약을 마신 경우보다 운동 수행능력이 7% 향상되었다. 그러나 탄수화물에 MCT(4.2%)를 첨가했을 때는 위약보다 수행능력이 5%밖에 향상되지 않았다(**Angus,** 2000).

요즘은 케톤체 베이스 보충제가 점점 많아지고 있다. 케톤체는 체내 지방을 원료로 간에서 만들어지는 것이다. 특히 주로 탄수화물이 부족할 때 만들어진다.

> ⚠️ MCT는 소화계를 자극하는 경향이 있다. 특히 단독으로 섭취했을 때 더 심하다. MCT를 섭취하고 10분도 안 되어 길에서 배를 부여잡게 된다면 그것만큼 도움이 안 되는 일도 없을 것이다.
> 앵거스(Angus)의 연구에 따르면 사이클 선수 8명 가운데 4명이 소화불량을 느꼈다. 이 중 2명은 그 정도가 심각했다. 이러한 소화 장애의 가능성은 여러 다른 연구에서도 확인되었다.
> 그래도 MCT를 섭취해보고 싶다면, 위장이 단계적으로 적응할 수 있도록 아주 천천히 시작하기 바란다. 운동 외에도 음식을 충분히 섭취하기가 어려운 경우라면, 칼로리 공급을 늘리기 위해 MCT를 식사와 함께 섭취할 수 있겠다. 이 경우에도 마찬가지로 MCT만 단독으로 섭취하지 않는 게 좋다.

이 보충제를 섭취하는 이유는 특히 지구력 운동을 하는 동안 몸에서 사용하는 양만큼 케톤체를 충분히 생성하지 못하기 때문이다. 이렇게 케톤체를 보충해주면 저혈당의 위험 없이 근육과 특히 뇌에 공급되는 에너지가 증가한다(**Evans,** 2017). 효능은 매우 솔깃하게 들리지만, 가격이 매우 비싸다. 하지만 사용이 일반화되면 결국 가격도 내려갈 것이다.

또 다른 걸림돌은 유럽에서는 아직 시판이 허가되지 않았다는 점이다. 혁신을 따라잡기에 규제의 변화 속도가 더딘 탓이다. 따라서 유럽에서는 케톤체 보충제 거래는 비밀리에 이뤄지며, 여전히 불법으로 판매되고 있다. 하지만 이 보충제는 앞으로 빠르게 대중화되어 판매 허가도 이뤄질 것으로 보인다.

04 기타 지구력 보충제

카페인 & 카페인 파생 성분의 효과

에너지 음료와 마찬가지로 카페인은 운동 수행능력 향상에 매우 효과적인 성분 중 하나다. 카페인은 장시간 운동과 단시간 운동 모두에 효과적으로 작용하기 때문에 스포츠계에서는 매우 널리 사용되고 있다. 이뿐만 아니라 카페인 음료나 식품이 급증하면서 우리 일상생활에서도 널리 애용되고 있다.

카페인의 작용 원리

카페인이 운동에 미치는 영향에 관한 연구는 무척 많다. 그러나 카페인의 자극 효과가 어디서 유래하는지 정확히 설명하기는 여전히 어렵다. 이 자극 효과는 아주 다양한 데에서, 간혹 예상치 않은 곳에서 비롯된다. 카페인의 혜택을 설명할 수 있는 많은 효과가 있다.

체력 소모가 많은 운동의 수행능력 향상

체중 1kg당 카페인 6mg을 섭취한 후 1시간이 지나자, 선수들의 최대 근력이 3.5% 증가했다(Kalmar, 1995). 이러한 근력 향상은 더 많은 근섬유가 동원된 덕분이다. 최대 근력의 50%까지 충전이 이루어지면 운동 수행능력이 11% 증가한다.

지구력에 미치는 영향을 확인하기 위해 트레이닝된 운동선수들에게 자전거로 일정 구간을 최고 속도로 달리게 했다(Kovacs, 1998). 이들에게는 운동 시작 20분 전과 운동 중간에 다양한 음료가 제공되었다.

▶ 음료에 물만 들어있었던 경우에는 자전거 코스를 완주하는 데 62.5분 걸렸다.

▶ 탄수화물 7%가 함유된 에너지 음료를 마신 경우에는 1분이 단축되었다.

▶ 에너지 음료에 카페인 150mg이 첨가되자 다시 1분이 더 단축되었다.

▶ 가장 좋은 기록(59분)은 에너지 음료 + 카페인 225mg을 섭취했을 때이다.

▶ 카페인의 양을 320mg으로 높여도 운동 수행능력 면에서는 아무런 차이가 없었다.

단체운동 종목 선수들의 경우, 체중 1kg당 카페인 6mg을 섭취하면 두 번의 하프타임 동안 체력이 각기 36분씩 향상되었다(Schneiker, 2006). 전반과 후반 두 번의 하프타임 동안 실시한 운동은 4초간의 스프린트 18회로 구성되었다. 스프린트 사이에는 2분간 능동 휴식(완만한 속도로 달리기)을 했다. 첫 하프타임에서는 위약군보다 카페

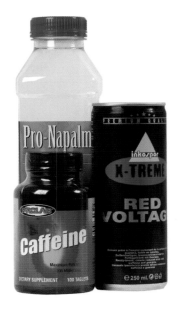

카페인은 운동 수행능력을 높이는 데 매우 효과적인 성분이다. 그렇다면, 카페인을 섭취해도 아무 위험이 없을까?

인 섭취 그룹의 운동 수행능력이 8.5% 향상되었다. 두 번째 하프타임에서는 카페인 그룹의 운동 수행능력이 7.6% 증가했다.

커피는 카페인만큼 효과가 있는 것은 아니다

여러 연구 결과 커피가 운동 수행능력을 향상시키는 경향이 있지만, 카페인만큼 효과적이지는 않은 것으로 나타났다. 밝혀진 바에 의하면, 커피에 함유된 수백 가지 성분 중 일부가 카페인의 촉진 작용을 억제한다고 한다는 것이다.

도핑인가, 아닌가?

카페인은 일반적으로 매우 인기가 높은 성분이다. 업체들은 계속해서 점차 많은 식품의 카페인 함량을 높이고 있다. 하지만 카페인은 일종의 약물에 해당한다. 따라서 시중에서 자유롭게 판매되고 있지만, 카페인 섭취를 도핑과 동일시하는 것도 납득할 만하다. 게다가 카페인은 불과 얼마 전까지만 해도 도핑 약물 목록에 포함되어 있었다. 따라서 카페인 섭취의 윤리성에 관한 문제는 선수 개개인이 판단할 문제다.

카페인과 건강

심혈관계에 문제가 있거나 지질 관련 질환이 있는 사람들을 제외한다면, 커피의 카페인이 (혹은 커피 자체가) 장기적으로 건강에 긍정적인 작용을 한다는 연구 결과가 점점 더 많이 발표되고 있다(Giuseppe, 2017).

커피를 마시는 사람들은 일부 암 특히 전립선암과 결장암의 발병률이 낮은 것으로 나타났다. (나이가 들면서 나타나는) 2형 당뇨병 역시 커피를 마시는 경우 발병 위험이 낮은 것으로 보고된다. 또한 꾸준한 커피 소비가 퇴행성 뇌 질환도 감소시키는 것으로 보인다. 달리 말하면, 커피를 마시는 사람들은 마시지 않는 사람들보다 더 건강하게 오래 살 가능성이 있다는 것이다.

카페인의 특성

▶ 카페인은 중추신경계를 활성화한다.

▶ 아드레날린 분비를 촉진한다. 그러나 아드레날린 수치 증가 폭은 크지 않다.

▶ 주로 근육과 지방조직에 있는 아데노신 수용체를 차단한다. 근육 수축에 필요한 에너지를 방출하기 위해 ATP(아데노신 3인산) 분자가 분해되면 아데노신 생성이 역학적으로 증가한다. 아쉽게도 아데노신은 피로의 매개체이지만, 카페인이 이 피로물질을 차단할 수 있다.

▶ 카페인은 근육에 작용하여 수축력을 높인다.

▶ 카페인이 지방조직에 작용할 때에는 지방 동원을 촉진해서 장시간 운동을 할 때 에너지 공급을 증가시킨다. 카페인이 살을 빼는 데 도움이 되는 이유 중 하나가 바로 이러한 작용 때문이다(6장 참조).

▶ 카페인은 근육 내 글리코겐을 절약하게 할 수 있으나, 이러한 특성이 모두에게 적용되지는 않는다.

▶ 카페인은 혈당 유지에 기여하고 저혈당에 맞서 싸우는 데 도움이 된다.

▶ 에너지 음료에 카페인을 첨가하면 탄수화물의 장내 흡수를 증가시킨다. 이를 통해 에너지 음료의 효과를 제약하는 요인 한 가지를 제거해주는 것이다.

▶ 카페인은 운동 시 고통스러운 느낌을 줄일 수 있다.

천연카페인 vs. 합성카페인

하지만 합성카페인(에너지 음료나 탄산 음료에 들어있는 카페인)과 특히 커피에서 추출된 천연카페인이 건강에 미치는 영향이 다르다는 사실에 주목해야 한다. 예를 들자면 텔로미어(기대수명을 보여주는 DNA 표지자)의 길이가 합성카페인을 섭취하는 사람들보다 천연카페인을 섭취하는 사람들에게서 더 길게 나타났다(Larry, 2017). 이러한 차이는 천연카페인에는 클로로겐산과 같은 건강에 유익한 다른 성분들이 함유되어 있다는 사실을 보여준다.

물론 천연카페인을 사용한 보충제도 있지만 가격이 비

싸고 구하기도 힘들다. 성분표에 따로 언급되어 있지 않다면 모든 '운동 전' 부스터 음료에는 합성카페인이 함유되어 있다.

천연카페인보다 비용이 저렴한 대체품으로는 합성카페인에 클로로겐산이나 과라나(고농도 카페인이 있는 덩굴 식물)를 추가해서 성분을 강화하는 것이다. 다만, 과라나의 경우 20% 이상까지 갈 수 있는 '초자연적' 카페인 함량에 유의해야 한다. 원래 과라나는 자연 상태에서는 카페인 함유량이 그 절반 또는 1/4 수준에 불과하다. 따라서 과라나의 카페인 함량이 높을수록 섭취량을 줄여야 하는데, 그러면 건강에 유익한 성분의 공급도 줄어들게 된다. 만일 운동 전 보충제에 과라나를 추가하고 싶다면 카페인이 적은 천연 제품을 선택하는 것이 좋다.

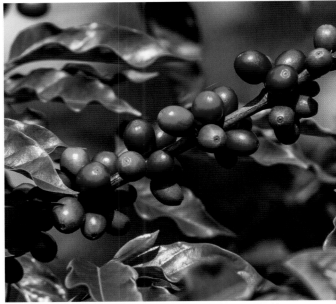
커피는 일상 속 수행능력을 높여주는 부스터다.

카페인, 어떻게 섭취해야 할까?

카페인은 꽤 신속하게 작용하는 성분이다. 섭취 후 60분이 지나면 혈중 카페인 농도가 최대치에 이른다. 카페인의 작용은 몇 시간 동안 지속하는데, 그 이유는 체내 카페인 분해가 상대적으로 천천히 일어나기 때문이다. 실제로 보충제 형태로 카페인 300mg을 섭취하면 15분 안에 맥박이 상승한다. 45분이 지나면 맥박이 최대로 상승하고 90분이 지나면 다시 정상 상태로 돌아온다. 따라서 카페인 섭취 후 바로 운동을 시작할 수 있다. 이에 반해 카페인이 지방 동원에 미치는 영향력이 최적에 이르는 시점은 섭취 후 3시간이 지난 때로 보인다. 물론 3시간 이후에도 카페인 효과가 남아있겠지만, 더 오래 기다린 뒤 운동을 시작하는 것은 적절치 않을 수 있다. 특히나 장시간 운동해야 하는 경우는 더욱 그렇다.

최적의 카페인 섭취량은 체중 1kg당 3~6mg(체중 70kg인 남자 선수의 경우 210~420mg)이다. 간혹 이보다 낮은 섭취량에서 긍정적인 효과가 확인되기도 한다. 그 이유는 운동선수의 수준이 높을수록 카페인의 자극 작용에 더 민감하기 때문이다. 이 말은 같은 양을 섭취하더라도 초보 선

카페인의 부작용

카페인은 중추신경계에 작용하기 때문에 몸 전체에 큰 영향을 미친다. 이런 종류의 성분들이 흔히 그렇듯, 어떤 사람들은 카페인을 잘 받아들여서 운동 능력이 현저히 향상되는 반면, 어떤 사람들은 거의 효과를 보지 못하고 부작용만 겪기도 한다. 부작용으로는 심박수가 증가하면서 가슴 두근거림이나 혈압 상승 등 심혈관계 문제로 나타날 수 있다.

이와 달리 카페인은 운동선수의 경우 탈수를 촉진하지는 않는 것으로 보인다. 로티(Roti, 2006)의 연구에 따르면, 카페인 섭취 후 더운 날씨에 90분간 걸은 남성들의 경우 수분 균형이 악화되는 증상은 전혀 발견되지 않았다. 이뿐만 아니라 한 연구 결과와는 달리, 카페인이 크레아틴의 체력 증진 효과를 방해할 가능성은 거의 없는 것으로 보인다.

수보다는 트레이닝된 선수가 더 큰 효과를 볼 수 있다는 뜻이다. 반면, 기온이 0℃에 가까운 경우 카페인은 이런 환경에서 체온을 유지하는 데 도움을 주지만, 다른 효과는 줄어든다는 점에 유의하자.

지구력 운동을 장시간 할 때에는 카페인을 한 번에 많은 양보다는 규칙적인 간격으로 조금씩 섭취하는 게 바람직하다. 다량을 섭취하면 시간이 지나는 동안 지속적인 효능을 얻기보다는 부작용이 일어날 위험이 더 크기 때문이다(Negaresh, 2019).

지구력과 크레아틴

고강도 파워 운동선수들을 대상으로 실시한 대부분의 연구 결과에 따르면 크레아틴의 긍정적 효과가 입증되었다(2장 참조). 그러나 지구력에 대해서는 긍정적인 작용이 확인되지 않았다. 실제로 크레아틴은 1형 근섬유(지구력이 좋은 지근섬유)보다는 주로 2형 근섬유(근력이 큰 속근섬유)에 영향을 주기 때문이다. 게다가 크레아틴을 섭취하면 체중이 증가하기 때문에 지구력 운동이나 부유력에

문제가 생길 수 있는 수영선수들에게는 반드시 좋다고 할 수 없다.

하지만 긴 시간 동안 하는 운동이라도 오로지 지구력만을 필요로 하는 경우는 극히 드물다. 코스 말미와 같이 속도를 높여야 하는 순간들이 있기 때문이다. 여러 연구 결과, 지구력 운동을 하는 도중에 고강도 운동을 여러 번 해야 할 때 크레아틴이 효과가 있는 것으로 나타났다.

이를 보여주는 몇 가지 사례가 있다. 높은 수준의 조정 선수들에게 6일간 하루 20g씩 크레아틴을 섭취하게 했더니, 2,000m 완주에 걸리는 시간이 3초 이상 단축되었다(Nagasawa, 2001). 위약 비교군에서는 기록 향상이 나타나지 않았다. 반면, 고정식 로잉머신에서는 크레아틴을 섭취하더라도 20초간 운동 수행능력이 향상되지 않았다.

운동을 하지 않는 남녀를 대상으로 지칠 때까지 점점 빠른 속도로 자전거를 타게 했다. 이 실험은 약 20분간 실시되었다(Nelson, 2000). 그 결과, 7일간 크레아틴 20g을 섭취한 경우, 운동시간이 6% 늘어났다. 위약 비교군에서는 아무런 효과도 나타나지 않았다. 크레아틴을 섭취한 경우 운동 중 산소소모량과 심박수가 더 낮았다.

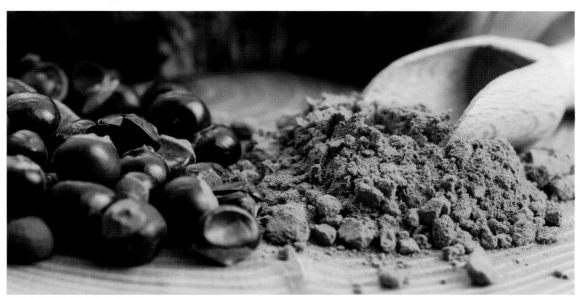

과라나 씨앗에는 카페인이 풍부하다.

알코올 섭취 효과와 마찬가지로 보충제의 효과가 개인마다 다르게 나타나는 데는 여러 가지 이유가 있다. 어떤 사람은 쉽게 받아들이지만, 어떤 사람은 전혀 그렇지 않은 것이다.

보충제의 경우도 이와 같지만, 대개 보충제의 효과가 사람에 따라 다르다는 사실을 잘 받아들이지 못한다. 실제로 보충제가 모든 운동선수에게 똑같은 효능이 있어야 한다고 기대하기 때문이다. 물론 이것은 불가능한데, 그 주된 이유는 분자의 반응속도, 다시 말해 몸이 보충제를 흡수해서 분해하는 속도가 사람마다 다르기 때문이다.

❶ 분자의 흡수율 편차

카페인에 대한 반응 속도의 편차에 관해서는 많은 연구가 있다(Southward, 2018). 이런 연구들 덕분에 하나의 보충제가 사람마다 어떻게 다르게 상호작용하는지를 알 수 있게 되었다. 뿐만 아니라 같은 사람이라도 섭취하는 방법에 따라 보충제가 다르게 상호작용할 수 있다는 것도 알게 되었다.

예를 들면, 같은 선수가 동일한 양의 카페인을 섭취했더라도 오후보다 오전에 더 효과적으로 작용하는 것으로 나타났다. 어떤 사람들은 카페인을 공복에 섭취하면 부스팅 효과가 더 빨리, 그리고 더 효과적으로 나타나지만, 어떤 사람들은 식사나 단백질 셰이크와 함께 카페인을 섭취하는 것을 더 선호하기도 한다.

요약하자면, 같은 사람이라도 카페인 흡수 효과는 섭취 시간에 따라 달라지며, 카페인을 단독으로 섭취했는지 또는 식사와 함께 섭취했는지에 따라서도 달라진다. 더욱이 흡수율은 개인에 따라 굉장히 편차가 크다. 혈액 속에 도달하는 속도가 빠르냐 느리냐의 차이도 중요한 역할을 한다.

❷ 분해 속도의 편차

계속해서 카페인의 예를 살펴보자. 카페인을 분해하는 것은 주로 간에서 작용하는 'CYP1A2'라는 효소다. 그런데 이 효소의 작용을 달라지게 만드는 아주 미세한 유전적 차이가 있다. 인구의 약 40%에 해당하는 사람에게는

이 효소가 매우 효과적으로 작용하여 카페인 성분을 매우 빠르게 분해하기 때문에 작용할 시간이 거의 없다. 이렇게 카페인 대사가 굉장히 빨리 진행되는 사람은 커피를 마셔도 많은 양을 마시지 않는 이상 효과가 없다고 느낀다. 장점이라면, 저녁에 카페인을 섭취하더라도 체내에서 빠르게 분해되므로 잠을 자는 데 전혀 방해를 받지 않는다는 것이다.

이와는 반대로, 인구의 약 10%는 이 효소가 거의 효과가 없다. 따라서 아주 적은 양의 커피를 마시더라도 혈중 카페인 수치가 상승한 채로 매우 오랫동안 유지된다. 이런 사람들은 오후에 커피 한 잔을 하면 잠들기가 어려워진다.

❸ 신체 수용성의 편차

어떤 보충제에 대한 민감성 여부는 해당 성분을 받아들이는 수용체의 수에 달려있다. 마찬가지로 카페인의 경우를 예로 들겠다. 카페인 수용체의 수를 효율적 또는 비효율적으로 조절하여 카페인에 대한 신경계의 민감성을 조절하는 'ADOA2A'라는 유전자가 있다. 이 유전자의 미세한 유전적 편차로 어떤 사람들은 카페인에 대한 부작용이 심하다. 그래서 다른 사람들은 아무렇지 않아도 이런 사람들은 신경이 예민해진다.

마찬가지로 온종일 커피를 너무 많이 마시면, 몸에서는 카페인 수용체 수를 줄이는 방법으로 스스로 보호하기 때문에 결국에는 민감성을 잃게 된다. 따라서 나쁜 유전자가 쌓이면(카페인 흡수율은 높은데 분해력은 약하고 카페인에 대해 과민하면) 도저히 커피가 몸에 받지 않는 사람도 있는 것이다.

개인에 따라 정반대 효과가 나타나는 또 다른 보충제도 있는데, 바로 타우린이 그렇다. 타우린은 에너지 음료나 카페인 베이스의 운동 전 부스터 음료에 흔히 들어 있는 아미노산으로, 카페인의 신경 자극 효과를 완화하기 위해 첨가된다. 실제로 타우린은 고혈압을 낮춰준다(Waldron, 2018 a). 그래서 타우린이 부족한 사람들은 고혈압에 더 쉽게 노출될 수 있다.

타우린은 GABA 수용체에 작용하기 때문에 오히려 진

정제에 속한다(Ochoa-de la Paz, 2018). 따라서 수면에 도움을 받기 위해 타우린을 단독으로 섭취하기도 한다(Ha, 2015). 타우린이 수면에 도움이 된다면 훈련 전 부스터로 복용하는 것은 적절치 않은 게 분명하다.

하지만 일부 운동선수들에게는 카페인이 없어도 타우린이 부스터 효과를 준다. 이런 경우라면 저녁에 섭취하는 것은 피하는 편이 좋다. 타우린이 즉각 운동 능력을 높이는 데 도움을 줄지, 아니면 반대로 수면에 도움을 줄 지는 알 수 없다. 다만 자신이 어떤 경우에 속하는지 테스트를 해보아야 알 수 있을 뿐이다. 뜻밖의 상황에 당황하지 않으려면 이 두 가지 상반된 효과에 대해 잘 알고 있어야 한다!

개인에 따라 다르게 나타나는 타우린의 이중적인 잠재 효과는 연구 결과를 왜곡할 수도 있다. 과학 연구에서는 양극단의 평균값을 구하여 이를 상쇄하기 때문이다(Waldron, 2018 b). 결론적으로, 타우린은 어떤 운동선수들에게는 기대만큼 효과적이지 않다(Waldron, 2018 c).

❹ 뇌척수막을 투과하는 성분의 비율 편차

부스터나 신경안정제의 경우, 그 효능을 결정하는 또 다른 중요한 변수는 성분의 뇌척수막 투과력이다. 예를 들어 피돌레이트(아미노산의 일종) 같은 안정 효과가 있는 분자는 어떤 사람들에게는 빨리 잠들고 숙면을 하게 해 준다. 그런 경우는 분자가 뇌로 진입하는 과정이 쉽게 이루어진다고 볼 수 있다.

하지만 어떤 이들에게는 수면을 유도하지 않거나 유도하더라도 그 효과는 일시적인 수준에 그친다. 이런 경우는 뇌척수막 투과가 잘 이루어지지 않거나 뇌에 도달한 소량의 피돌레이트가 너무 빨리 분해되기 때문이다.

결론

여기서는 두 가지 사례만 살펴보았다. 이와 같은 신체-성분 간의 상호작용과 개인 간의 큰 편차는 모든 보충제에서 공통으로 나타난다. 따라서 어떤 운동선수에게 이러저러한 보충제가 어떤 효과가 있다고 예단할 수 없다. 우리가 아는 것이라고는 통계적으로 어떤 성분이 특정한 효과가 있을 가능성이 크다는 정도다.

게다가 이미 잠을 잘 자는 운동선수라면 수면에 대해서는 크게 개선될 여지가 없을 것이다(5장 참조). 마찬가지로 운동 후에 소화계나 면역계에 별문제가 생기지 않는 운동선수라면 글루타민을 섭취해도 별 소득이 없을 것이다(5장 참조). 반대로, 걸핏하면 아프거나 운동 후 소화장애가 심한 경우라면 글루타민의 효과를 톡톡히 볼 수 있다.

따라서 보충제를 섭취할 때는 함께 운동하는 동료나 같은 팀 내 챔피언과 비교하면서 전략을 세우지 말고, 자신의 약한 부분을 고려하여(훈련에 무기력하거나, 운동 중에 쉽게 피곤해지거나, 회복력이 나쁘거나, 잠을 잘 자지 못하거나, 관절에 통증이 있는 등) 개별적으로 맞춤형 전략을 세워야 한다.

철인3종경기 선수들의 경우, 5일간 하루 6g씩 크레아틴을 섭취하자 지구력 테스트 사이 사이에 실시한 고강도 운동의 수행능력이 향상되었다(Engelhardt, 1998). 이 연구에서 주목해야 할 점은 일반적인 크레아틴 섭취량인 20~25g보다 훨씬 낮은 섭취량으로 이런 결과가 나왔다는 사실이다.

동굴탐사에서도 크레아틴의 효과에 대한 실험이 실시되었다(Bregani, 2005). 3주간 남성 동굴탐험가들에게 한 그룹은 매일 크레아틴 4g과 BCAA(분지사슬아미노산,

2장 참조) 2g을, 다른 그룹은 위약을 섭취하게 했다. 이 실험은 동굴 깊숙한 곳에서 실시되었다. 그래서 실험 대상자들은 밧줄을 타고 올라가거나(무산소성 테스트) 달리기(유산소성 테스트)를 해야 했다. 이 실험은 2회 반복해서 실시되었다. 첫 번째 실험은 하강하는 초반에, 두 번째는 동굴 속에서 12시간 걷고 난 뒤에 진행되었다.

연구자들은 실험 후 크레아틴 / BCAA 그룹의 심박수가 위약군보다 더 빨리 정상으로 돌아왔다는 것을 확인했다. 호흡 횟수 증가폭 역시 크레아틴 그룹이 더 적었다.

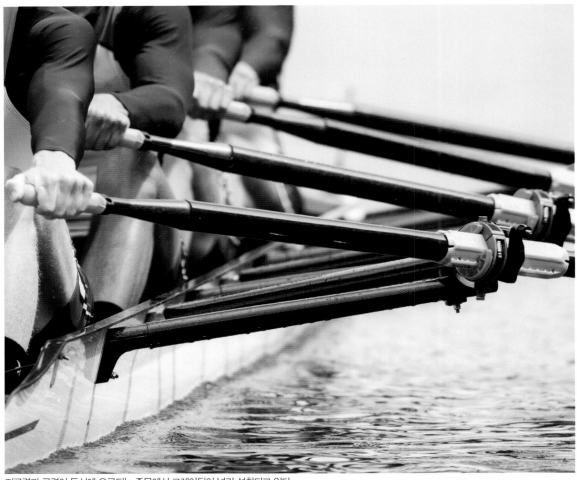

지구력과 근력이 동시에 요구되는 종목에서 크레아틴이 널리 섭취되고 있다.

이 보충제를 섭취한 덕분에 동굴탐사로 생긴 근육의 이화 작용도 25% 줄어들었다.

카르니틴과 운동 수행능력

카르니틴의 중요한 역할 가운데 하나가 지방 분자를 근육으로 전달하여 연료로 사용되게 하는 것이다. 체중 감량을 원하는 사람들과 마찬가지로(6장 참조) 운동선수들도 이러한 특성에 주목한다. 지방 에너지를 많이 사용할 수 있다면 글리코겐을 절약할 수 있기 때문이다.

카르니틴은 혈관 확장 작용을 통해 근육 내 산소 공급을 용이하게 해주는 것으로 보인다. 최근에는 카르니틴의

또 다른 효과도 입증되었는데, 카르니틴이 내분비계에 영향을 주어 회복력과 근육 성장에 도움을 준다는 것이다.

카르니틴 대사

카르니틴은 아미노산으로 소개되기도 하고 비타민으로 소개되기도 한다. 간과 신장에서 두 가지 아미노산(리신, 메티오닌)과 세 가지 비타민(니아신, B6, C), 철을 바탕으로 합성해서 만들어졌기 때문이다.

운동을 하지 않는 사람의 경우, 하루 카르니틴 합성량은 약 20㎎이다. 하루 카르니틴 소비량이 15~50㎎이기 때문에 체내 합성량으로는 소비량 일부를 충당할 수 있

다. 나머지 필요량은 주로 육류와 유제품 같은 식품 섭취로 채워진다. 따라서 채식주의자의 경우 다른 사람들에 비해 카르니틴 수치가 낮을 가능성이 있다.

체내에 있는 20~25g의 카르니틴 대부분은 근육에 존재한다. 따라서 카르니틴의 효과가 가장 크게 작용하는 곳이 바로 근육이다.

운동선수들은 카르니틴이 많이 필요할까?

아레나스(Arenas, 1991)는 단거리 주자와 장거리 주자를 대상으로 6개월간의 준비훈련 기간 동안 운동이 카르니틴에 미치는 영향을 분석했다.

훈련을 하자 근육 내 총 카르니틴 수치가 일시적으로 떨어졌고, 반면 소변 배출량은 증가했다. 하지만 운동과 지속적인 카르니틴 수치 저하가 연관성을 보인 경우는 단거리 주자들에게만 국한되었다.

연구 결과를 종합해보면 근력과 파워가 필요한 운동선수들은 카르니틴이 부족할 가능성이 더 큰 것으로 보인다. 고단백질 식단도 카르니틴 배출을 촉진하기 때문이다. 따라서 하루 1g씩 카르니틴을 보충하면 이런 부족 현상을 예방할 수 있다.

축구 같은 다른 종목 선수들도 카르니틴 수치가 평균보다 낮다는 것이 확인되었다(Metin, 2003). 이 연구는 훈련에 따라 카르니틴 필요량이 늘어날 수 있다는 것을 시사하지만, 이는 과학계의 정론은 아니다.

카르니틴 보충제의 효과

카르니틴의 가장 큰 문제는 흡수력이다. 카르니틴은 5~15%만이 흡수되고 나머지는 모두 배출되기 때문이다. 그래서 카르니틴을 탄수화물과 함께 섭취하면 흡수율을 높일 수 있다.

하지만 보충하는 방법으로 실제로 혈중 카르니틴 수치를 높일 수 있다 하더라도 그 효과는 개인에 따라 차이가

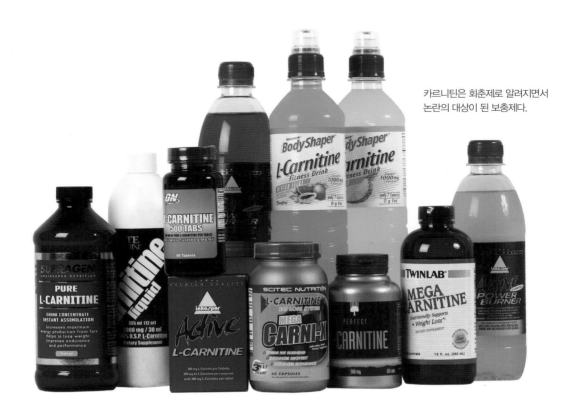

카르니틴은 회춘제로 알려지면서 논란의 대상이 된 보충제다.

크다. 이렇게 개인별로 반응 차이가 나타나는 이유는 카르니틴 보충을 시작하기 전의 개인별 카르니틴 수치가 다르기 때문이다. 2주간 하루 2g씩 카르니틴을 섭취해도 체내 카르니틴 저장량은 평균 8%밖에 증가하지 않는 것으로 추산된다.

마라토너들의 경우, 연구 대상자 7명 모두 카르니틴 결핍에 시달리고 있었다(Swart, 1997). 이들에게 하루 2g씩 6주간 카르니틴을 보충하자 각자 최고 속도가 5% 이상 증가했다. 위약군과 비교했을 때, 이들은 운동 중 산소소비량과 심박수가 감소했다. 하지만 지방에서 만들어진 에너지의 비중은 증가했다.

지구력 운동을 하는 선수들이 28일간 매일 L-카르니틴 2g을 섭취하자, 최대 산소소비량의 66% 강도로 45분간 자전거를 타는 동안 소모된 지방의 비중이 실제로 증가했다(Gorostiaga, 1989). 그런데 최근에는 이와 대조적인 연구 결과가 나왔다. 남성의 경우 L-카르니틴 L-타르타르산염 2g을 섭취했을 때 지방 산화에는 영향을 주지 않았으나 탄수화물 산화를 증가시켰다고 한다(Abramowicz, 2005).

럭비선수들에게 다양한 보충제를 섭취한 후 최대 산소소비량의 80% 강도로 자전거를 타게 했다(Cha, 2001). 그 결과, 그룹별로 섭취한 보충제에 따라 운동 지속시간이 다르게 나타났다.
▶ 위약 복용 시 14분
▶ 카페인(체중 1kg당 5mg) 복용 시 20분
▶ 카르니틴 복용 시 23분
▶ 카르니틴 + 카페인 복용 시 31분을 버텼다.

이 연구는 카르니틴 함량이 낮은 식단을 섭취한 사람들을 대상으로 했다는 점과 다른 연구들보다 훨씬 많은 양(15g)의 카르니틴을 섭취했다는 점에 주목해야 한다. 그래도 이 연구가 여전히 선구적이라 평가되는 이유는, 카르니틴이 모든 효능을 발휘하기에는 그 전까지 사용했던 용

> ⚠ 카르니틴과 크레아틴을 혼동해서는 안 된다. 카르니틴은 특히 섭취량이 많은 경우 저혈당을 초래할 가능성이 큰 것으로 나타나기도 한다. 따라서 신중하게 섭취해야 하며, 특히 운동 전에는 더욱 주의해야 한다.

량(1~2g)이 너무 적었다는 사실을 보여주었기 때문이다. 이 연구 결과에서는 카페인과 카르니틴의 추가작용도 입증되었다.

카르니틴은 하루에 여러 번 운동을 반복해야 할 때도 유용한 것으로 드러났다. 5일간 실험 대상자들(일부는 트레이닝된 사람들, 일부는 운동하지 않는 사람들)에게 L-카르니틴 L-타르타르산염 2g을 섭취하게 했다(Maggini, 2000). 그런 다음, 15분간 빠른 속도로 자전거를 탄 뒤 1시간 동안 이보다 느린 속도로 자전거를 타게 했다. 이때 이들의 근력을 자전거 타기 전의 근력과 비교했더니, 카르니틴 그룹의 근력 손실량은 위약 비교군보다 11~14% 줄었다. 연구자들은 실험 대상자 12명 가운데 9명만이 카르니틴의 작용에 긍정적으로 반응했다는 사실에 주목했다. 그래서 이 9명만을 뽑아서 다시 통계를 냈더니 근력 손실량 감소치가 15~19%까지 올라갔다.

산소 칵테일

산소를 들이마시면 운동 중에나 운동 후에 회복을 촉진한다. 그렇다고 산소통을 들고 산책하는 것은 그다지 실용적이지 않을 것이다. 그래서 나온 것이 산소 칵테일이다. 산소를 기체 상태로 흡입하는 것이 아니라 음료로 마셔서 흡수하는 것이다.

탄산이 없는 일반 생수에는 리터당 산소가 4~10mg 함유되어 있다. 이에 비해 산소 칵테일에는 산소가 리터당 90mg 들어있다. 이 산소 칵테일을 처음 개발한 것은 구소련인들이다(Dubrovskii, 1982). 요약본 형식으로만 발

표된 한 연구 결과에 따르면, 운동 시작 15분 전에 이 산소 칵테일 음료를 마신 트레이닝된 사이클 선수들은 자전거 스프린트 수행능력이 2.5% 향상된 것으로 나타났다. 특히 베테랑 선수들의 혈중산소포화도가 가장 높았다(Jenkins, 2001).

반면 과학지에 발표된 여러 연구 논문에 따르면, 단기적으로나 장기적으로나 운동선수들에게서 산소 칵테일의 효능을 발견할 수 없었다고 한다(Wing-Gaia, 2005; Leibetseder, 2006). 그 이유 중 하나가 화학분석을 했더니 일부 제품의 산소 함유량이 라벨에 표시된 것보다 적은 것으로 나타났기 때문으로 보인다. 또 다른 이유라면 산소는 마셔서 섭취할 수 없다는 데 있다.

산소 칵테일은 면역계나 간에는 부작용을 일으키지 않는 것으로 보이지만 활성산소(자유라디칼, 3장 참조) 수치는 증가하는 것으로 확인되었다(Gruber, 2005; Schoenberg, 2002).

운동선수들에게 더 강력한 위약 효과

위약 효과에 관한 이야기로 1장을 마무리하고자 한다. 트레이닝된 달리기 선수들에게 5㎞를 가능한 한 빨리 달리게 했다(Foster, 2005). 첫 번째 그룹은 실험 전에 물을 마셨다. 두 번째 그룹도 같은 물을 마셨지만, 연구자들은 선수들에게 이 물에는 운동 수행능력 촉진 효과가 있는 새로운 성분이 함유되어 있다고 설명했다.

실험 결과, 이 약속의 물을 마신 참가자들 16명 가운데 12명의 기록이 향상되었다. 이러한 운동 능력 향상은 특히 마지막 400m 구간에서 두드러졌다. 이처럼 단기적으로는 위약 효과의 존재를 부인할 수 없다. 하지만 운동선수가 수차례 훈련한 후 실제로 자신의 운동 수행능력이 지속해서 향상되는 것을 확인하지 못하면, 대체로 위약 효과는 금세 사라진다.

SUPPLEMENTS
FOR MUSCLE MASS
AND STRENGTH

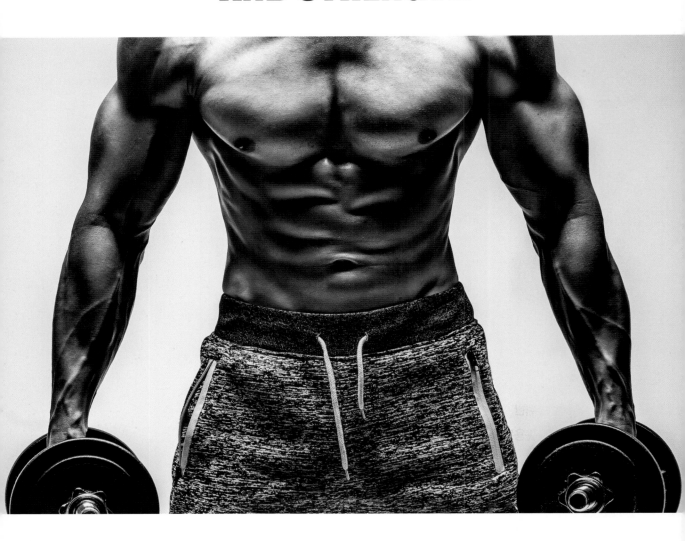

근육량과 근력 향상을 위한 보충제

근육을 이야기하면 가장 먼저 떠올리는 것이 단백질이다. 수분과 함께 근섬유를 이루는 주요 구성 성분이기 때문이다. 근육량을 늘리고 근력을 향상시키기 위한 식품보충제에는 몇 가지가 있지만, 그 중에서도 다음 세 가지가 가장 많이 활용된다.

▶ 단백질
▶ 아미노산
▶ 호르몬 촉진제

01 단백질과 근육량

단백질 대사

근육을 이야기하면 먼저 떠올리는 것이 단백질이다. 수분과 함께 근섬유를 이루는 주요 구성 성분이 단백질이기 때문이다. 따라서 근육량을 늘리고 싶을 때 단백질을 섭취하려는 것은 당연하다.

하지만 단백질은 근육의 원료로만 쓰이는 것이 아니다. 근육 단백질의 합성(동화작용)을 촉진하는 강력한 조절장치이기도 하다(Cayol, 1997).

단백질의 기본 구성 요소는 아미노산이다. 우리가 단백질을 먹으면 소화계에서 단백질을 아미노산으로 분해하고 그 형태로 몸에 흡수된다.

우리 몸에 필요한 아미노산의 종류

1 필수 아미노산

우리 몸은 20여 가지 아미노산 중 일부는 스스로 합성할 수 있지만, 특정 아미노산은 합성하지 못한다. 이렇게 합성되지 않는 9가지의 아미노산을 필수 아미노산이라 한다. 우리 몸에서 자체적으로 합성할 수 없으므로 음식으로 섭취해야 한다. 연구 결과, 필수 아미노산은 단백질 섭취 이후에 일어나는 동화작용에서 가장 중요한 역할을 하는 것으로 밝혀졌다.

2 비필수 아미노산

우리 몸이 다른 아미노산을 바탕으로 해서 합성할 수 있는 아미노산이다. 따라서 식품으로 섭취하는 것이 바람직하지만 생명 유지에 필수적인 것은 아니다. 비필수 아미노산은 단백질 섭취 이후에 일어나는 근육 동화작용을 촉진하는 데 중요한 역할을 하지 않는다고 한다(Tipton, 1999).

운동선수들에게 필요한 또 다른 아미노산

1 준필수(조건부) 아미노산

이렇듯 준필수 아미노산이라는 하위범주에 속하는 아미노산들은 몸에서 소량만 생산되는 것들이다. 평소 운동을 하지 않는 사람이라면 이 정도 소량만 생성해도 필요량을 어느 정도 충족시킨다. 하지만 고강도 근육운동 같은 사태가 벌어져 이 아미노산들이 과잉 분해되면, 몸에서 생성되는 양의 한계를 넘어설 것이다.

가령, 근육운동을 하면 글루타민 비축분 분해가 촉진되면서 근육과 소화계, 면역계에서 아미노산 필요량이 증가한다. 하지만 우리 근육이 하루에 합성할 수 있는 글루타민은 20~50g에 불과하다. 새로 발생한 필요량을 충당하기에는 턱없이 부족한 양이다. 체내 글루타민 소비량과 생성량이 일치하지 않게 되면 혈액과 근육 내 글루타민 수치가 크게 떨어지는 상황이 이어진다(아래 내용 참조).

선수들에게는 글루타민 외에도 아르기닌, 타우린 등이 준필수 아미노산으로 분류된다.

2 특수 아미노산

이색적인 특성을 가진 것으로 볼 수 있는 아미노산들을 가리킨다. 실제로 이들은 인간의 생명 유지에 중대한 역할을 하는 것 같지는 않다. 게다가 우리 몸에 필요한 양도 거의 규명되어 있지 않다. 다만, 여러 의학 연구 결과 이들 아미노산을 섭취하면 운동선수들의 관심을 끌 만한 매우 흥미롭고 특별한 작용을 한다고 한다.

이중 테아닌은 긴장 완화와 숙면에 도움을 준다. 4-하이드록시-이소류신은 인슐린 분비를 크게 촉진한다. 이런 종류의 아미노산으로는 카르노신, HMB(류신의 활성 대사물) 등이 있다.

운동하지 않는 사람들의 단백질 필요량

이 문제에 대해서는 그동안 많은 논란이 있었지만, 갑론을박은 앞으로도 계속될 것으로 보인다. 평소 운동을 하지 않는 건강한 사람들의 경우 체내 단백질 분해 속도 혹은 이화작용은 하루 300g을 조금 넘어선다(James, 1976). 이 정도 분해되는 양은 거의 같은 양의 동화작용으로 상쇄된다. 분해된 단백질의 약 80%가 동화작용을 위해 재생되고 재활용된다. 반면, 나머지 20%는 되돌릴 수 없을 정도로 파괴되기 때문에 반드시 식이 섭취로 보충해야 한다(James, 1976).

이를 바탕으로 계산하면, 운동을 안 하는 성인의 하루 단백질 필요량은 체중 1kg당 0.6~0.8g으로 평가된다. 이렇듯 분해와 재생이 반복되는 사이클을 가리켜 단백질의 '회전율(턴오버)'이라고 한다.

운동을 안 하는 성인의 경우, 단백질이 분해되는 규모와 동화작용으로 생성되는 규모가 같아서 이 회전율 주기는 항상 제로섬 상태다. 청소년의 경우, 동화작용이 이화작용보다 크기 때문에 턴오버 주기가 플러스 상태가 된다. 반면 노령자의 경우, 이화작용으로는 분해된 양의 일부만 보충하기 때문에 턴오버 주기가 마이너스가 된다. 나이가 들면서 근육량이 줄어드는 이유가 바로 이런 불균형 때문이다.

단백질의 회전율 속도는 두 가지 주요 요인으로 조절되는데, 전적으로 우리의 선택에 달린 것이다. 바로 영양분 공급과 운동이다. 물론 이외에도 회전율 정도는 호르몬 같은 다른 요소들에 의해서도 조절되지만, 이는 우리가 통제할 수 있는 부분이 아니다.

식이 조절

먹는 것을 중단하거나 필요한 열량보다 훨씬 덜 먹게 되면, 신체 활동은 그대로 유지되더라도 급격한 근육 용해가 일어난다. 단백질이 매우 부족한 식단으로 음식을 섭취해도 근육 손실로 이어질 위험이 있다. 필수 아미노산의 필요량을 채울 수 없기 때문이다. 게다가 사용 가능한 아미노산이 줄어들면 이화작용 과정도 억제된다(Kobayashi, 2003).

운동에 의한 조절

신체 활동을 하면 아무리 운동량이 적더라도 단백질 합성이 촉진된다. 무중력 상태에서는 근육의 저항성이 없어서 운동으로 생긴 동화작용이 무너져버린다. 이런 이유로 우주인들이 우주에 가면 근육량이 감소하고 근력이 급속히 떨어지는 것이다.

연구 결과, 운동을 하지 않으면 아미노산의 동화작용이 현저히 감소한 것으로 나타났다. 반대로 운동을 하면 근육이 단백질의 동화작용에 민감하게 반응하게 된다(Biolo, 2005).

운동을 줄이는 데다 열량까지 제한할 경우, 근육 손실이 그만큼 더 빨리 일어난다. 중증질환을 앓고 있는 환자들에게서 볼 수 있는 증상이다.

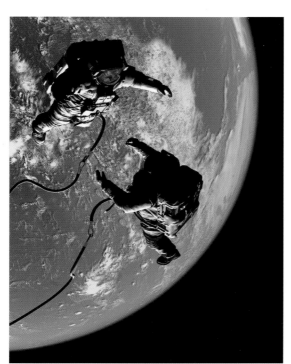

우리 몸속 근육량은 운동과 밀접한 상관관계가 있다.

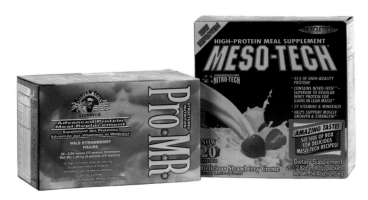

단백질 분말의 단백질 공급량은 과장된 것일까?

운동선수들은 더 많은 단백질이 필요할까?

운동을 하지 않는 이들보다 운동선수들에게 더 많은 단백질이 필요한 이유에는 몇 가지 있다.

▶ 여러 의학 연구에 따르면, 운동이 단백질의 이화작용과 이에 따른 회전율 주기를 늘리는 것으로 밝혀졌다. 운동시간과 운동강도가 바로 이 이화작용을 결정하는 2대 요소다. 예를 들어 1시간 동안 유산소성 운동을 하는 경우, 저강도일 때는 단백질 29g을, 고강도일 때는 단백질 45g을 비가역적으로 제거하는 것으로 나타났다(**Lemon, 1997**).

▶ 근육 에너지의 일부는 아미노산에서 생성된다. 이 과정에서 근육 에너지로 희생되는 주요 아미노산이 바로 BCAA(80쪽 참조)이다.

▶ 운동은 근섬유 분해 호르몬들을 증가시킬 위험이 있다. 또한, 염증을 일으켜 사이토카인(면역세포)을 만들어서 근육을 공격하게 한다. 바로 이 때문에 운동 후 오랜 시간 동안 단백질이 계속해서 분해되는 것이다.

▶ 운동선수들은 운동을 안 하는 사람들보다 근육량이 많을 수 있다. 그러면 필연적으로 단백질 필요량이 커진다.

▶ 운동을 하면 땀과 소변으로 배출되는 아미노산의 양도 많아진다(**Liappis, 1979**).

운동선수들의 단백질 필요량 측정하기

운동선수들의 단백질 필요량에 관한 레몬의 연구는 보편적으로 인정받을 수 있는 자료들을 제공한다(**Lemon, 1998**).

1 지구력 운동선수

이들의 경우, 운동시간과 운동강도에 따라 단백질 필요량은 체중 1kg당 1.2~1.6g으로 다양하다. 예를 들어 체중 70kg인 운동선수는 저강도 훈련을 하면 단백질 84g이 필요하고, 열심히 한계점까지 훈련하면 단백질 약 112g이 필요하게 된다.

이런 결과는 게인(Gaine, 2006)의 연구로 확인되었다. 이 연구에 따르면, 지구력 운동선수들의 경우, 체중 1kg당 단백질 0.8g을 섭취하는 것만으로는 양(+)의 질소 균형을 유지하기 힘든 것으로 나타났다. 다시 말해 단백질을 0.8g씩 공급하는 것으로 만족한다면, 이 선수들은 일일 필요량을 충족시키기 위해 근육에서 아미노산을 끌어다 쓰게 된다는 의미다. 그러나 체중 1kg당 1.8g을 공급했더니 질소 균형이 다시 양(+)의 상태로 되돌아왔다. 이는 새로운 근육이 축적되었음을 보여주는 것이다.

결론적으로 이 연구에서는 지구력 운동선수의 최소 단백질 공급량은 체중 1kg당 1.2g 정도이거나 단백질 공급량이 하루 열량 공급량의 10% 이상이 되어야 한다고 추산하고 있다.

② 근력 운동선수

이들의 단백질 필요량은 지구력 선수들보다 더 많아서 체중 1kg당 1.6~1.7g은 되어야 한다. 체중 80kg인 선수는 하루 128~136g의 단백질을 섭취해야 한다. 물론 한 번에 다 먹는 것이 아니라 4회, 많게는 6회로 나누어 25~30g씩 먹도록 한다.

운동과 혈중 아미노산 수치

어떤 근육운동을 하는가에 따라 혈중 아미노산 수치가 크게 달라진다. 운동의 종류(고강도이거나 장시간이거나)에 따라 아미노산 비율이 다양하게 영향을 받기 때문이다. 이는 운동에 따라 단백질 필요량이 다른 이유 가운데 하나다.

근력운동과 마찬가지로 지구력 운동도 아미노산 감소와 연관되어 있다. 실험 결과, 트레이닝된 선수들의 경우 1~2시간 동안 유산소 운동을 한 후 혈중 아미노산 수치가 23% 감소했다(Van Hall, 1998). 이렇게 떨어진 수치는 운동 후 7시간 이상 유지되었다. 철인3종경기 선수들의 경우, 이틀에 걸친 울트라마라톤 경기로 아미노산 수치가 15%, BCAA는 21% 감소했다(Volk, 2001).

남자 높이뛰기 선수들과 단거리 주자들을 대상으로 2시간 동안 여러 종류의 운동을 하게 한 후 다양한 혈장 아미노산 수치를 측정하여 연구했다(Pitkanen, 2002 a). 이 선수들은 모두 체중 1kg당 단백질 1.26g을 공급하는 고단백 식단을 따랐다. 60m 단거리 경주를 반복하자 필수 아미노산 수치가 8% 감소했지만, 비필수 아미노산 수치는 6% 증가했다.

아미노산을 가장 많이 파괴하는 종목은 근력 강화 운동이었다. 근력 강화 운동 후 측정한 결과, 총 아미노산 수치가 14% 감소했다. 이 가운데 필수 아미노산 수치는 20%, 비필수 아미노산 수치는 12% 떨어졌다.

이후 이 연구를 5주간 더 연장하여 같은 선수들을 대상으로 아미노산 수치를 분석했다(Pitkanen, 2002 b). 이들은 육상 훈련과 근력 강화 훈련을 병행했다. 그 결과 총 아미노산 수치가 19% 감소했다. 필수 아미노산 수치는 18% 줄었고, 비필수 아미노산 수치는 20% 떨어졌다.

이러한 수치들은 운동선수들, 특히 근력 강화 운동 프로그램을 진행하는 선수들의 단백질 필요량이 증가한다는 사실을 보여준다. 주요 아미노산의 변화에 대해서는 개별 항목에서 더 자세히 다루게 될 것이다.

최적의 단백질 공급량, 과연 존재할까?

연구 결과 규칙적인 운동이 단백질 필요량을 증가시키기는 하지만, 일정 수위를 넘은 단백질 과잉은 오히려 근육 성장 속도를 늦추는 것으로 나타났다.

이를 토대로 근육의 동화작용에는 한계가 있다는 사실을 알 수 있다. 물론 단백질은 동화력을 촉진하지만, 결국에는 단백질 보유 능력이 더는 작동하지 않는 한계가 나타나게 된다.

체중 1kg당 2.4g 이상의 단백질을 섭취하면 동화반응은 한계에 도달하지만, 섭취된 아미노산의 분해 속도는 크게 빨라진다. 이러한 상한선의 개념은 게인(Gaine, 2006)의 연구에도 잘 나타나 있다. 연구에서 체중 1kg당 단백질 0.8g을 섭취한 지구력 운동선수는 섭취한 단백질의 14%가 분해되는 것으로 나타났다. 체중 1kg당 1.8g의 단백질을 섭취한 경우에는 아미노산의 25%가 분해되었고, 섭취량이 3.6g으로 늘자 단백질의 54%가 분해되었다. 이는 단백질 섭취량이 증가할수록 소화계의 단백질 흡수력이 감소하고, 이와 함께 아미노산 배출력이 증가하기 때문이다.

근력 강화 운동 또는 보디빌딩을 하는 젊은 남성들의 경우, 8주 기간 동안 많은 단백질보다는 많은 탄수화물을 섭취한 실험 대상자들의 근육량과 근력이 가장 많이 증가했다(Oliveira, 2005). 또 다른 분석에 따르면, 보디빌더들은 단백질은 과잉 섭취하고 지방 섭취는 부족하다고 한다(Sallinen, 2004). 실제로 단백질 섭취가 증가할수록 체내에서 테스토스테론(동화작용 호르몬)을 생성하는 능력

단백질 분말이란 무엇인가?

단백질을 분말 형태로 섭취한다고 하면 이상한 눈으로 보는 사람들이 있다. 그런가 하면 단백질이 근육을 인위적으로 부풀리는 것이므로 이는 명백한 도핑 행위라고 생각하는 사람들도 있다! 반면에 이 방법이야말로 근육을 쉽고도 빠르게 키울 수 있는 묘수라고 여기는 사람들도 있다.

하지만 단백질에 마법 같은 효과가 있는 것은 아니다. 시중에서 흔히 보는 단백질 분말은 대부분 분유를 조금 개선해서 만든 제품이다. 제조 과정을 간략히 설명하면 다음과 같다. 일반적인 우유에서 수분을 제거하면 여느 슈퍼마켓에서 볼 수 있는 분유가 만들어진다. 이렇게 만들어진 분유에는 단백질뿐만 아니라 지방과 당분, 특히 유당(락토스)이 함유되어 있다. 그래서 이들 당분과 지방을 최대한 제거하면 주로 단백질이 남게 된다.

예를 들어, 유청 단백질은 자연 상태에서는 단백질 함유량이 65%에 불과하다. 하지만 당분과 지방을 추출하는 과정을 거치면, 단백질 비중이 농축 유청 단백질의 경우 약 80%까지, 분리 유청 단백질의 경우 95%까지 높아진다(아래 내용 참조). 이런 과정을 거친 다음에는 감미료를 첨가해서 제품의 맛을 좋게 한다. 그러면 단백질 분말은 완성이다. 그러니까 단백질 분말 안에는 엄청난 효능이 있거나 이상한 것은 전혀 들어있지 않다.

단백질 보충제 섭취가 효과와 가치를 발휘하려면 다음과 같은 조건이 충족되어야 한다.

▶ 단백질 보충제를 섭취할 때 단순히 음식으로 얻을 수 있는 것 이상으로 동화작용을 증가시켜야 한다.

▶ 단백질 보충제 섭취가 기본 식사의 동화작용을 방해해서는 안 된다.

▶ 평소 식단이 주가 되고 여기에 추가해서 단백질 보충제를 섭취하는 방식이 되어야 한다.

과도한 보충제 복용은 음식의 섭취를 감소시킨다. 이럴 경우, 보충제가 아니라 대체제가 되는 것이다.

어디서부터 어디까지가 보충제에 해당하는가?

보통 '진짜 음식'이라고 하는 것과 '보충제'를 구분 짓는 명확한 경계는 늘 모호하다. 우유가 진짜 음식이라면 우유의 가루 형태인 분유는 어디에 해당할까? 점점 오트밀 같은 곡물이 당분을 대체하는 추세인데, 그렇다면 귀리를 분말 형태로 만들어 판매한다면 어떻게 될까? 이런 질문은 고구마나 계란 등에도 적용할 수 있다.

연질 캡슐로 가공된 비타민은 보충제로 분류된다. 하지만 다른 많은 성분은 누가 봐도 확실한 것보다는 각자의 인식에 따라 보충제로 생각하는 게 다르다. 거창한 철학적 질문을 떠나서 카페인을 캡슐 형태로 섭취하는 것은 보충제 섭취에 해당한다.

그렇다면 캡슐 형태의 카페인과 똑같은 합성 카페인이 들어간 탄산수는 보충제일까, 아니면 진짜 음식일까? 더 까다로운 예를 들자면 카페인 베이스(원료)의 에너지 음료를 마신다면 그것은 보충제일까, 아니면 진짜 식품일까? 이렇게 고정된 분류법은 한계가 있다는 걸 알아야 한다. 따라서 한 가지 정답을 찾으려 애쓰는 것은 무의미한 일일 것이다.

이 감소한다(아래 내용 참조). 한편, 여러 동물 연구 결과 단백질 공급량이 증가하자 마이오스타틴(근육 성장을 막는 호르몬) 수치도 증가하는 것으로 나타났다.

차후에 살펴보겠지만, 단백질의 양은 단백질의 여러 측면 가운데 하나일 뿐이다. 따라서 질적 측면도 반드시 고려해야 한다. 즉, 섭취하는 단백질의 질과 섭취시간(타이밍) 등도 중요하다.

단백질 1회 섭취량은 어느 정도가 적당한가?

스포츠계의 또 다른 고민거리는 단백질 1회 최적 섭취량 문제다. 흔히 끼니마다 30g을 섭취하는 것이 적당하다고 하지만, 이에 대한 과학적인 근거가 충분하지는 않다.

연구에 따르면 근력 강화 훈련 후 유청 단백질 10g을 섭취했을 때가 당분 10g을 섭취했을 때보다 동화작용이 50% 더 많이 일어났다고 한다(Tang, 2007). 아마도 이것이 효과적인 최소 섭취량인 것으로 보인다.

운동 후 유청 단백질의 적절한 복용량은 20g정도이다(Churchward-Venne, 2012). 하지만 이런 결론은 베테랑 보디빌더들의 훈련량보다 적은 양으로 훈련했을 때 나온 것이다.

페닝스(Pennings, 2012)에 따르면, 노령자들의 경우에는 단백질을 10~20g 섭취하는 것보다 35g 섭취하는 것이 동화작용 면에서 더 효과적이라고 한다. 그런데 단백질을 흡수하고 사용하는 능력은 젊은 운동선수들보다 노령자들이 더 좋을 수도 있다.

결론적으로 끼니당 단백질 공급량은 20g이 적정한 양으로 보인다. 이보다 많은 양(30~40g)은 특히 고강도 운동 후에 섭취하는 것이 더 적절할 것이다.

단백질은 부작용이 있을까?

단백질 과잉에 따른 주요 부작용은 근육 성장 속도가 느려지는 것이다. 이외에도 단백질은 여러 문제를 일으키는 잠재적인 원인이 될 수 있다.

단백질 & 산 생성

단백질 섭취가 증가하면서 그에 따라 탄수화물 공급이 감소하거나 낮은 수준으로 떨어지면, 우리 몸에서는 많은 양의 산을 생성할 위험이 생긴다. 이렇게 산성 과다가 일어나면 혈액의 산-염기 균형이 깨지고, 그 결과 근육량과 골량이 줄어들고 운동 수행능력이 떨어질 수 있다. 또한 산성화된 환경은 지방 용해를 방지한다. 이 문제에 대해서는 다이어트 보충제와 산도조절제를 다루면서 상세히 다루도록 하겠다.

단백질 & 골량

한동안 단백질은 칼슘 배출을 촉진한다는 오명을 썼다. 그러나 최근 발표된 연구 결과들을 보면 이런 주장에 힘이 실리지 않는다. 단백질이 소변을 통한 칼슘 배출을

보충제에 대한 오해

음식을 제대로 섭취하지 않으면서 단백질을 비롯한 보충제를 섭취하는 것은 무용지물이라는 주장이 인터넷상에 흔히 떠돌고 있다. 이는 그리 현명한 조언은 아니다.

육류나 계란, 생선 등의 형태로 단백질을 많이 섭취할수록 단백질 분말을 추가로 섭취할 때 그 효과가 줄어들 것이다. 이와 반대로 음식을 잘 챙겨 먹지 못하는 경우라면 단백질 분말은 유용할 것이다. 이미 고단백 식단을 하는 운동선수들과는 달리, 단백질이 많이 결핍된 경우에는 부족한 양을 상당 부분 보충해줄 수 있기 때문이다. 일반적으로 모든 보충제가 마찬가지지만 비타민의 경우가 특히 그렇다.

물론, 잘 먹어서 음식으로 섭취하는 것이 가장 이상적이다. 하지만 점차 우리가 섭취하는 음식의 질이 떨어지면서 보충제를 섭취할 때의 잠재적 이점이 증가한다는 것은 인정할 수밖에 없다.

증가시키는 것으로 보이는 이유는 단지 단백질이 칼슘의 장내 흡수를 촉진하기 때문이다. 반대로 단백질 섭취량이 적으면(체중 1kg당 0.8g 미만) 칼슘 흡수량도 적다(Kerstteter, 2003).

노령자의 경우, 동물성 단백질 섭취가 늘면 골격 강화 호르몬인 IGF-1 수치가 증가한다. 단백질이 뼈에 좋은 이유가 바로 이 IGF 수치를 증가시키기 때문이다(Dawson-Hughes, 2004). 충분한 칼슘을 섭취하면서 근력 강화 운동을 한 젊은 여성들의 경우, 10일간 체중 1kg당 2.4g의 단백질을 섭취했으나 전체 골량에 조금도 악영향을 주지 않은 것으로 나타났다(Mullins, 2005).

심혈관 질환

이런 문제가 나타나는 원인은 단백질 자체보다는 계란, 우유, 육류처럼 포화지방이 많이 함유된 단백질 식품 때문이다.

신장에 미치는 영향

운동선수의 경우 단백질이 신장에 미치는 악영향에 대해서는 아직 더 검증이 필요하다. 이런 믿음이 생긴 주된 원인은 장기간 수분 공급을 엄격히 제한했던 예전의 고단백질 식단 때문이다.

일반적으로는 단백질 공급량이 많아지면 수분 섭취량도 그만큼 늘어나야 한다. 신장 결석이 생기기 쉬운 운동선수들의 경우, 구연산나트륨(뒷부분 참조) 같은 산도조절제를 예방 차원에서 사용할 수 있다.

결론

단백질 남용이 건강에 해롭다는 주장은 아직 입증되지 않았다. 하지만 운동선수가 단백질 남용이 자신의 운동 수행능력에 부정적인 영향을 줄 수도 있다는 사실을 인식하고 있으면 섣불리 단백질을 과용하지 않게 될 것이다.

다양한 유형의 단백질

단백질 분말의 원료는 매우 많다. 그 가운데 운동선수들이 가장 많이 사용하는 유형들을 소개한다.

유청 단백질

우유에 함유된 단백질은 80%가 카세인, 20%가 유청으로 구성되어 있다. 요구르트 위에 떠 있는 액체가 바로 이 유청 혹은 유장이라고 하는 것이다.

유청은 단연 가장 인기 있는 단백질이다. 사실 유청은 최고의 생물학적 질이 높은 단백질로, 신체기관을 통해 소화흡수가 가장 잘 되는 아미노산이 들어있다 (Sindayikengera, 2006). 유청에도 다양한 종류가 있는데, 얼마나 많은 여과 과정을 거치느냐에 따라 달라진다.

우유에서 유청을 추출하는 방법은 두 가지가 있다.

▶ **치즈유청**: 가장 흔히 사용된다. 제품 성분 라벨에 유청의 출처가 구체적으로 표시되어 있지 않다면, 그것은 유청 치즈다. 유청 치즈는 치즈를 만들고 남은 부산물로 만든 것이다. 그래서 저렴하다는 것이 장점이다. 하지만 치즈 제조과정에서 아미노산이 이중으로 분해된다. 첫 번째 분해는 우유를 발효시키기 위해 박테리아가 첨가될 때, 두 번째 분해는 우유를 응고시키기 위해 송아지의 제4위에 있는 응유효소(레닛)를 첨가할 때 일어난다.

유청의 아미노산 변성을 측정할 때는 글리코메크로 펩타이드(GMP) 농도를 기준으로 삼는다. 이 농도는 대개 15~35%까지 다양하다. GMP에는 BCAA가 풍부하지만 류신이 부족하다는 것이 단점이다.

▶ **우유유청**: 치즈 제조과정을 거치지 않고 우유에서 직접 추출한 것이다. 따라서 추출 과정 중에 아미노산 분해가 적게 일어난다. 이 유청에는 GMP가 함유되어 있지 않다. 제품 라벨에는 생리활성(바이오 액티브) 유청 또는 천연 유청으로 표시된다. 단점은 치즈 유청보다 가격이 비싸다는 것이다.

우유 유청이든 치즈 유청이든, 단백질을 추출하기 위해 사용하는 유청 여과 과정에는 다음의 세 가지가 있다.

▶ **농축유청(WPC)**: 가장 간단한 형태이며, 그래서 가장 저렴하다. 약점은 유당 농도가 높아서 소화 문제를 일으킬 위험이 있다는 점이다(더부룩함, 위통, 설사, 복부 팽만감 등). 보충제에 농축 유청이 많이 함유되어 있다면 저가제품이라는 뜻이다.

▶ **분리 유청(WPI)**: 농축 유청보다 한 단계 더 여과된 형태의 유청 단백질이다. 그래서 단백질 함량이 더 높고 유당 함량이 더 낮다. 가격은 더 비싸지만 고급 보충제에 사용된다.

▶ **가수분해 유청(WPH):** 유청 단백질 가운데 가장 비싼 종류로 효소를 추가해서 소화하기 쉽게 만든 유청이다. 보통은 맛이 그리 좋지 않고, 토한 냄새를 연상시켜서 이를 가리기 위해 제조사에서 인공향을 첨가한다. 가수분해 유청 단백질은 한때 유행했지만 가격이 비싸고 복용이 까다로워 거의 희소해졌다.

이론적으로는 우유 유청이 치즈 유청보다 더 낫고, 분리 유청이 농축 유청보다 질이 좋은 것으로 되어 있지만, 건강한 운동선수라면 종류에 따라 가격 차이가 큰 만큼 운동 수행능력이 월등하게 향상되는 것은 아니다 (Sindayikengera, 2006; Hamarsland, 2017; Garcia-Vincencio, 2018).

운동선수들이 일반적으로 애용하는 모든 단백질 가운데 글루타티온(3장 참조)의 전구체 중 하나인 시스테인이 가장 풍부한 것이 유청이다(단백질 100g당 2.45g). 이렇게 시스테인 함량이 높기 때문에 유청에는 항산화 효과가

판매사의 설명만으로 옥석을 가릴 수 있을까?

혹시 보충제 판매사들이 제품을 조금 복잡하게 설명한다는 생각을 한 적은 없는가? 마치 사실과 달리 자사 제품이 최고인 것처럼 믿게 만들어서 소비자를 우롱하는 것처럼 말이다.

예를 들면 이렇다. '가수분해 유청 100%'라고 표기되어 있다 해도 그것이 가수분해도(분해 또는 전소화된 정도)가 100%라는 뜻이 아니다. 이렇게 의도적으로 모호하게 표현되어 있다면, 여기에 사용한 유청은 가수분해 유청뿐이라는 의미로 해석해야 한다.

이는 유청의 가수분해도가 10%를 넘는 경우는 드물기 때문이다. 만약 10% 이상 된다면 제품을 개봉할 때 토사물 냄새가 나는 것 같아서 물이나 우유에 타서 한 번만 먹고 그만두고 싶은 마음이 들 수 있다. 그래서 유청 대다수의 가수분해도는 거의 6%를 넘지 않는다. 가수분해도는 소비자 입장에서는 중요한 선택 기준임에도 제조사에서는 포장에 제대로 명시하지 않는 경우가 많다. 카세인이 함유된 경우에는 유청의 가수분해도가 30%까지 높아질 수는 있으나 앞서 언급한 냄새와 맛 문제 때문에 이 정도가 현재 제품으로 유통될 수 있는 최대치다.

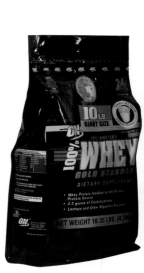
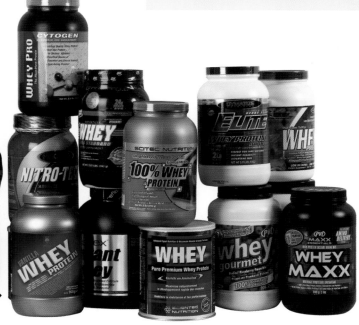

이렇게 다양한 단백질을 제대로 선택하려면 어떻게 해야 할까?

단백질 분말에 좋은 맛을 입히는 일은 그리 복잡하지 않다. 하지만 모든 보충제가 다 그런 것은 아니다. BCAA가 가장 대표적인 예 가운데 하나다. 류신 농도가 높을수록 기본 성분의 맛이 나쁘기 때문이다.

BCAA의 쓴맛을 감추기 위해서는 수크랄로스(설탕보다 단맛이 600배 더 강하다)처럼 맛이 아주 강렬한 설탕 대체품을 조금 첨가하는 것만으로는 충분하지 않다. 아마 분유에 넣는 것보다 20~50배는 더 많은 양이 필요할 것이다. 그래서 이 농도를 줄이기 위해 구연산을 첨가하기도 하지만, 신맛 때문에 과일향 정도로만 국한된다(Quintanilla, 2014).

이런 이유로 BCAA 보충제의 향은 모두 (가짜) 과일 베이스다. 이외의 다른 방법을 쓰는 것은 더 어렵고 심지어

위험할 수 있다. 이런 모든 화학 성분을 첨가하면 결국에는 그 맛이 다 느껴지기 때문이다.

많은 보충제에서 강한 약 냄새가 나는 것도 이 때문이다. 그래서 여기에 좋은 색(색소)과 향(제조사들이 거의 알려주지 않는다)을 더하는 것은 적절한 조치다. 그런데도 예를 들어 딸기를 조금도 함유하지 않은 제품이라면 어린아이들이 먹는 사탕만큼 인공적인 딸기향이 많이 느껴져서는 안 된다는 사실은 알고 있어야 한다.

결론적으로 보충제의 맛이 좋을수록 그 안에는 온갖 종류의 화학성분이 많이 들어있는 셈이다. 훈련 전 섭취하는 부스터 외에도 특히 단백질 분말을 선택할 때 이 부분을 조심해야 한다. 단백질 분말의 향이 과하다면 성분의 품질이 좋지 못한 것을 가리기 위한 것이기 때문이다.

있다. 또한 유청에는 BCAA, 그중에서도 특히 류신이 풍부해서 단백질 100g당 평균 12g 가까이 들어있다. 유청 단백질의 25% 정도가 BCAA다. 반면 유청에는 아르기닌과 글루타민은 상대적으로 적게 함유되어 있다.

■ 유청 단백질의 효능

유청은 장차 근육의 비대와 과형성(새로운 근육세포 형성)에 필요한 근육 줄기세포를 더욱 활성화한다. 젊은 남성들을 대상으로 12주간 근육 강화 훈련을 하는 동안 운동 직후 매일 유청 25g을 섭취하게 했더니 위약 비교군보다 줄기세포 작용이 35% 높은 것으로 나타났다(Farnfield, 2005). 이들보다 나이가 많은 남성들의 경우에는 줄기세포 작용이 위약 비교군보다 무려 160%나 높았다.

근력 강화 운동을 하는 남성들에게 6주간의 훈련 동안 한 그룹은 유청(체중 1kg당 1.2g) 보충제를 다른 그룹은 탄수화물(위약으로 말토덱스트린을 마찬가지로 체중 1kg당 1.2g) 보충제를 섭취하게 했다(Burke, 2001). 그 결과, 위약 비교군에서 근육 900g이 늘어난 데 반해 유청 단백

질 그룹에서는 근육이 2.3kg이나 증가했다. 체지방은 두 그룹 모두 안정적인 상태를 유지했다. 근력 향상에서는 유청 그룹이 약간 앞섰으나 근육량 증가만큼 확연한 차이를 보이지는 않았다.

이 연구는 유청을 다른 유형의 단백질과 비교하지 않았기 때문에 이 유청 단백질의 우월성 여부는 평가되지 않았다.

■ 유청 단백질 비교 연구

우유에서 추출한 여러 유형의 단백질을 비교한 연구는 일부 있는데, 그 가운데 주요 연구들을 소개한다.

운동을 하지 않는 남녀 실험 대상자들에게 한 그룹은 시스테인이 매우 풍부한 유청 단백질 20g을, 다른 그룹은 카세인(아래 내용 참조) 20g을 3개월간 섭취하게 했다. 운동 테스트는 보충제 섭취 전과 후에 2회 실시했으며, 실험 기간 동안 특별히 운동을 하라고 요구하지 않았다(Lands, 1999).

실험 전과 후를 비교한 결과, 유청 그룹은 심혈관 기능과 근력이 향상된 데 반해, 카세인 그룹은 아무 변화가 없

었다. 유청 그룹은 체지방 비율이 줄었음에도 체중이 안정적으로 나타나 건조체중(부종이 없는 상태의 체중)이 증가한 것으로 보인다. 반면, 카세인 그룹은 체지방이 축적되는 경향을 보였다. 다만, 여기서 사용된 체지방 측정 기준이 정확하지 않다.

크립의 연구에서도 유청이 카세인보다 우월하다는 것이 입증되었다(Cribb, 2006). 근육 강화 훈련을 하는 남성들을 대상으로 10주간 음식 섭취 외에도 유청이나 카세인을 체중 1kg당 1.5g씩 보충제로 섭취하게 했다. 그 결과 카세인보다 유청을 섭취한 경우가 근육량과 근력 증대, 체지방 분해가 월등한 것으로 나타났다.

그런데 다이어트 기간에는 유청보다는 카세인을 섭취하는 것이 더 바람직하다고 한다(Demling, 2000). 과체중 남성들을 대상으로 12주간 저열량 식이요법과 근육 강화 운동 + 심혈관 강화 운동을 병행하면서 단백질 보충제도 섭취하게 했다(체중 1kg당 1.5g). 이때 한 그룹에는 단백질 보충제로 카세인을, 다른 그룹에는 유청을 제공했다.

그 결과 체지방 감소량이 유청 그룹에서는 4kg이었던 데 비해 카세인 그룹에서는 7kg을 기록했다. 근육 증가량은 유청 그룹이 2kg, 카세인 그룹이 4kg으로 나타났다. 근력 역시 카세인 그룹이 더 많이 증가했다.

카세인

카세인은 우유에 함유된 주요 단백질이다. 글루타메이트와 타이로신이 매우 풍부하지만, 아르기닌과 시스테인은 거의 들어 있지 않다. 대체로 유청 단백질보다 가격이 저렴하다. 유청 단백질과 마찬가지로 카세인도 3가지 부류로 나누어진다.

▶ **카세인나트륨:** 가장 오래된 형태로 비용이 가장 저렴하다. 반면, 추출 과정 때문에 다른 형태의 카세인보다 안에 들어있는 아미노산이 잘 흡수되지 않는다. 보충제에 카세인나트륨이 많이 함유된 것으로 표시되어 있다면 한물 지난 저가품으로 보면 된다.

유당 불내성인가, 아니면 유단백 불내성인가?

우유를 마시면 몇 분 만에 화장실을 찾아 액체 상태로 다 배출해버린다면, 이는 유당 알레르기가 있다는 뜻일까? 물론 그럴 수도 있지만 꼭 그런 것만은 아니다. 이런 덤핑 문제는 단백질에서 유당을 제거해도 일어날 수 있기 때문이다. 그렇다면 왜 그럴까?

영어로 '덤핑dumping'은 '배출하다, 방출하다'라는 의미의 단어인데, 속어로 '배설하다'라는 뜻으로도 사용된다. 이런 덤핑 징후는 음식물이 위를 너무 빨리 통과해버리면서 소화가 덜 된 상태로 소장에 도달할 때도 나타난다. 그 결과 다량의 액체가 순식간에 소장에 쌓이게 되면 복부 내벽이 과도하게 늘어나 복통이 생길 수 있다. 혈액 역시 장으로 몰리게 되면서, 신체 다른 부위에 혈액이 부족하여 갑자기 어지럽거나 오한을 느낄 수도 있다. 결국 가능한 모든 것을 자연스러운 통로로 배출해버리게 된다(구토나 설사로 나타난다). 그리고 좀 더 지나면 저혈당 증상을 느낄 수도 있다.

덤핑 징후가 나타날 때는 놀랄 수 있지만, 보충제를 섭취한 경우라면 꼭 병이 있어서 그런 것은 아니다. 사실, 우유와 유단백질 분말(유청과 카세인, 특히 가수분해 형태일 때)에는 소화계의 오피오이드 수용체에 작용하는 오피오이드 펩타이드(OPP, 모르핀과 비슷한 효과가 있음)로가 함유되어 있다(Liu, 2018). 이들이 개별적으로 상호작용을 일으키면 식욕과 장내 이동 속도를 변화시킨다. 이런 이유로 유청을 섭취하면 어떤 사람은 배고픔을 느끼지만, 어떤 사람은 식욕을 잃기도 한다. 따라서 저마다의 목표가 무엇이냐에 따라 이러한 상호작용이 반드시 나쁜 것만은 아니다.

마찬가지로 어떤 사람들에게는 이런 상호작용 때문에 변비가 유발될 수도 있다. 배변이 불편해졌다면 다른 단백질 공급원을 섭취하는 것이 바람직하다. 이런 증상이 나타난다는 것은 유당 함유 여부와 무관하게 우유가 몸에 맞지 않는다는 뜻이기 때문이다.

▶ **카세인미셀:** 우유 전(총) 단백질로 카세인나트륨을 대체한 형태. 기존의 카세인나트륨 속 아미노산보다 훨씬 더 쉽게 흡수된다. 카세인미셀의 효과가 작용하는 시간이 카세인나트륨보다 길어서 밤사이에 근육의 이화작용이 일어나지 않게 보호해준다(뒷부분 참조). 보통 카세인미셀에는 유청이 약간(10~20%) 들어있는데, 이것은 카세인미셀이 추출된 우유의 성분 구성을 반영한 것이다. 간혹 유청이 제거되기도 하는데, 이 경우 제품 라벨에 표시된다.

▶ **카세인가수분해물:** 카세인 가운데 가격이 월등히 비싼 형태다. 산이나 효소에 의해 아미노산으로 가수분해한 카세인을 말한다. 가수분해 산물은 대개 맛이 상당히 나쁘다. 더 쉽게 섭취할 수 있도록 분해 공정이 발달했음에도 여전히 맛이 좋지 않다. 역설적이지만 가수분해유청보다는 카세인가수분해물을 섭취하기가 더 쉽다. 하지만 유청과 마찬가지로 많이 섭취하면 거의 즉시 설사를 유발할 수 있다. 그만큼 흡수가 빠르기 때문이다.

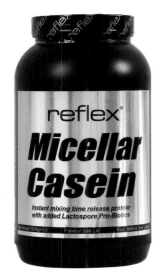

카세인 단백질은 근육을 생성하는 데 어떤 역할을 할까?

명심해야 할 점은 근육 훈련을 통한 동화작용을 강화할 수 있는 것이 분말 형태의 단백질만은 아니라는 사실이다. 예를 들면, 남녀 실험 대상자들에게 1시간 동안 근육 강화 운동 후 우유를 마시자 근육 단백질 합성에 긍정적인 효과가 나타났다(**Elliot**, 2006).

이 연구의 독창성은 동화작용 면에서 보면 전유(지방을 제거하지 않은 우유)가 저지방 또는 무지방 우유보다 최소 2배 더 효과적이라는 사실을 보여주었다는 점이다. 지방을 제거한 우유에 탄수화물 형태로 열량을 추가하여 전유만큼 에너지를 공급하게 하더라도 동화작용 측면에서는 여전히 전유가 우위에 있다. 이렇듯 우월한 전유의 작용 메커니즘을 파악하는 것이 운동 후 동화작용을 최적화하는 방법을 연구하는 새로운 길이 되었다.

현재 우유 단백질 분말에서 지방을 제거하는 것에 대해 점점 많은 논란이 제기되고 있다. 유지방을 최대한 제거하면 우유 지질에 농축된 동화작용 성장인자 가운데 일부가 버려지기 때문이다.

유청 / 카세인 혼합물

이 혼합물은 유청과 카세인이 약 50%씩 조합된 모유의 구성을 모방한 것이다. 여기에는 필수 아미노산(전체 아미노산의 40%)과 BCAA(20%)가 풍부하게 함유되어 있다. 모유 수유를 하지 않는 아이들에게 제공되는 우유도 이 배합을 따르려고 한다.

일반적으로 이런 우유는 유청 40%, 카세인 45%, 아미노산 15%로 구성된다. 하지만 모유와 우유는 엄연히 다르기 때문에 제대로 복제했다고 할 수는 없다.

효과에 대한 기본 발상은 이런 혼합물이 신생아의 성장을 촉진한다면 마찬가지로 근육 성장에도 도움이 될 것이라는 데 있다. 이뿐만 아니라, 흡수 속도가 빠른 단백질의 동화작용이 장시간 계속되는 카세인의 항이화작용과 조화를 이룬다는 점도 이런 혼합물을 만들게 된 근거가 된다(**Soop**, 2012).

유청 + 카세인 조합이 긍정적이라는 연구 결과도 제시

되었다(**Kerksick**, 2005). 실험을 위해 기존에 근육 강화 운동을 하던 남성들을 대상으로 10주간 근육 훈련을 실시했다. 그러면서 첫 번째 그룹은 유청 40g에 카세인 8g이 강화된 혼합물을, 두 번째 그룹은 유청 40g에 BCAA 3g과 글루타민 5g이 강화된 혼합물을, 세 번째 그룹은 위약(탄수화물 48g)을 매일 섭취하게 했다.

실험 결과, 세 그룹 가운데 유청 + 카세인 혼합물을 섭취한 그룹에서만 건조제중이 1.8kg 증가하면서 유의미한 근육량 증가가 나타났다. 근력 역시 유청 + 카세인 그룹에서 약간 향상되는 경향을 보였다.

초유

초유란 출산 직전과 직후에 생성되는 젖을 말한다. 물론 보충제로 섭취하는 초유는 사람이 아니라 젖소의 초유다. 이렇듯 초유는 생산되는 기간이 매우 짧으므로 가격이 일반 우유보다 훨씬 비싸다는 것을 짐작할 수 있다.

일반 우유와 달리 초유에는 IGF와 같은 성장인자와 면역 촉진제가 풍부하게 함유되어 있다. 착유 시점이 빠른 초유일수록 그 안에 동화작용을 촉진하는 펩타이드가 많이 들어있고, 가격이 비싸다. 예를 들어 젖소의 초유에는 리터당 IGF-1이 200~2,000μg 함유된 반면, 유청에는 이보다 20~200배 더 적게 들어있다. 비교를 하자면 사람의 혈청에는 IGF-1 인자가 리터당 평균 200μg 함유되어 있다. 따라서 IGF-1 수치를 높이기 위해 젖소의 초유를 보충제로 사용해보고 싶을 것이다.

이 효과에 대한 실험을 진행한 것이 메로(**Mero**, 1997)다. 일주일간 남자선수들에게 한 그룹은 초유를, 다른 그룹은 유청을 섭취하게 했다. 그 결과 초유 공급량이 많을수록 혈장의 IGF-1 수치가 크게 상승한 것으로 나타났다. 반면에 유청 그룹에서는 아무런 변화도 눈에 띄지 않았다. 이런 결과를 바탕으로 초유의 IGF-1이 혈액 속에 흡수되거나, 아니면 초유가 IGF-1의 분비를 촉진한다는 결론을 도출했다. 그런데 초유의 IGF는 소화 과정에서 분해된다고 추정되기 때문에 두 번째 가설이 더 설득력이 있

다. 실제로 IGF는 소화되는 동안 작은 조각으로 나누어지는 아미노산 사슬(펩타이드)로 이루어져 있기 때문이다.

그런데 메로는 실험을 시작할 때 유청 그룹의 IGF-1 수치가 초유 그룹보다 더 높았다고 명시했다. 이렇게 되면 결과가 왜곡될 수 있다. 두 번째로 실시한 연구(**Mero**, 2002)에서는 운동선수들이 2주간 20g씩 초유를 섭취하자 IGF-1 수치가 17% 증가한 것으로 나타났다. 특히 지구력 운동선수와 여성의 경우, 각각 21%와 23%가 늘어나 증가 폭이 가장 컸다. 결국 이 논문에서는 초유의 IGF-1이 흡수된다는 첫 번째 가설은 배제했다.

그런데 다른 연구자들도 이와 같은 연구를 반복해서 실시했지만, IGF 수치 상승을 확인하지는 못했다(**Kuipers**, 2002; **Buckley**, 2003). 따라서 메로의 연구 결과는 자주 인용되지만 매우 신중하게 받아들여야 한다.

■ 초유와 운동수행능력 향상

작용 방식이 어떠하건, 초유가 운동 수행능력과 근육량을 증가시킬 수 있는지 알아내는 것이 중요하다. 이 점에 대해서도 많은 이견이 있다.

미발표 연구 결과들에서는 위약 대비 초유의 우수성이 입증되는 경향을 보인다. 하지만 발표된 연구 결과에서는 그 차이가 훨씬 더 대조적으로 드러난다.

버클리(**Buckley**, 2003)에 따르면, 8주간 근육 강화 운동을 한 운동선수들의 근력과 운동 능력이 증진된 것으로 확인되었다. 그러나 워낙 비싼 가격 때문에 아마추어 운동선수가 이런 결과를 얻기 위해 하루 60g씩 초유를 섭취하기란 거의 불가능하다. 특히나 이론의 여지가 있는 결과를 얻겠다고 비용을 감수하는 것은 무모한 일이다.

근육량 측면에서는 얻어지는 결과가 꽤 부정적으로 보인다. 브링크워스(**Brinkworth**, 2004)의 연구에서는 근육 강화 훈련에 더해 8주간 하루 60g씩 초유를 공급했음에도 근육의 크기나 근력이 조금도 증가하지 않았다.

마찬가지로 안토니오(**Antonio**, 2001)의 연구 결과에서도 8주간 근육 강화 운동 프로그램을 따르면서 초유 20g

이것은 단백질을 구입할 때 늘 하게 되는 고민이다. 흡수 속도가 빨라 빠르게 작용하는 동화작용 단백질에는 유청과 아미노산이 있다. 소화 흡수 속도가 느린 항이화작용 단백질의 대표주자는 카세인이다.

이렇게 흡수 속도에 따라 단백질을 구분하게 된 것은 부아리(Boirie, 1997)의 연구가 계기가 되었다. 이 연구의 기본 가설은 탄수화물과 마찬가지로 다양한 종류의 단백질도 소화 흡수 속도가 저마다 다르다는 것이었다. 이렇게 아미노산이 혈액에 흡수되는 속도가 다르면 저마다 생리적 효과도 다르게 나타난다는 이야기다.

탄수화물의 경우를 다시 떠올려보자. 매우 빠르게 흡수된 당분은 혈당 수치를 급격히 높인다. 그러면 인슐린이 대량 분비되어 순간적으로 혈당을 떨어뜨린다. 심지어 저혈당으로 이어지기도 한다. 반대로, 매우 느리게 흡수되는 탄수화물은 혈당을 너무 높이지도 않고 인슐린 분비도 과도하게 촉진하지 않는다. 대신에 지속적인 에너지를 공급한다.

흥미롭게도 단백질도 이와 같은 흡수 속도와 효과에는 차이가 있다는 사실이 발견되었다. 사람들에게 각각 유청과 카세인을 거의 같은 양 섭취하게 한 후 100분이 지나자, 카세인보다 유청을 섭취한 경우에 혈장 아미노산 수치가 훨씬 더 상승했다. 하지만 섭취 후 300분이 지나자, 유청 그룹의 아미노산 수치는 섭취 이전으로 다시 떨어

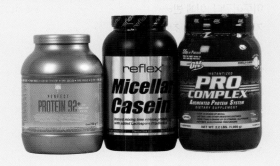

졌다. 반면, 카세인 그룹에서는 여전히 상승 상태를 유지했다. 따라서 유청은 흡수 속도가 빠른 단백질로, 카세인은 흡수 속도가 느린 단백질로 규정된다.

이렇게 흡수 속도가 다르므로 유청을 섭취하면 단백질 합성 속도가 68% 증가한다. 단, 여기서 주의해야 할 점은 이것이 근육의 동화작용이 68% 상승했다는 의미가 아니라는 것이다. 여기서 말하는 동화작용은 전신에서 일어나는 것을 말하며, 근육은 그중 일부에 불과하기 때문이다.

이에 반해, **카세인은 느리게 소화되기 때문에 동화작용에 미미한 영향을 미칠 뿐이다(31% 증가). 하지만 카세인의 단백질 분해 억제력이 34%인데 반해 유청은 억제력이 거의 없는 수준이다.** 그 결과, 유청은 동화작용 단백질, 카세인은 항이화작용 단백질로 불린다.

카세인의 흡수 속도가 느린 주요 원인은 위에서 산성 환경과 접하면서 카세인이 침전하기 때문이다. 이렇게 침전이 일어나면 좋은 점은, 혈중 아미노산 수치를 높은 수준으로 유지하고 싶을 때 유청과는 달리 자주 연달아 섭취할 필요가 없다는 사실이다. 바로 이 때문에 카세인은 잠들기 직전이나 밤에 섭취하라고 권한다.

보디빌더를 대상으로 한 레스(Res, 2012)의 연구 결과에서도 빈속으로 잠드는 것보다 잠자기 전에 카세인을 섭취하는 것이 근육 생성에 도움이 되는 것으로 나타났다. 즉, 잠자기 30분 전에 카세인 40g을 섭취했더니 위약을 섭취한 경우보다 야간 근육 동화작용이 22% 증가했다. 이렇게 되면 회복이 촉진된다. 또한 카세인은 식사 간격이 꽤 많이 벌어졌을 때 더 효과적으로 단백질 결합이

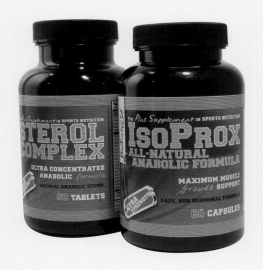

이루어진다. 이에 반해 유청은 빨리, 그리고 짧게 작용하기 때문에 아침에 잠에서 깼을 때 또는 운동 직후에 섭취하기를 권한다.

그러나 팁톤(Tipton, 2004)의 연구에 따르면, 운동 직후에 카세인보다 유청을 섭취하는 것이 낫다고 검증되지는 않았다. 이 연구를 위해 운동을 하지 않는 남녀 실험 대상자들에게 대퇴사두근 강화 훈련을 한 다음, 한 그룹에는 위약을, 다른 그룹은 유청 20g이나 카세인 20g을 섭취하게 했다. 그 결과, 위약 비교군보다 단백질 그룹의 훈련 후 동화반응이 크게 나타났다. 위약 비교군의 경우 운동 중 발생한 근육 분해가 운동 후에도 계속 이어지지만, 단백질 그룹에서는 동화작용이 다시 회복되기 때문이다.

그러나 카세인에 의한 동화반응과 유청에 의한 동화반응 사이에는 아무런 차이도 발견되지 않았다. 이론상 유청은 카세인보다 강력한 동화작용을 일으켜야 한다. 하지만 이 연구에는 두 가지 한계가 있었다. 첫째, 트레이닝되지 않은 사람들을 연구대상자로 삼은 것이다. 이 경우, 동화작용에 대한 내성이 더 강한 트레이닝된 운동선수들보다 근육 동화작용이 더 쉽게 일어난다. 둘째, 근육 강화 훈련 시간이 상대적으로 짧았다. 이것은 운동선수들의 실제 근육 강화 훈련 시간과 맞지 않는다. 이 두 가지 요인 때문에 한 단백질이 다른 단백질보다 우월한 정도가 경감되어 나타날 수 있다.

하지만 유청은 카세인보다 류신 수치를 더 빨리, 더 많이 상승시키기 때문에 운동선수들에게 더 적합한 동화작용 환경을 만드는 것으로 보인다. 또한, 유청은 카세인보다 인슐린 수치를 더 높게 상승시킨다.

이미 트레이닝을 많이 한 운동선수들은 눈에 띌 정도로 근육이 성장하려면 운동하지 않는 사람들보다 고되게 노력해야 한다. 그래서 유청의 이러한 두 가지 특성이 운동선수들에게는 큰 효과로 나타날 수 있다. 베테랑이라면 아무리 작은 장점이라도 놓치지 말아야 한다.

카세인 단백질은 항이화작용을 하는 것이 특징이지만, 근육 줄기세포에 영향을 미치는 것처럼 기본적인 작용은 유지한다. 트레이닝되지 않은 남성들의 경우, 근육 강화 운동과 함께 우유 단백질을 섭취하면(운동 전 10g, 운동 직후 10g) 16주 만에 위성세포 수가 63% 증가한 것으로 나타났다(Olsen, 2006). 위약 비교군에서도 같은 훈련을 적용했으나 이들 줄기세포에는 어떤 촉진 작용도 일어나지 않았다. 이런 특성 덕분에 우유 단백질을 섭취하면 위약을 섭취할 때보다 지속적인 근육 성장을 유지할 수 있다.

보통 음식으로 섭취하는 단백질과는 달리, 유청이나 아미노산은 매우 빠르게 흡수된다는 장점(경우에 따라서는 단점)이 있다. 그러나 운동선수들을 제외한다면, 유청이나 아미노산의 신속한 흡수력은 그다지 큰 장점이 되지 못한다. 운동을 하지 않는 사람들에게는 이러한 이점이 오히려 비생산적일 수도 있다. 하지만 운동선수들이 적절히 섭취한다면 음식을 통해서는 얻을 수 없는 장점을 누릴 수 있다. 바로 이 점이 보충제 제조사들이 집중적으로 내세우는 근거 중 하나다.

을 섭취한 경우와 유청 20g을 섭취한 경우에 실질적인 차이가 드러나지 않았다. 근력 향상 정도도 비슷했고, 근육량도 통계 분석 결과 차이가 난다는 결론에 도달하지 못했다. 사실 근육량은 초유를 섭취했을 때 더 늘어난 것으로 보였지만, 그 차이가 체성분 측정 방식에 따른 오차범위 안에 있었기 때문이다.

이러한 연구 결과들 때문에 초유가 IGF 수치를 상승시키는 능력에 강한 의문이 제기되었다. IGF 수치가 정말로 높아졌다면 분명 근육량도 현저히 늘어나야 하기 때문이다. 비용 문제와 함께 긍정적 효과에 대한 의구심까지 있어서 초유를 권하기는 어렵다. 반면에 뒤에서 살펴보겠지만, 초유는 면역이나 소화에 문제가 있는 운동선수들에게는 도움이 될 수 있다(5장 참조).

육단백질

조금 뒤에 설명하겠지만, 최근에는 식물성 단백질이 부상하고 있다. 그런데 역설적으로 소고기나 닭고기를 원료로 한 소위 단백질도 점점 늘어나고 있다. 하지만 여기에 속하는 단백질은 가장 신중하게 섭취를 고려해야 한다고 강조하고 싶다.

소비자들은 소고기나 닭고기 단백질이라고 하면 직접 근육에서 추출하여 질 좋은 스테이크와 같은 수준이라 여기겠지만, 실상은 그렇지 않다. 이런 단백질은 패스트 푸드 업체에서도 사용하지 않는 육류 부산물로 만든 것이기 때문이다. 그러니까 보충제 제조사에서는 운동선수들을 상대로 이런 부산물을 재활용하는 방법을 찾고 있는 셈이다!

육류는 사전적인 용어의 정의에 따르면, 반드시 '근육'을 의미해야 하는 것은 아니다. 육류란 '동물에서 얻은 식품 전체'를 가리키기 때문이다. '근육조직이 주를 이루고 이와 함께 내장, 허드레 고기로 이루어진다'. 그런데 기대와는 달리, 소고기나 닭고기 단백질의 원료는 바로 이 허드레 고기다. 따라서 고급 재료로 만든 것이라 볼 수 없다.

이들 단백질에 콜라겐이 풍부하지만(그래서 관절에 좋다, 5장 참조), 근육을 늘리고 운동 수행능력을 회복하거나 향상하는 데는 그리 이상적이지 않다. 그런데도 상대적으로 높은 가격에 판매된다. 그러나 이 단백질은 가성비도 좋지 않은 데다, 어떻게 해도 진짜 육류를 대체하지 못한다. 관절을 보호하기 위해서라면, 이런 육단백질보다는 껍데기에서 추출한 가수분해물이 훨씬 더 좋다. 위생적인 면에서도 껍데기는 내장보다 덜 위험한 원료이기 때문이다.

계란 단백질

유청 단백질이 등장하기 전까지는 계란 단백질이 생물가(영양가의 산출 기초)의 기준이었다.

이 단백질에는 황 함유 아미노산과 페닐알라닌이 풍부

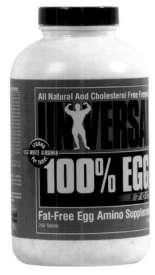

계란 단백질은 우수한 아미노산 성분과 소화성 때문에 오랫동안 단백질의 표준으로 간주하였다.

하지만, 가격이 비싼 것이 흠이다. 짠맛 때문에 섭취하기가 좋지 않아서 요즘에는 거의 사용되지 않는다.

하지만 액체형 계란 흰자는 여전히 인기가 높다. 일반적으로 계란 흰자에만 의존하는 사람들은 유단백질을 잘 소화하지 못하는 운동선수들이다. 그렇더라도 보통은 차선책으로 쓰인다.

주의할 점은 분말형이든 액체형이든 계란 단백질은 염분이 일부 제거되었더라도 나트륨을 다량 함유하고 있다는 것이다.

카세인 / 계란 단백질 혼합물

1990년대 유청이 출현하기 훨씬 전인 1960~1970년대에 만들어진 이 혼합물은 당시부터 모유의 아미노산 성분을 가능한 한 그대로 재현하려 했다. 현재는 예전의 배합으로는 더 이상 찾아볼 수 없지만, 마케팅 때문에 겉으로만 봐서는 반대로 생각하기 쉽다.

만약 카세인 / 계란 단백질 혼합물을 보게 된다면 성분 하나하나 함유된 비율을 주의해서 따져보기 바란다. 요즘 출시된 제품들은 예전의 50:50 배합 비율과는 거리가 먼 경우가 많기 때문이다. 계란 단백질 함유율이 겨우 2~3% 에 불과한 경우도 흔하다. 제조사에서 제품의 다양한 성분비를 각각 언급해놓지 않았다면, 대부분 그런 제품에는 난 단백질이 2~3% 정도 포함되어 있다고 보면 된다.

식물성 단백질

식물성 단백질은 식물성 오일을 만들고 남은 찌꺼기다. 동물들이 먹지 않는 이 식물성 단백질은 생산 비용이 거의 들지 않는다. 이것을 마케팅 과정을 통해 상품 가치를 높여서 주로 운동선수들에게 재판매한다.

추출 방식이 개선되고 있기는 하지만 나머지 분자들로부터 단백질을 분리하기가 쉽지 않기 때문에 여전히 화학적인 방식이 사용된다고 한다. 맛도 무척 나빠서 이를 감추기 위해 감미료를 사용해야 하는데, 이것 역시 아주 강한 화학물질이다. 따라서 최근 이러한 식물성 단백질이 매우 활발하게 개발되고 있는 데 대해 필자는 다소 유보적인 입장이다.

대두 단백질

콩 단백질의 주요 장점은 앞서 언급했던 단백질들과 달리 동물을 원료로 하지 않는다는 것이다. 그래서 채식주의자들에게 적합한 단백질 보충제다. 대두 단백질에는 아르기닌이 아주 풍부하지만(단백질 100g당 8g), 동화작용 잠재력은 동물성 단백질보다 떨어진다.

■ 우유냐, 대두냐? 그것이 문제다

카세인과 비교했을 때 대두의 아미노산은 더 빨리 흡수된다. 대두는 섭취 후 2시간 30분 만에 아미노산이 최대 상승치에 도달한다. 이에 반해 유단백질을 섭취했을 때는 4시간이 걸린다. 그러나 이렇게 신속하게 소화되면 제대로 흡수되지 못한다. 유단백질과 비교했을 때, 대두 단백질은 소화 과정에서 20% 더 많이 파괴된다(**Bos**, 2003).

실제로 유단백질의 경우에는 공급량의 92%가 인체에 흡수되어 주로 동화작용을 촉진하는 데 사용된다. 하지만

대두 단백질의 경우, 이렇게 흡수되어 사용되는 비율이 78%로 뚝 떨어진다. 단백질 공급량이 증가할수록 우유와 대두의 이런 동화작용 잠재력 차이가 더 벌어진다. 이 두 가지 특징 때문에 대두 단백질은 이상적인 단백질 보충제가 되지 못한다. 그렇다고 해도 대두가 운동선수들이 근육량을 늘리는 데 도움을 줄 수 있다는 사실에는 변함이 없다.

하지만 근육 강화 운동을 하는 젊은 남성들의 경우, 12주간 대두 단백질과 유단백질을 보충제로 섭취했더니, 유단백질보다 대두 단백질을 섭취했을 때 근육량과 근력 성장이 저조했다(**Phillips**, 2005).

이러한 결과는 유청과 대두를 영양바 형태로 섭취했을 때의 효과를 비교한 연구 결과에서 확인할 수 있다(**Brown**, 2004). 이 연구에서는 단백질 11g, 탄수화물 26g, 지방 4g을 함유한 영양바를 사용했다. 이 영양바를 하루 3회 섭취해서 총 33g의 단백질을 보충하게 했다. 근육 강화 운동을 하는 남성들을 대상으로 한 그룹은 유청

영양바를, 다른 그룹은 대두 영양바를 9주간 섭취하게 했다. 세 번째 그룹은 똑같이 근육 강화 운동을 하되 영양바는 섭취하지 않게 했다. 그 결과 9주 후, 세 번째 그룹은 근육량이 700g, 대두 그룹은 1.3kg, 유청 그룹은 2.1kg 증가한 것으로 확인되었다.

■ 대두의 특성

대두에는 에스트로겐 효과가 있는 이소플라본이 함유되어 있어서, 남성들은 대두 단백질을 정기적으로 다량 섭취하는 것을 주의해야 한다.

남성들을 대상으로 매일 대두 단백질 32g을 보충제로 섭취하게 했더니, 29일 후 이들의 테스토스테론 수치가 약 10% 떨어지는 경향을 보였다(Dillingham, 2005). 남성 호르몬 감소세는 일시적이었다 하더라도, 여성 호르몬 수치는 보충제를 섭취한 57일 기간 내내 지속해서 상승세를 보였다.

다른 연구에서도 매일 체중 1kg당 단백질 2g을 공급받은 운동선수들에게서 여성 호르몬 수치가 높아지는 경향을 확인했다. 운동선수들에게는 여성 호르몬 대비 테스토스테론 비율이 증가하는 것이 유리한데, 반대로 테스토스테론 비율이 감소한 것이다(Borrione, 2012).

대두 단백질에 자유라디칼(활성산소) 제거 능력이 있는 것은 바로 이소플라본 때문이다. 가령, 남성들에게 한 달동안 매일 체중 1kg당 0.6g씩 이소플라본이 풍부한 대두

단백질 & 테스토스테론, 과연 잘 어울릴까?

단백질이 호르몬에 미치는 영향을 분석한 연구에 따르면, 트레이닝된 남성 실험 대상자들에게 근육 강화 운동 30분 전에 유청과 카세인이 배합된 단백질 25g을 섭취하게 했더니, 테스토스테론과 성장호르몬 상승 정도가 크게 줄어든 것으로 나타났다(Hulmi, 2005). 보통 운동을 하면 테스토스테론과 성장호르몬이 상승하는 것이 정상이다. 이런 현상이 일어난 주된 원인은 단백질 섭취로 인한 인슐린 분비 때문이다.

근육 강화 운동 직후 섭취한 단백질 / 탄수화물 혼합물의 영향을 연구한 결과 운동 후에 이 보충제를 섭취하자 위약을 섭취했을 때보다 테스토스테론 수치가 크게 떨어졌다. 보충제 그룹의 테스토스테론 수치는 6시간 이상이 지난 뒤에야 위약 비교군의 수치에 근접했다(Chandler, 1994). 이 경우에도 인슐린 수치가 크게 높아진 것이 테스토스테론이 감소한 주요 원인으로 보인다.

최근에 발표된 크레머의 연구에 따르면, 근육 강화 훈련 후에 단백질(체중 1kg당 0.3g), 탄수화물(1.1g), 지방(0.25g)을 섭취하면 테스토스테론 수치가 감소하는 것으로 나타났다(Kraemer, 2006 b). 그런데 테스토스테론 수치가 줄어든 원인 가운데 하나는 막 운동을 마친 근육에서 이 호르몬 수용체의 수가 증가했기 때문이기도 하다. 수용

체를 더 많이 차지하려면 순환하는 테스토스테론 분자를 더 많이 채취하지 않을 수 없다. 그 결과, 혈장 속 테스토스테론이 감소한다. 하지만 남성 호르몬 수치가 감소한 이유는 이렇게 수용체가 호르몬을 차지한 것만으로는 다 설명될 수 없다. 근육 내 테스토스테론 수용체의 밀도(그리고 이에 따른 근육의 테스토스테론 감수성)는 21일간 L-카르니틴 L-타르타르산염 2g을 섭취한 후 근육 강화 운동을 했더니 더 많이 상승했다. 카르니틴을 섭취하자, 테스토스테론 수치도 더 많이 감소했다.

살리넨은 지방 공급량을 줄이는 대신 단백질을 과잉 공급하면 근력 운동선수들의 테스토스테론 분비에 부정적인 영향을 주는 것으로 보인다고 주장한다(Sallinen, 2004). 근력 운동선수들이 단백질을 많이 섭취할수록 휴지기의 테스토스테론 수치가 낮아질 가능성이 더 커진다. 반대로 지방 공급량이 늘어나면 휴지기 테스토스테론 분비가 늘어난다.

이러한 관계는 운동에 대한 테스토스테론 반응에서도 확인된다. 지방 공급량이 많으면 운동에 대한 테스토스테론 반응이 더 크다. 단백질 공급량이 많아지면 운동에 대한 테스토스테론 반응이 약해진다.

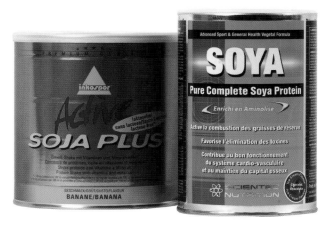

대두 단백질은 운동선수들에게 적군일까, 아군일까?

단백질, 유청 단백질, 위약을 보충제로 섭취하게 했다. 그 결과 유청 단백질과 비교했을 때 대두 단백질을 섭취한 경우에는 테스토스테론 수치가 감소하지 않았다. 그러나 대두를 섭취한 경우에는 항산화 방어력이 상승했지만, 유청을 섭취한 경우에는 그렇지 않았다. 이러한 항산화 작용은 앞서 언급한 브라운의 연구 결과에서도 확인되었다.

이소플라본이 풍부한 대두 단백질을 섭취한 후 근육의 이화작용이 완화된 이유는 바로 이러한 보호 능력 덕분인 것이 분명하다(**Rossi**, 2000). 활동적인 젊은 남성들을 대상으로 3주간 한 그룹은 대두 단백질을, 다른 그룹은 유청 단백질을 매일 40g 섭취하게 했다. 그 결과 대두는 항산화력 수치를 높이는 경향을 보이지만, 유청은 이 수치를 떨어뜨리는 것으로 나타났다. 2시간 동안 단계적으로 강도를 높여 유산소 운동을 했더니, 대두 그룹에서는 근육 이화작용의 상승 정도가 42% 감소했다. 반면, 유청 그룹에서는 근육 이화작용이 38% 증가했다.

훈련 후 근육이 분해되는 정도가 줄어들면 회복을 촉진해서 더 많이, 더 자주 훈련할 수 있다. 이것은 모든 운동선수에게 유리한 상황이다. 다만, 근육량을 최대한 많이 축적하는 것을 목표로 하는 경우라면 예외다.

대두가 유청만큼 비대한 근육을 만들지 못하는 이유 가운데 하나가 바로 이러한 이화 억제작용 때문이다. 사실,

근육은 이화작용이 일어나지 않게 직접 보호받을수록 근육 구성 섬유의 둘레를 증대시켜서 스스로 강화될 필요가 없어지기 때문이다. 반면 여성들에게 대두는 더없이 유익하다.

올림픽 선수급의 젊은 여자 체조선수들을 대상으로 한 연구 결과, 대두의 긍정적인 작용이 입증되었다(**Stroescu**, 2001). 4개월 동안 매일 체중 1kg당 1g씩 대두 단백질을 보충한 그룹에서는 훈련 후에도 제지방량이 보존되었다. 이에 반해, 위약 비교군에서는 하루 4~6시간씩 훈련 후 제지방량이 감소하는 경향을 보였다.

02 아미노산과 근육량

아미노산과 동화작용

동화작용의 영양 조절 메커니즘은 대부분 아미노산에 의해 좌우된다. 운동을 하지 않는 남녀노소를 대상으로 공복 상태에서 필수 아미노산 15g을 섭취하게 했더니 근육 단백질 합성 속도가 60% 상승했다(Paddon-Jones, 2004). 반대로 혈중 아미노산 수치가 떨어지면 근육 동화작용이 급속히 억제된다. 따라서 근육의 아미노산 수치와 함께 혈장 아미노산 농도가 근육 내 동화작용 속도를 조절하는 주요 인자가 된다.

혈장 아미노산 농도가 급격히 증가하는 것을 과아미노산혈증이라고 한다. 과아미노산혈증이 나타나면 그 즉시 근육 내 동화작용이 가속화된다. 인체가 혈중 아미노산 수치를 빠르게 떨어뜨리기 위해 찾아낸 전략 가운데 하나인 것이다. 또 다른 전략의 예로 들 수 있는 것이 간에서 아미노산의 이화작용을 촉진하는 것이다. 과아미노산혈증은 아주 짧은 시간만 지속될 수 있다.

아미노산 동화작용, 어떻게 강화할 것인가?

규칙적인 운동과 아미노산 섭취 사이에는 상호작용이 일어난다. 휴식중인 남성들에게 3시간 동안 아미노산 주사를 맞게 하자, 근육 단백질 합성 속도가 141% 증가했다 (Biolo, 1997). 같은 실험 대상자들에게 근육 강화 운동 직후에 같은 주사를 맞게 했더니 동화작용이 291%나 증가했다.

이러한 현상은 아미노산을 경구 섭취한 경우에도 확인되었다. 팁톤(Tipton, 2003)은 운동을 하지 않는 남녀 그룹과 근육 강화 운동을 하는 그룹에게 필수 아미노산 30g을 함유한 음료를 마시게 한 후 동화작용에 어떤 영향을 미치는지 비교했다. 음료는 운동 전과 후에 2차례 마시게

했다. 운동을 하지 않는 그룹도 같은 시간에 아미노산을 섭취하게 했다. 근육 운동을 한 경우, 24시간 동안 아미노산이 동화작용에 미치는 영향이 운동을 하지 않는 그룹보다 41% 증가했다.

이와 반대로 14일간 침대에 누워 있어야 했던 사람들의 경우, 아미노산의 동화작용력이 20% 감소했다(Biolo, 2004). 이처럼 신체 활동과 아미노산 용액에 대한 동화반응 사이에는 시너지 효과가 존재한다. 운동은 근육이 아미노산의 동화작용에 민감하게 반응하도록 만들고, 운동을 하지 않으면 반대 효과가 나타난다. 그렇다면 이러한 발견을 최대한 활용하려면 어떻게 해야 할까?

운동 직후에 먹어라

앞서 알게 된 사실에서 가장 먼저 내릴 수 있는 결론은 운동 후 가능한 한 빨리 먹어야 한다는 것이다. 하지만 운동선수들은 반사적으로 그렇게 행동하지 않는다. 자신의 소화기관이 음식을 받아들이지 못할 것 같다는 느낌이 든다면 당연히 조금 기다려야 한다. 그래도 운동 후 늦어도 1시간 안에 음식을 먹는 것이 이상적이다.

남녀 실험 대상자들에게 중강도 운동 후 단백질 10g, 탄수화물 8g, 지방 3g이 함유된 보충제를 섭취하게 했다 (Levenhagen, 2001). 이때 한 그룹은 운동 직후에, 다른 그룹은 3시간 후에 섭취하게 했다. 근육 내 포도당 흡수와 동화작용은 회복을 결정짓는 주요 요소다. 이 두 가지 지표를 운동 후 6시간 동안 측정했다.

그 결과, 보충제를 일찍 섭취한 경우가 늦게 섭취한 경우보다 근육 내 포도당 흡수율이 3.5배 높았다. 단백질을 운동 직후에 섭취했을 때 근육의 동화작용이 6시간 동안 3배 더 많이 일어났다.

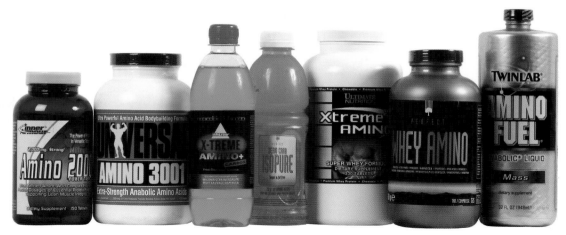

스포츠 보충제로서 아미노산의 위상은 여전한가?

먼저, 운동시간이 짧다면(45분 미만) 단백질을 운동 전에 섭취하는 것이 좋다. 그러면 운동을 마칠 때쯤 단백질이 이미 혈액에 흡수되어 즉각적인 동화작용을 촉진한다. 여러 연구 결과, 이런 경우 단백질을 근육 강화 운동 직후가 아니라 운동 직전에 섭취할 때 동화작용 효율이 80% 높다고 한다(Tipton, 2001).

이 연구는 영양공급 면에서 가능한 한 빨리 대처하는 것이 아주 중요하다는 사실도 보여준다. 운동한 근육 안에서는 혈류가 운동 후 수십 분 동안 매우 증가한 상태를 유지해 영양소 전달을 원활하게 만들기 때문이다. 이러한 운동 후 근육 내 혈류 증가 현상은 금세 사라지면서 그만큼 동화작용의 촉진도 줄어든다.

반대로 운동시간이 길다면(2시간 이상) 가능한 한 운동을 마치기 10~15분 전에 단백질을 섭취하도록 하자. 이런 전략은 다음과 같은 2가지 장점이 있기 때문이다.

▶ 단백질을 흡수하면 즉각 뇌의 피로를 덜어주는 효과가 나타나서 마지막 역주를 마무리할 수 있게 도와준다.

▶ 운동을 마칠 때부터 아미노산이 근육에 도달하기 시작해서 신속한 동화작용이 일어난다.

고강도 운동 직후에는 단백질인가, 탄수화물인가?

운동선수들은 운동 후 첫 식사로 탄수화물을 우선시하는 경향이 있다. 주로 지구력 운동선수들이 그렇다. 근육 강화 운동 후 체중 1kg당 탄수화물 1.5g을 함유한 에너지 음료를 마시면, 그냥 물만 마신 경우보다 근육 내 글리코겐 합성 속도가 10배 증가한다. 그러나 근력 운동선수들에게 필요한 것과 지구력 운동선수들에게 필요한 것은 다르다. 지구력 운동선수들은 에너지 공급에 중점을 두어야 한다면, 근력 운동선수들은 단백질 공급에 주력해야 한다.

이런 사실은 앤더슨(Andersen, 2005)의 연구에서 잘 입증되었다. 운동을 하지 않는 남성들을 대상으로 14주간 근육 운동 직전과 직후에 한 그룹은 단백질(유청, 카세인, 계란 흰자, 글루타민 복합물) 25g을, 다른 그룹은 탄수화물 25g을 섭취하게 했다. 그 결과, 탄수화물 그룹에서는 유의미한 근육량 증가가 확인되지 않았다. 반면 단백질 그룹에서는 1형 근섬유의 직경이 18%, 2형 근섬유의 직경이 26% 증가했다.

이러한 결과가 나온 이유는 쉽게 설명된다. 탄수화물에도 동화작용 효과가 있긴 하지만, 단백질보다는 훨씬 약하기 때문이다. 허벅지 근육 강화 운동 1시간 후에 남녀 실험 대상자들에게 한 그룹은 탄수화물 35g, 다른 그룹은 아미노산 6g이 함유된 탄수화물 음료를 섭취하게 했다

(**Miller**, 2003). 그 결과, 아미노산 섭취 그룹의 동화반응이 34% 더 높게 나타났다. 반면, 탄수화물 + 아미노산을 섭취한 경우는 탄수화물만 섭취했을 때보다 동화반응이 115% 높게 일어났다. 따라서 근육 회복에 있어서 단백질과 탄수화물 사이에 강력한 시너지 효과가 존재한다는 것을 알 수 있다.

한 가지 더 흥미로운 점은, 이 연구에 따르면 1시간 뒤에 보충제를 다시 섭취하면 2시간 동안 근육 동화작용을 다시 일으킬 수 있다는 사실이다. 그러나 연구에서 실험대상으로 삼은 세 그룹에 공급되는 열량의 차이가 커서 결과에 약간의 왜곡이 있다. 즉, 아미노산 그룹에는 열량이 적게(24칼로리) 공급되었던 반면, 탄수화물 / 아미노산 복합물 그룹에는 많이(164칼로리) 공급되었다. 하지만 여러 연구 결과, 운동 후 동화반응을 일으키는 가장 중요한 요인은 칼로리 밀도보다는 단백질 공급량임이 밝혀졌다(**Levenhagen**, 2002).

단백질, 탄수화물과 섞어도 될까?

앞서 언급한 여러 연구 결과를 바탕으로 하면 단백질을 탄수화물과 혼합하는 것이 좋다는 결론을 내릴 수도 있다. 그러나 단백질과 탄수화물을 같이 섭취하면 소화계의 단백질 흡수력에 악영향을 줄 위험이 있다는 의견이 많다. 아미노산이 잘 소화되려면 위에서 산성 환경이 조성되어야 하는데 탄수화물에는 염기성 환경이 필요하기 때문이다.

하지만 최근 발표된 의학 논문에서는 이런 이론을 완전히 반박하고 있다. 오히려 단백질을 탄수화물과 함께 섭취했을 때 질소 보유력이 더 좋아진다는 사실이 입증되고 있다. 예를 들어 운동을 하지 않는 사람들을 대상으로 카세인 30g을 섭취하게 했더니 질소 축적률이 80%를 기록했다(**Gaudichon**, 1999). 여기에 당분을 100g 첨가했더니 질소 축적률은 거의 85%까지 올라갔다. 따라서 두 가지를 함께 섭취하면 득이 있으면 있지 실은 없는 셈이다! 단백질이 소화계를 거치는 동안 분해되는 것을 탄수화물이 막아주기 때문이다.

이렇게 탄수화물이 단백질을 보호하는 결과가 생기는 이유는 다음과 같다.

▶ 두 영양소의 결합으로 인슐린 분비가 크게 증가한다.
▶ 탄수화물이 단백질의 소화 속도를 떨어뜨린다.

단백질과 탄수화물 복합물의 전형적인 예가 바로 게이너다.

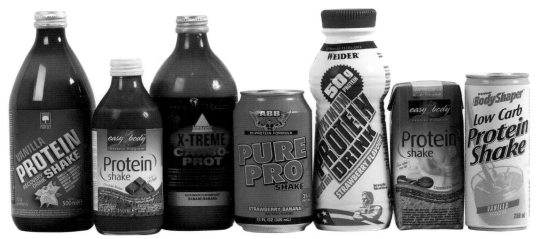

고단백 음료는 운동선수의 생활에 많은 도움이 된다. 그러나 제품의 품질과 당분 함량에 주의해야 한다.

게이너

게이너(체중증가제)는 대부분의 열량 공급원이 탄수화물로 이루어져 있으며, 20~30% 정도가 단백질로 구성되어 있다. 게이너는 칼로리가 높은 편이다. 제품의 가격을 낮추고 다량 생산하려면 품질이 뛰어난 단백질이나 탄수화물을 원료로 사용하기 어렵다.

게이너를 섭취하는 근거가 되는 가설은 단순하지만 설득력이 없다. 즉, 많은 선수가 침체기를 겪는 이유가 영양 부족 때문이라는 것이다. 근육 강화 운동을 해도 근육이나 체중이 충분히 증가하지 않는다면 음식을 충분히 섭취하지 못하기 때문이라고 주장한다. 물론, 극도로 마른 데다 음식을 잘 먹지 못하는 일부 사람들의 경우에는 게이너와 같은 보충제가 효과가 있을 수 있다. 하지만 이런 사람들을 제외하면 많은 것을 약속하는 이 거대한 보충제를 섭취하기 전에 신중히 생각해보는 것이 좋다.

근육 강화 훈련을 처음 시작할 때, 이 프로그램으로 새로 소비되는 열량은 얼마나 되며 어떤 방법으로 이를 보충할 것인지를 고려해야 한다. 이럴 경우, 게이너를 섭취하면 아주 간단하게 탄수화물과 단백질을 공급받을 수 있다. 그러나 이것은 일상 음식으로도 얼마든지 보충할 수 있다.

■ 게이너의 효과에 대한 연구

로제넥(**Rosenek**, 2002)의 연구에는 에너지 공급량과 소비량 사이의 불균형과 그로 인한 결과가 잘 입증되어 있다. 이 연구에서는 남성들을 대상으로 8주간의 근육 강화 프로그램을 시작했다. 실험 대상자들의 연구 전 하루 기초 열량 공급량은 약 2,500칼로리였다.

이들을 세 그룹으로 나누었는데, 그중 두 그룹에서는 열량 공급량을 70% 늘렸다. 이 두 그룹 가운데 한 그룹은 단백질(106g) + 탄수화물(356g) 보충제를 공급해서 열량을 높였고, 다른 그룹은 탄수화물만으로(462g) 초과 열량을 공급했다. 세 번째 '조절(통제)' 그룹에는 아무 보충제도 제공하지 않았고 열량도 늘리지 않았다.

건강에 좋고, 더 효과적인 게이너 만들기

게이너의 최대 장점은 비싸지 않다는 것이다. 하지만 그 이유는 매우 품질이 낮은 성분으로 구성되어 있기 때문이다(칼슘 카세이네이트, 심지어 농축유청, 당분). 따라서 반드시 게이너를 섭취해야 한다면, 품질 좋은 원료로 직접 만들어 먹는 것이 좋다. 그러면 단백질 / 탄수화물 비율도 원하는 대로 바꿀 수 있다.

일반 게이너에는 단백질보다 탄수화물이 더 많이 함유되어 있다. 이는 효율성 때문이 아니라 그저 가격을 낮추기 위해서 그런 것이다. 당분이 단백질보다 훨씬 저렴하기 때문이다.

좋은 게이너라면 분리유청 단백질로 구성되어 있어야 한다(천천히 흡수되기를 바란다면 분리유청 + 카세인미셀). 설탕 분말 대신 곡물 분말(글루텐을 피하고 싶다면 메밀, 보리, 귀리)을 사용하면 더 좋다. 설탕 분말과는 달리 이런 곡물에는 열량만 함유된 것이 아니라 영양소(비타민과 미네랄)와 섬유소도 들어 있기 때문이다. 따라서 건강에 좋고 더 뛰어난 탄수화물 공급원이다.

이외에도 개인적으로는 탄수화물과 단백질 함유량을 같게(더 나아가 단백질 함유량을 조금 더 많게) 하라고 권하고 싶다. 만약 탄수화물 공급량을 줄이고 싶다면, 최소한 부분적으로라도 곡물 대신 아몬드 분말을 사용하면 된다.

근육 강화 프로그램이 끝나자 통제 그룹에서는 열량 부족으로 인해 지방량이 감소했다. 이렇게 열량이 부족하자 통제 그룹의 제지방량은 1.4kg 증가에 그쳤지만, 에너지 보충제를 섭취한 나머지 두 그룹에서는 제지방량이 이보다 2배 이상 증가했다. 근력 향상 측면에서는 탄수화물만 섭취한 그룹보다 단백질도 섭취한 그룹이 우세한 결과를 보였다.

에너지를 공급하는 것 외에도 게이너는 특히 훈련 전과 후에 섭취했을 때 특별한 효과를 낳는다. 훈련 전에는 에너지를 공급하고 피로와 싸우는 데 도움을 준다. 훈련 전

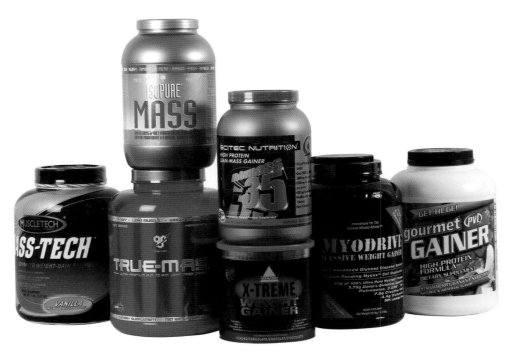

게이너, 근육보다 지방을 키우는 건 아닐까?

에는 동화반응을 촉진하고 글리코겐을 다시 저장하는 데 도움을 준다. 여러 연구를 통해 게이너가 호르몬에 미치는 영향도 밝혀졌다. 즉, 인슐린 분비를 크게 촉진하며, 이보다 적지만 IGF-1 분비도 촉진한다(**Kraemer**, 1998). 반면, 총 테스토스테론 수치에는 부정적인 영향을 주는데, 그 이유는 인슐린 수치가 500% 상승했기 때문이다. 사실, 인슐린 분비량이 크게 늘어나면 테스토스테론이 일시적으로 줄어드는 경우가 많다. 예를 들어 한 실험에 따르면, 운동을 하지 않는 사람들을 대상으로 포도당 75g을 섭취하게 했더니 혈중 테스토스테론 수치가 25% 감소하는 결과가 나왔다고 한다(**Caronia**, 2012).

게이너 요법의 결과가 항상 좋은 것은 아니다. 근육 강화 운동을 하는 젊은 남성들에게 28일간 한 그룹은 탄수화물(말토덱스트린 190g을 하루 3회 섭취, 760칼로리의 열량 추가)을, 다른 그룹은 게이너(탄수화물 290g + 단백질 60g을 하루 2회, 1,500칼로리의 열량 추가)를 섭취하게 했다(**Kreider**, 1996).

일주일이 지나자 게이너 그룹의 근육량 증가량이 더 컸다(700g 증가했지만, 탄수화물 그룹은 그대로였다). 그러다가 2주가 지나자 두 그룹의 증가량이 같아졌다. 게이너 그룹의 근육 성장이 멈춘 반면, 탄수화물 그룹이 반응을 보이기 시작했기 때문이다. 28일이 지나자, 두 그룹의 근육량 증가량이 +700g을 기록하며 비슷해졌다. 이에 반해, 게이너 그룹이 두각을 나타낸 부분이 있었다. 지방 700g이 축적되어 지방조직이 증가한 것이다. 하지만 말토덱스트린 그룹에서는 지방량 변화는 없었다.

이 연구 결과는 열량 공급량이 조금 증가하면 근육량이 증가할 수 있다는 것을 보여준다. 그러나 열량 증가량이 어느 선을 넘게 되면 지방만 늘어나는 것으로 나타난다. 그러나 이 같은 결과를 너무 믿어서는 안 된다. 의학 연구에서 정확한 측정 시스템이 사용되지 않았을 경우, 단기적으로 지방 축적이 근육 증가로 보이기 쉽기 때문이다.

과도한 영양공급으로 근육을 키울 수 있다는 믿음은 잘못된 것이다. 흔히 알려진 것과 달리, 우리 몸의 신진대사는 과도하게 공급된 칼로리를 처리할 준비가 되어 있지 않다. 물론 열량이 과잉 공급되면 소비를 늘리겠지만 미미한 정도다. 예를 들어, 음식으로 갑자기 1,000칼로리를 추가로 섭취한 남성들의 경우, 첫 주에는 하루 소비량이 18칼로리 증가하고, 둘째 주에는 88칼로리 증가하더니, 그 이후에는 다시 감소했다(**Harris**, 2006).

열량 섭취량과 소비량의 차이는 결국 지방조직으로 이어지며, 이는 운동선수에게 좋지 않다. 여러 연구 결과에 따르면, 높은 지방 비율은 근력 증대와 근육 성장을 제한하는 요인이다(**Kelsey**, 2004).

단백질에 아미노산을 추가해야 할까?

언뜻 생각할 때, 단백질을 충분히 섭취하고 있다면 여기에 아미노산을 첨가하는 것이 불필요하게 느껴질 수 있다. 하지만 아미노산이 단백질의 동화작용 능력을 향상시키는 이유가 있다는 연구 결과가 점점 많이 발표되고 있다.

이렇듯 동화작용이 향상되는 주된 이유는 다음과 같은 이중 메커니즘으로 설명된다.

▶ 아미노산의 소화 속도가 단백질보다 빠르다. 따라서 두 가지를 함께 섭취해도 흡수 과정에서 경쟁이 발생하지 않는다.

▶ 아미노산을 추가하면 단백질에 BCAA, 특히 류신이 풍부해진다(80~81쪽 참조). 나이가 들수록, 젊었을 때처럼 동화반응이 일어나려면 더 류신이 더 많이 필요해진다. 그런데 나이가 들수록 근육의 단백질 동화작용에 대한 민감도는 줄어든다. 따라서 류신 농도가 높아지면 부족해진 민감도를 보완해줄 수 있다.

단백질과 아미노산 사이의 시너지 효과를 입증하는 몇 가지 사례가 있다. 일상적으로 삼시 세끼에 단백질 70g을 섭취하면서 운동도 하는 남성들에게 끼니 사이에 필수 아미노산 보충제(15g)를 섭취하게 했더니, 24시간 동안 근

육 단백질 합성 속도가 25% 빨라졌다(**Paddon-Jones**, 2005). 이 결과를 보면 아미노산 공급량을 늘림으로써 동화작용을 증대시킬 여지가 있다는 것을 알 수 있다. 아미노산의 동화작용 촉진 효과가 단백질의 동화작용에 추가되기 때문이다. 다만, 이 연구에는 단백질 기본 공급량이 너무 적었다는 한계가 있다. 단백질 기본 공급량이 많을수록 아미노산이 부차적으로 작용할 위험이 커지기 때문이다.

운동 직후 류신을 공급해서 단백질을 강화하는 것도 여러 가지 장점이 있는 것으로 보인다. 트레이닝되지 않은 남성들을 세 그룹으로 나누어, 근육 강화 운동 후 서로 다른 '동화작용' 음료를 마시게 했다(**Koopman**, 2005). 모두 주어진 공급량을 소량으로 나누어 6시간 동안 30분마다 섭취했다. 그룹마다 섭취한 음료에는 다음과 같은 성분이 함유되어 있었다.

▶ 탄수화물 50g
▶ 탄수화물 50g + 유청 단백질 33g
▶ 탄수화물 50g + 유청 단백질 33g + 류신 16g

⚠️ 탄수화물만 섭취한 경우와 비교했을 때, 유청 단백질을 추가하면 동화반응이 34% 증가한다. 탄수화물 + 유청 단백질 + 류신을 동시에 섭취하면 동화작용이 55% 더 증가한다.

이화작용을 보면 탄수화물만 섭취했을 때보다 탄수화물에 유청을 첨가했을 때 절반 수준으로 감소했다. 여기에 류신을 더했더니 이화작용이 62% 줄었다. 탄수화물 그룹에서는 회복하는 6시간 동안 순이화작용이 진행됐지만, 유청 첨가 그룹에서는 순동화작용이 진행되었다.

이런 효과는 유청에다 류신까지 첨가된 경우에 더욱 뚜렷하게 나타났다. 유청에는 이미 류신이 10% 함유되어 있지만, 이 정도로는 운동선수에게 최상의 회복을 보장하지는 못한다.

이 부분에 대한 연구 결과, 운동 후 동화 반응과 류신 수치 사이에 밀접한 상관관계가 확인되었다. 즉, 류신 수치가 높을수록 동화반응이 활발하게 일어난다는 것이다.

이렇게 단백질에 류신이나 BCAA를 첨가하는 것이 점차 연구 방식의 표준으로 자리 잡고 있다. 이는 위약과 비교했을 때 확실히 구분되는 결과를 얻을 수 있는 방식이기 때문이다.

이런 방식을 적용한 또 다른 사례를 두 가지 더 소개한다. 트레이닝되지 않은 남녀 실험 대상자들의 근육 강화 운동에 대한 동화반응을 비교한 연구다.

실험 대상자들을 두 그룹으로 나누어 운동 후 1시간 이내에 다음과 같은 두 가지 보충제를 섭취하게 했다.

▶ 액상형 탄수화물 100g

▶ 탄수화물 77g + 아미노산 5g + 농축유청 17g

그 결과, 탄수화물만 섭취한 그룹은 3시간 후 근육 6g이 합성된 것으로 나타났다. 이에 비해 단백질 복합물을 섭취한 그룹은 18g의 근육이 합성되었다(Borsheim, 2004).

그런데 이와 같은 단백질의 우위는 시간이 지나도 유지될까? 이 질문에 대한 답은 아래의 연구 결과에서 얻을 수 있다.

8주간 젊은 남성들을 대상으로 한쪽 허벅지 근육만 강화하는 운동 프로그램을 실시했다(Coburn, 2006). 이들을 두 그룹으로 나누어, 한 그룹은 유청(20g) + 류신(6.2g) 복합 보충제를, 다른 그룹은 탄수화물(위약) 보충제를 섭취하게 했다. 두 그룹 모두 보충제는 운동 직전과 직후에 섭취했다. 그 결과, 운동을 한 허벅지의 경우 근력이 위약 비교군에서는 24% 증가했지만, 유청 / 류신 그룹에서는 31% 증가했다. 근섬유 둘레도 위약 비교군에서는 4.5%만 늘어난 반면, 유청 / 류신 그룹에서는 7.3% 늘었다.

이 연구가 특별한 이유는, 운동을 하지 않은 허벅지에서도 유청 / 류신 결합물을 통한 근력과 근육량의 증가를 확인했기 때문이다. 위약 비교군에서는 이러한 증가가 없었다. 이 연구는 유청에 류신을 유청단백질을 보충제를 섭취하면 전신에 걸쳐 훨씬 더 근본적인 동화작용이 일어난다는 것을 보여준다.

아미노산 보충제와 운동 수행능력

지금까지 살펴본 방법 외에, 아미노산은 단독으로도 섭취할 수 있다. 이와 관련된 몇 가지 연구 사례를 소개하고자 한다. 일부 연구에서는 모든 아미노산(필수 + 비필수)을 사용하기도 하지만, 최근에는 필수 아미노산만 사용하거나 필수 아미노산에 조건부 필수 아미노산을 추가한 것만 사용하는 경향이다.

한 연구에서는 트레이닝되지 않은 여성들을 대상으로 근육 강화 훈련을 한 다음, 6주간 매일 아미노산 18g을 섭취했을 때의 효과를 연구했다. 아미노산을 섭취하자 지구력과 저항력은 증진되었으나, 위약 비교군보다 체성분이나 근력은 조금도 향상되지 않은 것으로 나타났다(Antonio, 2006 b).

다른 연구에서는 트레이닝된 젊은 운동선수들을 대상으로 오버트레이닝 상태에 이를 때까지 근육 강화 프로그램을 실시했다(Kraemer, 2006 a). 실험 대상자들은 저마다 회복력을 능가하는 수준까지 4일 연속 매일 근육운동을 했다. 5일째 되는 날, 근력 테스트를 실시한 뒤 주말에는 휴식기를 가졌다. 운동량은 처음 2주간 강도가 가장 높았다. 이후 2주간은 강도를 조금 줄였다. 이렇게 실험을 설계한 목적은 많은 선수가 겪는 경기 상황을 재현하기 위해서다. 경기에 임하는 선수들은 짧은 회복기를 가지면서 아주 많은 운동량을 감당해야 하기 때문이다.

운동량을 정한 후 실험대상 선수들 가운데 한 그룹은 위약을, 다른 그룹은 체중 1kg당 필수 아미노산 0.4g씩 섭취하게 했다. 이렇게 하면 하루 평균 35g의 아미노산을 섭취하게 되는데, 이 양을 4회분으로 나누어 하루 동안 섭취하게 했다. 섭취시간은 최소 식사 1시간 전이나 2시간 후로 정했다. 또한, 운동 전과 후에도 아미노산을 섭취하게 했다. 이렇게 아미노산을 공급하더라도 두 그룹의 영양 섭취 조건, 특히 총 단백질 섭취량을 비슷한 수준으로 유지하게 했다. 하지만 단백질 섭취량을 배분하는 과정에서 차이가 생겼다. 아미노산 그룹이 위약 비교군보다 단백질 섭취량을 잘 배분해서 하루 동안 고르게 섭취한 것이다. 이렇게 되면 당연히 연구 결과가 조금 왜곡될 수밖에 없다.

따라서 두 그룹 사이에 드러난 차이점이 100% 아미노산 때문이라고는 볼 수 없다. 아미노산 그룹이 아미노산을 섭취하는 동안 위약 비교군도 단백질을 섭취했어야 했기 때문이다. 이것만 보더라도 보충제를 섭취할 때 시간이 얼마나 중요한지 다시금 확인할 수 있다.

한 가지 더 주목해야 할 점은 이 실험에서 채택한 아미노산 섭취량은 아마추어 선수들이 섭취하기에는 비용 면에서 너무 부담스럽다는 사실이다. 따라서 만일 아미노산 대신 최고급 생물가를 지닌 유청으로 대체해도 같은 결과를 얻을 수 있을지 질문할 수 있다.

위약 비교군에서는 이처럼 엄청난 운동량 때문에 1주차에는 운동 수행능력이 떨어지는 결과가 나왔다. 반면, 아미노산 그룹에서는 운동 능력이 조금도 감소하지 않았다. 2주 차에는 위약 비교군의 근력이 오버트레이닝 기간 이전 수준으로 다시 증가했다. 아미노산 그룹의 근력은 실험 시작 시점의 근력을 능가했다. 위약 비교군에서는 3주 차가 되어서야 근력 향상이 나타나기 시작했다.

1주 차에 운동량이 증가하자 두 그룹 모두 근육 이화작용 수치가 갑자기 상승했다. 하지만 아미노산을 섭취하자 상승 정도가 크게 완화되었다. 1주간의 오버트레이닝 기간 후, 근육 이화작용 지표의 변화를 확인했더니, 위약 비교군에서는 이 지표가 13배 증가했고, 아미노산 그룹에서는 7배 증가한 것으로 나타났다. 그 후 2주 만에 두 그룹 모두 이화작용 지표 수치가 정상으로 돌아왔다. 이런 결과를 토대로 크래머는 근육 이화작용 증가와 허벅지 근력 손실 간에 밀접한 연관성이 있다고 보았다(Kraemer, 2006 a).

실험 시작 후 3주 동안 위약 비교군에서는 총 테스토스테론 수치가 감소하는 경향이 나타났다. 반면, 아미노산 그룹에서는 테스토스테론 수치가 훨씬 더 안정된 것으로 관찰되었다. 위약 비교군에서는 3주 동안 자유형 테스토스테론(활성형 테스토스테론) 수치가 1/3만큼 감소하는 경향을 보인 다음, 다시 약간 증가했다. 아미노산 그룹에서는 감소 폭이 반으로 줄었다.

4주 기간 내내, 테스토스테론 수치는 위약 비교군보다 아미노산 그룹에서 더 높았다. 이런 결과가 나온 것은 아미노산 보충제의 긍정적인 효과라 설명될 수 있다. 아미노산은 운동량이 가장 많았던 처음 2주간 특히 더욱 두각을 나타냈다. 이후 운동량이 줄어들자 아미노산의 효능이 상당 부분 사라졌다.

고강도 훈련 후 체내 아미노산 저장량이 고갈되는 구조를 분석하면 이상적인 보충제의 영양 프로필이 어떠해야 하는지 알게 된다. 수지타는 여러 연구를 진행하면서 이런 영양 프로필을 계속해서 사용했다. 그는 필수 아미노산 + 글루타민 + 아르기닌 + 프롤린만 함유된 아미노산 보충제를 사용했다. 높은 수준의 축구선수들을 대상으로 한 연구에서 이들에게 90일 훈련 기간 동안 이와 같은 아미노산 복합물을 7.2g씩 섭취하게 했다(Sugita, 2001 a).

보충제를 섭취하고 45일이 지나자, 선수들 절반이 훈련과 훈련 사이에 신체 회복력이 좋아졌다고 느꼈다. 90일이 지나자, 23명 가운데 22명이 에너지가 증가하고 체력이 향상되었다. 이런 결과는 아미노산 덕분에 적혈구 수가 늘어났기 때문이라 할 수 있다.

이번에는 장거리 달리기 선수를 대상으로 위와 같은 영양 프로필의 아미노산 보충제를 한 달 동안 섭취하게 했다(Sugita, 2001 b). 이때 하루 섭취량을 2.2g, 4.4g, 6.6g, 이렇게 세 가지로 달리해서 실험을 진행했다. 섭취량이 가장 많은 그룹에서 가장 좋은 결과가 나온 반면, 섭취량이 가장 적은 그룹에서는 거의 효과가 없었다. 6.6g을 섭취한 그룹에서는 체력이 좋아진 것뿐만 아니라 근육 이화

작용도 감소한 것으로 확인되었다.

트레이닝되지 않은 남성들을 대상으로 한 연구에서는 10일간 하루 11.2g의 아미노산을 섭취하자, 외상을 유발하는 근육 강화 훈련 후에 근육 회복 속도가 빨라졌다(Sugita, 2003).

하지만 아미노산이 운동 수행능력이나 근육량에 아무런 영향을 주지 않는다는 연구 결과도 많다는 사실을 간과해서는 안 된다. 게다가 캡슐이나 액상형 아미노산은 복용하기는 편리하지만, 특히 앞서 나온 여러 연구에서 언급된 양만큼 섭취하기에는 꽤나 부담스러운 가격이다.

종류별 아미노산의 효과

흔히 여러 아미노산이 혼합된 아미노산 칵테일이 애용되지만, 각각의 아미노산을 개별적으로 목표에 맞게 섭취해 영양 공급을 강화할 수도 있다.

BCAA

❶ BCAA의 대사작용

BCAA(분지사슬아미노산)란 3가지 필수 아미노산, 즉 류신, 이소류신, 발린을 말한다. 이 세 가지만으로 BCAA는 근육 단백질의 약 1/3을 구성한다. 그러나 우리 몸에는 BCAA를 만드는 데 필요한 효소가 없다. 그래서 인체에 필요한 BCAA는 음식으로 섭취해야 공급받을 수 있다.

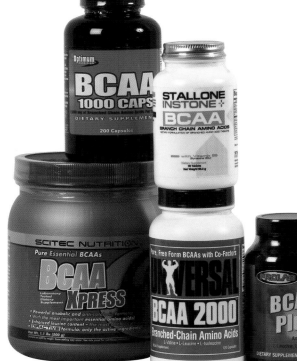

BCAA는 모든 스포츠 종목에서 운동 수행능력을 향상할 수 있다.

2 BCAA의 작용

동화작용 측면에서 보면 3가지 아미노산 가운데 류신이 가장 강력하지만, 나머지 두 아미노산이 있어야 류신이 지속적인 작용을 일으킬 수 있다.

운동을 하지 않는 건강한 사람들에게 6일간 침대에 가만히 누워 있게 하는 실험을 했다. 신체 활동을 하지 않자 이들의 단백질 합성 속도는 감소했다. 하지만 BCAA를 25g 대신 50g 섭취하자 단백질 합성 속도가 안정적인 수준을 유지했다(Stein, 1999). 이렇게 BCAA 공급량을 2배로 늘리자, 소변을 통한 질소 배출량이 20% 감소했다.

소변을 통한 질소 배출량은 체내 단백질 배출량을 반영하는 지표다. 단백질 회전율(턴오버)에 영향을 주는 것은 모두 근육의 성장과 회복을 촉진할 수 있다는 점에서 BCAA가 운동선수들의 주목을 받는 것은 당연하다. 게다가 BCAA는 에너지원으로도 쓰여서 지구력도 증진할 수 있다.

3 운동과 BCAA 수치

대다수의 다른 아미노산과는 달리, 류신은 근육에서 산화되어 운동 중에 연료로 사용될 수 있다.

근력 운동선수들의 경우, 5주간 강도 높은 훈련을 하자 총 BCAA의 20%가 감소했다. 더 자세하게는 류신이 17%, 이소류신이 21%, 발린이 17% 줄었다(Mero, 1997b). 이는 단백질 섭취량을 평균보다 50% 늘렸음에도(체중 1kg당 단백질 1.26g) 나타난 결과다. 그런데 매일 체중 1kg당 50mg씩 류신을 보충했더니, 류신의 수치 감소가 억제되었다. 하지만 이소류신은 25%, 발린은 21% 감소한 것으로 나타나, 류신을 보충한 것으로는 이소류신과 발린에 아무런 효과도 없다는 사실이 입증되었다. 이 연구 결과로 류신만 단독으로 섭취하는 것보다 3가지 BCAA를 함께 섭취하는 것이 유익하다는 것을 알 수 있다.

칼슨(Karlsson, 2004)의 실험 결과도 메로의 실험 결과와 연장선에 있다. 실험 대상은 수년 전부터 매주 1~2회 근육 강화 운동을 하는 남성들이었다. 이들의 혈장 BCAA 수치를 운동 전, 운동 중, 운동 2시간 후로 나누어 각각 측정했다. 그 결과, 운동 중에는 혈중 류신 수치가 지속해서 떨어져 운동 후 90분이 지나자 최대 20%까지 감소했다. 마찬가지로 발린(-13%)과 이소류신(-25%)도 운동 90분 후에 최대로 감소했다.

중강도의 지구력 운동 중에 실시된 많은 연구 결과에서는 BCAA 수치가 안정세를 보였다. 그러나 방금 살펴보았듯, BCAA 수치 감소량은 시간이 지나면서 달라질 수 있다.

최대 산소소비량의 70% 강도로 1시간 동안 자전거를 탄 아마추어 사이클 선수들의 경우, 운동 중과 운동 직후에 혈중 BCAA 수치가 상승하는 경향을 보이다가(+10%) 다시 기본 수치 아래로 떨어졌다(Blomstrand, 2001). 그러나 이때 변동 폭은 크지 않았다. 반면, 아주 오랫동안 장시간 운동을 한 뒤에는 BCAA 변동 폭이 훨씬 더 크게 나타났다. 30km 크로스컨트리나 마라톤, 극기 운동을 한 후 혈중 BCAA 수치를 측정했더니 큰 폭으로 떨어진 것으로 나타났다(Blomstrand, 1992; Matsubara, 1999).

4 근력 운동에 미치는 BCAA의 효능

앞서 살펴보았던 칼슨(Karlsson, 2004)의 연구 내용 가운데에는 근육 강화 운동 전후와 운동 중간에 한 그룹은 BCAA를 섭취하게 하고 다른 그룹은 위약을 섭취하게 한 실험도 있다. 그러자 BCAA 그룹이 위약 비교군보다 동화반응이 3.5배 더 강력하게 나타났다. 위약 비교군에서는 운동 후에 비활성화 상태에 머물러 있던 동화작용과정이 BCAA를 섭취하자 활성화되었기 때문이다.

이 연구 결과로 운동 후 동화반응과 관련해 운동과 BCAA 사이에 시너지 효과가 성립한다는 사실이 입증되었다. BCAA를 섭취하면 운동 후 동화반응이 더 강해질 뿐만 아니라 더 완벽해진다.

이러한 단기적 효능은 더 나아가 장기적으로는 근육량 증가로 이어진다. 다음과 같은 연구 결과가 이를 입증한다. 트레이닝되지 않은 남성들을 대상으로 한 달간 근육 강화 운동 프로그램과 함께 BCAA를 하루에 14g씩 섭취하게 했다(**Canderolo, 1995**). 그 결과, 근육량은 800g 증가하고 체지방은 700g 감소했다. 아쉽게도 이 실험에서는 위약 비교군을 대조군으로 활용하지 않아서 BCAA의 실제 효과가 제대로 드러나지 못했지만, 상당량의 근육 증가가 측정되었다.

적어도 2년 이상 근육 강화 운동을 해온 남성들을 대상으로, 8주간 BCAA를 운동 전에 7.5g, 운동 후에 7.5g 섭취하게 했다(**Ganzit, 1997**). 비교군에는 똑같은 운동을 하면서 위약을 섭취하게 했다. 8주가 지나자 위약 비교군은 체중이 750g 늘었지만, BCAA 그룹은 1kg 증가했다. 체지방은 위약 비교군에서 500g 감소한 데 비해 BCAA 그룹에서는 4.5kg 감소했다. 허벅지 근력 역시 위약 비교군에서는 18% 향상된 데 비해 BCAA 그룹에서는 22% 향상되었다. 가슴 근력도 위약 비교군은 2.6%, BCAA 그룹은 5.6% 상승되었다.

⑤ 지구력에 미치는 BCAA의 효능

위에서 언급했던 블롬스트랜드(**Blomstrand, 2001**)의 연구에서, 한 그룹의 사이클 선수들은 운동 전후와 중간에 BCAA가 다량 함유된 음료를 마셨고 다른 그룹은 위약을 마셨다. 그 결과 BCAA가 전체 근육을 보호하는 것으로 나타났다.

트레이닝된 수영선수들의 경우, 600m 자유형 경기 후 24시간이 지났을 때 위약 비교군에서는 근육 이화작용이 일어나지만, 매일 BCAA 12g을 섭취한 그룹에서는 근육 이화작용이 일어나지 않았다(**Fu-Chun, 2006**). 이는 회복이 더 빨리 된 것이다.

고지대에서는 산소 부족이 근육과 지방의 용해로 인한 체중 손실과 관련이 있다. 3,000m 이상 고지대에서 트레킹을 하는 운동선수들을 대상으로 진행한 실험에서, 21일 동안 한 그룹은 BCAA 11.5g을, 다른 그룹은 위약을 섭취하게 했다(**Schena, 1992**). 고지대에서는 에너지 소비가 4% 증가한다. 위약 비교군에서는 체중이 2.8% 감소했

지만, BCAA 그룹에서는 1.7% 감소에 그쳤다.

조금 더 상세한 분석 결과, BCAA를 섭취한 덕분에 지방 감소(BCAA 그룹은 11.7%, 위약 비교군은 10.3%)와 근육 증가(BCAA 그룹은 1.5%, 위약 비교군은 변화 없음)가 촉진된 것으로 나타났다. 팔 근육량도 위약 비교군은 6.8% 감소된 반면, BCAA 그룹은 4% 증가했다.

경기에 출전하는 카약 선수들을 대상으로 한 실험에서는, 6주간 체중 1kg당 류신 45mg을 섭취하게 하자 혈장 BCAA 수치와 류신 수치가 상승했다(**Crowe, 2006**). 최대 능력의 70% 강도로 운동했을 때, 이들이 피로를 느끼는 시간이 위약 비교군에서는 변화가 없었던 반면, BCAA 그룹에서는 4분 지연되었다. 그러니까 BCAA 그룹에서는 피로감이 더 천천히 생긴 것이다. 근력은 위약

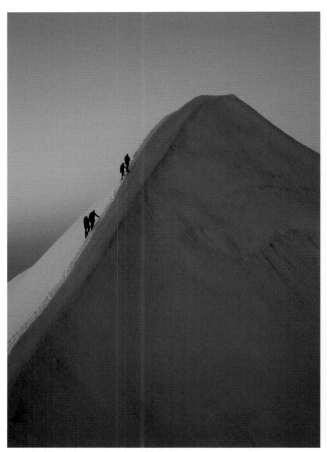

고지대에서는 에너지 소비량이 증가한다.

단백질 분말이나 오메가3, 탄수화물과 같은 보충제는 천연 베이스가 분명하지만, 모든 보충제가 다 그렇지는 않다. 가령, 비타민과 분리 아미노산(크레아틴, 카르니틴)은 대부분 합성 보충제다. 카페인도 마찬가지다.

그런데 천연이라는 이미지가 안도감만 주는 것은 아니다. 등골을 오싹하게 만드는 경우도 있기 때문이다. 예를 들어 타우린이 황소의 정액에서 추출된다는 소문이 있다. 물론 그럴 수도 있다. 그러나 설사 수많은 동물 조직이나 유체에 타우린이 함유되어 있다 하더라도, 전 세계 타우린 생산량을 충당하려면 지구상에 존재하는 것보다 훨씬 더 많은 황소가 있어야 할 것이다! 게다가 이렇게 천연으로 생산하면 그 비용이 어마어마해질 것이다.

크레아틴과 같은 여러 아미노산처럼 타우린도 화학적으로 재현할 수 있다. 그렇지 않으면 육류에서 타우린을 추출하는 비용이 너무 비싸게 들 것이다. 아미노산 중에는 천연과 합성, 두 가지 원료로 모두 만들 수 있는 것도 있다. 예를 들면 BCAA는 머리카락이나 털, 깃털에서 추출할 수도 있고 발효를 통해 합성할 수도 있다.

소비자들은 식물성 보충제라고 하면 당연히 천연 제품이라고 여긴다. 하지만 식물성 활성 분자조차도 때로는 화학적으로 합성된다. 카페인이 바로 전형적인 예다.

또 다른 사례로 감미료인 스테비아도 있다. 천연 스테비아는 추출하기가 어려워 값도 비싸고, 뒷맛이 써서 널리 사용하는 데 제한이 따른다.

지금은 나쁜 뒷맛은 제거하고 단맛만 내는 스테비아 성분을 특정해서 합성하는 것이 가능해졌다. 향후 몇 년 안에, 저렴하면서도 효과적인 합성 스테비아를 탄산수 같은 다양한 제품에 설탕 대신 사용될 날이 올 것이다. 하지만 그러면서도 스테비아는 합성 감미료(아스파탐과 수크랄로스)와 대비되는 천연 원료 감미료로 계속해서 판매될 것이다.

이렇듯 '천연'과 '화학'의 경계는 모호하며 때로는 서로의 범위를 침범하기도 한다. 그래서 언뜻 봐서는 좋은 제품인지 아닌지 알기 어렵다. 게다가 제조업체로서는 제품이 자연산지 아닌지 언급해야 할 의무가 점점 없어지고 있다. 이런 관행은 미국에서는 이미 일반적이며, 이제는 유럽까지 퍼지고 있다.

따라서 소비자 입장에서 제품이 천연 성분으로 되어있는지 아는 방법은 하나다. 만약 천연 성분이라면 제조업체에서는 반드시 제품 라벨에 언급할 것이다. 그러니 애매하게 표현되어 있다면, 합성 성분으로 만든 제품이라 생각하고 살펴보아야 한다.

비교군보다 BCAA 그룹에서 더 많이 향상되었다. 반면, 근육량 증가는 확인되지 않았다.

⑥ BCAA, 어떻게 섭취해야 할까?

다른 아미노산들이 근육에 도달하기 전에 파괴되는 경우가 많다. 이와 달리 소화계와 간의 BCAA 분해 능력은 약하다. 따라서 BCAA를 경구 섭취하면 혈액과 근육 내 BCAA 수치가 쉽게 올라간다. 예를 들어 남성들을 대상으로 2시간 30분 동안 BCAA 7.5g을 나누어 섭취하게 하자, 혈중 BCAA 수치가 두 배 증가했다(Karlsson, 2004). 시간이 지나도 이 수치는 지속해서 올라갔고, 그 결과 근육 내 BCAA 수치도 상승했다. 체중 1kg당 BCAA 308mg을 경구 섭취하자, 근육 내 BCAA 수치가 65% 증가했다(Van Hall, 1996). BCAA는 식간이나 운동 전, 운동 중, 운동 직후, 저녁이나 밤에 섭취하면 된다.

글루타민

① 글루타민의 대사작용

글루타민은 조건부 필수 아미노산군에 속하는 아미노산이다. 규칙적으로 훈련하는 운동선수들의 경우에는 글루타민을 필수 아미노산으로 간주해야 한다. 체내 글루타민 합성 능력이 운동으로 인한 손실보다 크게 떨어지기 때문이다. 전체 글루타민 합성의 약 70%는 근육에서 이루어진다. 따라서 근육이 BCAA(80쪽 참조)를 글루타민 전구체로 사용하는 것으로 보인다.

글루타민은 체내에 가장 풍부하게 존재하는 아미노산이다. 근육 내 자유형 아미노산의 약 2/3를 차지하기 때문이다. 하지만 쿤(Kuhn, 1999)은 이 비중을 더 낮게 보기도 한다. 정확한 수치를 떠나 글루타민이 근육 형성에 중요한 역할을 한다고 볼 수 있다. 즉, 근육 내 자유형 글루타민 수치와 단백질 합성능력 사이에는 밀접한 상관관계가 존재한다. 근육 내 글루타민 비율이 높아질수록, 동화작용은 강력해진다. 여러 임상 연구 결과, 근육 내 글루타민 수치를 인위적으로 감소시키면 단백질 합성 속도가 11% 줄어드는 것으로 나타났다.

운동선수들 사이에서 글루타민 섭취 붐을 일으켰던 가장 유명한 연구가 바로 하우싱어의 연구다(Haussinger, 1993). 그의 연구에서는 세포의 수분 공급(수화작용)이 동화작용을 최소한 부분적으로 조절하는 것으로 입증되었다. 즉, 세포에 수분이 많이 공급될수록 동화작용이 촉진된다. 또한 글루타민이 세포의 수분 공급을 조절하는 중요한 역할을 하는 것으로 나타났다.

2 글루타민의 작용 메커니즘

앞서 살펴본 바와 같이, 적어도 실험실에서는 글루타민이 단백질 동화작용을 직접 촉진한다. 이렇게 직접적인 역할 외에도 글루타민은 간접적으로도 여러 영향을 미친다. 운동을 하지 않는 남녀 실험 대상자들에게 글루타민 2g을 경구 섭취하게 했더니, 90분 후에 성장호르몬 분비가 4배 증가했다(Welbourne, 1995). 마찬가지로 글루타민 2g을 섭취하면 신장을 통한 산 배출이 촉진되고 탄산수소나트륨(중탄산염) 수치가 증가한다. 이론상으로 이와 같은 글루타민의 특성은 연속 훈련을 할 때 빠른 회복을 돕거나 장시간 운동에서 피로감을 덜 느끼게 할 수 있다. 반면, 글루타민은 운동이나 다이어트를 할 때 지방 동원력을 떨어뜨려 지방을 에너지원으로 사용하는 것을 제한하는 것으로 보인다.

3 운동과 글루타민 수치

운동을 하는 동안 체내 글루타민 수치는 변한다. 한 연구에 따르면, 운동 강도가 높아질수록, 혈장 글루타민 수치가 크게 떨어진다고 한다(Keast, 1998). 운동강도가 최대치를 기록할 때 글루타민 수치 감소량은 55%까지 올라간다. 또 다른 연구 결과, 글루타민 감소 현상은 운동 직후에만 일어나는 것은 아니라는 사실이 밝혀졌다(Rohde, 1998). 예를 들어 마라톤 경기 후 90분이 지나서야 글루타민 감소량이 최대치를 기록한 것으로 관찰되었고, 두 시간이 더 지난 뒤에도 이 수치는 회복되지 않았다.

히스콕(Hiscock, 1998)에 따르면 장기적으로는 모든 운동이 글루타민에 똑같은 영향을 미치는 것이 아니라고 한다. 혈장 글루타민 수치는 사이클 선수들에게서 가장 높은 것으로 나타난 반면, 수영선수들과 근력 운동선수들에게서는 이 수치가 훨씬 더 낮았다. 하지만 모든 선수 중에서 식용 단백질 공급을 가장 많이 받은 선수들은 근력 운동 선수들이었다.

킹스버리에 따르면, 운동 종목뿐만 아니라 피로도도 글루타민 수치에 영향을 주는 요인이라고 한다. 이러한 사실은 올림픽을 준비하는 선수들을 대상으로 한 혈액 분석 결과로 입증되었다(Kingsbury, 1998).

▶ 컨디션이 좋은 선수들의 경우, 혈중 글루타민 수치는 정상범위에 있었으나 하한선에 더 가까웠다. 글루타민 정상범위는 혈액 리터당 480~800μmol인데, 이 선수들은 554μmol을 기록했다. 이 그룹 선수들의 10%만이 글루타민 수치가 정상범위 아래에 있었다.

▶ 피로한 상태지만 24시간 안에 회복할 수 있는 선수들의 경우, 평균 글루타민 수치는 356μmol이었다. 이 그룹 선수들은 100% 모두가 정상범위에 미치지 못했다.

▶ 명백한 오버트레이닝 상태에 있는 선수들의 경우, 글루타민 수치가 383μmol을 기록하며 비슷한 상황을 보였다. 이 그룹의 95%가 정상범위 아래를 기록했다. 두 번째와 세 번째 그룹 사이의 차이점은, 올림픽 이후 회

복기에서 오버트레이닝 그룹은 글루타민 수치가 여전히 낮은 수준이었던 반면, 일시적 피로만 있었던 두 번째 그룹은 글루타민 수치가 다시 정상을 회복했다는 것이다.

▶ 이뿐만 아니라 킹스버리는 올림픽 이전에 감염병을 앓았던 모든 선수의 글루타민 수치가 정상범위인 $480\mu mol$에 미치지 못했다는 사실을 강조한다. 올림픽이 끝나자 이 가운데 80%가 정상범위 미만으로 나타났다.

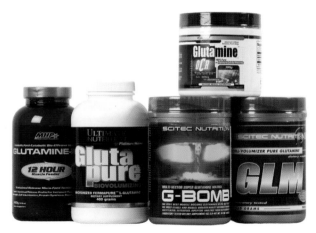

글루타민의 중요한 잠재적 효능이 운동선수들에게 구체적으로 나타나기는 쉽지 않다.

스미스(**Smith**, 2000)에 따르면, 글루타민 수치가 낮은 것은 선수들이 감당할 수 있는 정도보다 운동량이 과하다는 사실을 반영하는 것이다. 세계적 수준의 선수들의 경우, 고강도 훈련 기간에 글루타민 수치가 10% 감소하는 것으로 확인되었다. 반면, 혈장 글루타메이트(글루탐산, 또 다른 아미노산) 수치가 상승하면 회복 부족 상태를 왜곡할 수도 있다. 이것은 글루타민 / 글루타메이트 비율이 낮으면 운동에 대한 내성이 약하다는 것을 의미하며, 오버트레이닝 상태라는 신호라고 한다.

고지대에서는 글루타민 필요량이 증가한다. 지구력 운동선수들의 경우, 3주간의 고지대 훈련 후 혈중 글루타민 수치가 19% 감소했다(**Bailey**, 1998). 이렇게 감소한 이유 중 하나는 똑같은 훈련을 했을 때 해발지대보다 고지대에서 호흡과 소화 문제가 50% 증가했기 때문이다.

４ 글루타민이 운동 수행능력에 미치는 효능

그런데도 글루타민의 구체적인 효능은 운동선수들에게서 쉽게 확인되지 않는다. 연구 결과 글루타민을 막 섭취한 사람들에게서 운동 수행능력이 향상되는 기미를 조금도 발견하지 못했다고 한다(**Haub**, 1998 ; **Antonio**, 2002).

이보다 장기적인 측면에서 효과를 관찰한 연구 결과도 마찬가지다(**Candow**, 2001). 평소 근육 강화 운동을 하는 젊은 남성들을 대상으로 6주간 글루타민을 섭취하게 했으나, 근력이나 근육량이 향상되지 않았다. 다른 연구에서도 같은 결과가 확인되었다(**Thistlethwaite**, 2005).

레슬링 선수들을 대상으로 12일간 저열량 식이요법을 시행했을 때도 전혀 유익한 효과가 나타나지 않았다(**Finn**, 2003). 매일 25g씩 글루타민을 섭취했으나 지방량 감소나 근육량 증가에 도움이 되지 않은 것이다.

다만, 요약본 형태로 발표된 피아톨리의 보고서에서만 다른 결과가 나왔다(**Piattoly**, 2004). 운동선수들에게 운동 직후에 탄수화물만 제공하는 대신 탄수화물 + 글루타민(체중 kg당 0.3g)을 섭취하게 했더니, 근력과 지구력의 회복이 빨라졌다고 한다.

５ 글루타민, 어떻게 섭취해야 할까?

그래도 동화작용을 촉진하기 위해 글루타민 보충제를 섭취하고 싶은 생각이 들 수 있다. 하지만 안타깝게도 근육 내 글루타민 수치를 높이기는 매우 어렵다. 과학자들이 연구를 위해서 링거를 사용하는 것처럼 혈관에 직접 주입하는 방법을 쓰더라도 말이다.

연구 결과, 글루타민 5.8g을 경구 섭취하면 혈장 글루타민 수치가 20% 증가하지만, 근육 내 글루타민 수치에는 영향을 주지 않는 것으로 밝혀졌다(**Mittendorfer**, 2001).

효과가 나타나지 않는 또 다른 이유로 거론되는 것이 자유형으로 섭취된 글루타민(L-글루타민)의 흡수율이 매우 낮다는 점이다.

지글러(Ziegler, 1996)의 연구에 따르면, 경구 섭취한 L-글루타민의 약 85%를 간과 장에서 가로챈다고 한다. 글루타민은 장에서 흡수되어 사용되거나 손상된다(Bowtell, 1999). 말하자면 소화기, 그중에서도 장과 면역세포는 글루타민을 특히나 좋아한다. 글루타민은 이들이 선호하는 에너지원 가운데 하나이기 때문이다. 반면, 글루타민이 소화계와 면역계에 이로운 역할을 한다는 사실을 바탕으로 글루타민을 운동선수의 건강을 보호하는데 활용할 수 있을 것이다(5장 참조).

이렇게 소화계에서 글루타민을 전용하는 문제를 해결하기 위해 글루타민을 펩타이드 형태로 함유한 보충제가 점점 많아지고 있다. 펩타이드형 글루타민이 매우 풍부한 밀 단백질(글루타민이 약 25% 함유되어 있다)이 이런 경우다.

이밖에도 글루타민을 섭취하지 않으면서도 글루타민 수치를 높일 수 있는 우회적인 방법도 있다.

▶ BCAA는 근육 내 글루타민 생성을 증진한다(Aoki, 1981).
▶ 운동하는 동안 탄수화물을 섭취하면 글루타민 수치가 떨어지는 것을 완화할 수 있다.

아르기닌

1 아르기닌의 대사작용

아르기닌은 운동을 하지 않는 사람들에게는 준필수 아미노산에 해당하지만, 운동선수들에게는 필수 아미노산으로 간주해야 한다.

아르기닌은 글루타메이트, 프롤린, 글루타민으로부터 합성될 수 있다. 글루타민은 일단 시트룰린으로 전환된 뒤에 아르기닌 합성에 필요한 전구체로 사용된다. 하지만 이런 전환 과정은 효율성이 매우 떨어져서, 근육운동으로 인해 아르기닌 손실이 일어날 때 이를 상쇄하지 못한다.

그래서 아르기닌을 식품으로 섭취하는 것이 매우 중요하다. 운동을 하지 않는 남성들의 경우에도 아르기닌이 결핍된 식사를 하면, 6일 후 혈중 아르기닌 수치가 20% 감소한다(Castillo, 1995). 그런데 음식으로 아르기닌을

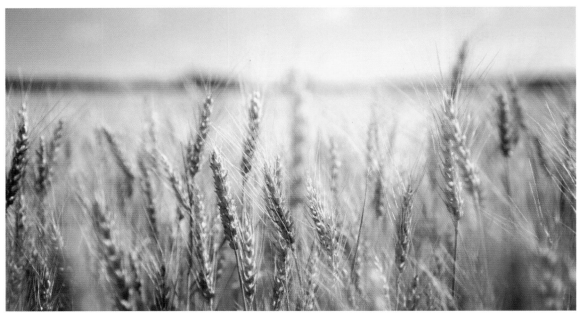

밀 단백질에는 글루타민이 풍부하게 함유되어 있다.

공급하건 하지 않건, 시트룰린이 아르기닌으로 전환되는 속도는 똑같다. 따라서 부족한 공급량을 상쇄하기 위해 합성 속도를 조절하는 일은 일어나지 않는다.

② 아르기닌 작용 메커니즘

오랫동안 아르기닌의 긍정적인 작용은 성장호르몬 분비를 증가시키는 데 있었다. 성장호르몬(GH)은 근육 생성과 지방 손실을 촉진하는 역할을 한다. 오늘날에는 여기에 덧붙여 일산화질소(NO) 수치와 크레아틴 합성을 향상하는 데에도 작용한다.

일산화질소는 근육의 산소화와 동화작용을 촉진한다(아르기닌이 성장호르몬과 일산화질소에 미치는 영향에 대해서는 뒤에 나오는 내용을 참조할 것). 아르기닌은 크레아틴 전구체로서 크레아틴 합성 능력을 높여주어 근력과 회복력을 향상한다. 또한, 암모니아처럼 운동 시 과잉 생산되는 대사산물(노폐물) 생성을 감소시키거나 배출을 촉진하여 피로를 막아주는 역할도 할 수 있다.

③ 운동과 아르기닌 수치

대체로 중강도(적당한)의 운동은 혈중 아르기닌 수치를 상승시킨다. 반면에 반드시 그렇지는 않아도 고강도의 운동을 하면 혈장 아르기닌 수치가 감소하는 경우가 많다.

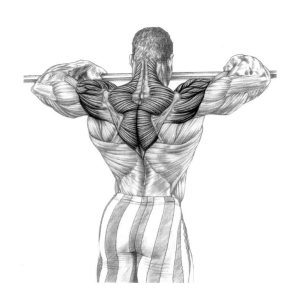

전문 사이클 선수들의 경우, 경기를 마친 후 아르기닌 수치가 21% 감소했다는 기록이 있다(**Medelli**, 2003). 근력 운동선수들의 경우에는, 90분간 근육 강화 운동을 했더니 아르기닌 수치가 15% 감소했다(**Pitkanen**, 2002 a). 이들에게 5주간 고강도 근력 훈련을 시켰더니 아르기닌 수치가 거의 19% 감소하는 결과가 나왔다(**Pitkanen**, 2002 b).

④ 근력 운동선수에게 미치는 아르기닌의 효과

역도선수 20명을 대상으로 한 달간 아르기닌 염산염을 하루에 12g씩 섭취하게 했더니, 대부분은 체중 증량이 촉진된 것으로 보인다(**Lacroix**, 1981). 운동 후 심장 회복 속도도 향상되었다. 또한, 이들은 근력 생성 속도도 빨라진 느낌이 들었다고 밝혔다. 부제마(**Boudjemaa**, 1989)의 연구에 따르면, 경기를 하는 역도선수들에게 수개월 간(실험 대상자별로 실험기간이 달랐다) 하루 3회 아르기닌 염산염 3g을 섭취하게 했더니 운동 수행능력이 평균 38% 향상되었다. 이러한 연구 결과를 보면 아르기닌이 근력 발달을 촉진한 것이다.

이들 두 연구에 따르면, 아르기닌의 이러한 효과를 갖게 가장 큰 이유는 근육 동화작용이 촉진된 덕분이다.

레글리즈(**Léglise**, 1970)는 어린 유망주 선수 50명을 대상으로 아르기닌 염산염(아르기닌 아스파르테이트)를 매일 3g 섭취했을 때 나타나는 효과를 연구했다. 선수들은 강도 높은 훈련 중이었는데, 피로 징후가 나타나고 육체적으로나 정신적으로 생산성이 떨어진 상태였다. 20일간 보충제를 섭취한 결과, 주관적으로 느끼는 피로 증상이 뚜렷이 감소했으며 회복력도 좋아졌다.

오래전에 실시된 위의 세 연구에는 아르기닌 대신 위약을 섭취한 대조군이 없다는 점이 문제로 지적될 수 있다. 이 때문에 아르기닌과 운동이 각각 어떤 효과를 내는지 명확히 판단하기가 어렵다.

이들보다 최근에 발표된 엘람(**Elam**, 1989)의 연구에서는, 5주간 근육 강화 운동을 하는 남성들에게 아르기닌 1g + 오르니틴 1g을 매일 섭취하게 했더니 위약을 섭취한 경우보다 근육량과 근력 증진이 촉진되었다고 한다. 이 연구에 따르면 보충제 섭취가 이화작용을 감소시켰고 이것이 회복을 촉진했다고 한다.

이보다 앞서 엘람(Elam, 1988)은 이미 같은 방향의 연구를 진행했다. 그는 트레이닝되지 않은 실험 대상자들에게 5주간 근육 강화 운동을 하게 했다. 이들 가운데 한 그룹은 아르기닌 1g + 오르니틴 1g을, 다른 그룹은 위약을 섭취하게 했다. 그 결과, 아미노산 그룹은 체지방이 8% 이상 감소한 데 비해, 위약 비교군은 겨우 2% 감소하는 데 그쳤다. 주요 근육군을 측정했더니 아미노산 그룹에서는 총 56㎝ 증가한 데 비해, 위약 비교군에서는 45㎝만 늘어났다.

엘람의 연구 결과 아르기닌의 영향력이 드러났지만, 그런데도 이런 결과는 적지 않은 의혹을 일으켰다. 게다가 이러한 연구 결과는 월버그-랜킨(Walberg-Rankin, 1994)의 연구에서도 검증되지 못했다. 이 실험에서는 근육 강화 운동을 하는 사람들을 대상으로 체중 감량 식이요법을 하면서 10일간 한 그룹은 위약을, 다른 그룹은 체중 1kg당 아르기닌 염산염 0.2g을 섭취하게 했다.

위약군과 비교했을 때, 아르기닌 그룹에서는 지방 감소가 늘거나 성장호르몬이나 IGF-1 증가가 전혀 확인되지 않았다. 칼로리를 제한했을 때의 근력 손실은 두 그룹 모두 비슷했다. 이렇게 별다른 결과가 나오지 않은 이유는 아마도 연구에 적용한 섭취량이 혈중 아르기닌 수치를 상승시키기에는 충분치 못했기 때문인 듯하다. 그 외에도 연구 기간이 매우 짧았던 것도 문제점으로 지적될 수 있다. 이 때문에 나중에 나타났을 아르기닌의 효과를 가렸을 수 있다. 따라서 근력 운동에 대한 아르기닌의 효과를 정확히 알려면 새로운 연구가 필요해 보인다.

⑤ 지구력 운동선수에게 미치는 아르기닌의 효능

중장거리 육상선수들에게 4주간 아르기닌 아스파르트산염 15g을 섭취하게 하자, 근력과 지구력이 위약 비교군에서는 겨우 6% 증가한 데 반해, 아르기닌 그룹에서는 20%

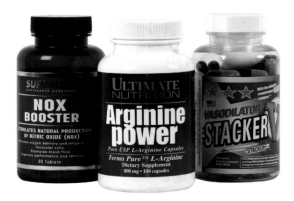

일산화질소(NO)의 발견으로 오늘날 아르기닌은 새롭게 주목받고 있다. 그런데 이런 인기가 타당한 걸까?

나 증가했다(Gremion, 1987). 운동 중 젖산 수치가 적게 상승하면서 지구력 증가도 확인되었다(Gremion, 1989). 이러한 결과는 셰퍼(Schaefer, 2002)의 연구 결과로도 검증되었다. 건강한 실험 대상자들에게 지구력 운동을 하는 동안 아르기닌을 섭취하게 했더니, 근육 노폐물인 젖산과 암모니아 증가량이 줄어들었다.

체육학 전공 학생들을 대상으로 3주간 하루 3회(아침, 점심, 저녁) 한 그룹은 아르기닌 아스파르트산염 1g을, 다른 그룹은 위약을 섭취하게 했다(Burtscher, 2005). 보충제 섭취 전과 후에 각각 강도를 점진적으로 높여가며 심혈관 테스트를 실시했다. 그 결과, 아르기닌 그룹의 유산소운동 수행능력이 위약 비교군보다 크게 향상된 것으로 확인되었다. 또한, 보충제를 섭취했더니 혈중 젖산염 수치, 산소 소비량과 심박수 등의 상승세도 줄어들었다. 이처럼 향상된 결과가 나온 것은 아르기닌에 의해 생성된 일산화질소(NO)의 합성이 증가했기 때문이라고 한다. 한편, 지방 산화량이 증가한 것은 아스파르트산염 덕분이다.

그런데 위와 같은 결과와는 달리, 아벨(Abel, 2005)의 연구에서는 4주간 남성 지구력 운동선수들에게 아르기닌 5.7g + 아스파르트산염 8.7g을 섭취하게 했지만 운동 수행능력을 촉진하는 효과를 전혀 확인하지 못했다.

6 아르기닌의 효과가 이처럼 대조적인 이유는?

글루타민과 마찬가지로 아르기닌도 흡수성이 무척 떨어진다. 흡수만 잘되지 않는 것이 아니라 많은 경우 심각한 소화 장애를 유발하기도 한다. 게다가 섭취 전의 혈중 아르기닌 수치도 아르기닌의 효력 증가 폭에 영향을 줄 수 있다.

7 성장호르몬 부스터, 아르기닌

아르기닌이 성장호르몬 분비에 미치는 영향에 대해서는 다소 논란의 여지가 있다. 사실, 아주 오래전부터 의사들은 성장호르몬 분비를 촉진하기 위해 아르기닌 정맥주사를 사용했다. 논란이 되는 점은 아르기닌을 경구 섭취했을 때 과연 주사로 맞았을 때와 같은 작용이 재현될 수 있느냐 하는 것이다.

성장호르몬 분비를 촉진하려는 용도로 아르기닌 복용을 대중화시킨 주인공이 바로 이시도리(Isidori, 1981)다. 그의 연구에 따르면, 운동을 하지 않는 아주 젊은 남성들의 경우(15~20세), 아르기닌 1.2g + 리신 1.2g을 경구 섭취했더니 90분 후 성장호르몬 분비가 8배 증가했다. 하지만 아르기닌만 2.4g 섭취해서는 성장호르몬 분비에 아무런 영향도 주지 않는다는 사실도 밝혀졌다.

수민스키(Suminski, 1997) 역시 아르기닌과 리신 복합물의 효과를 검증하고자 20~25세 남성들을 대상으로 실험을 했다. 그러나 성장호르몬 상승 폭은 기존 연구 결과보다 뚜렷이 줄어들어서 겨우 두 배 정도에 그쳤다.

이와 관련된 내용은 무어(Moore, 1998)의 연구 결과를 살펴보면 명확히 파악할 수 있다. 남성 실험 대상자들에게 아르기닌을 각각 0g, 3g, 6g, 9g씩 섭취하게 한 후, 4시간 동안 30분 간격으로 성장호르몬 수치를 측정했다. 그런 다음, 아르기닌에 대한 반응을 크게 3가지 유형으로 나누었다. 1그룹은 아르기닌에 매우 잘 반응해서 성장호르몬 수치가 +200%~+1,000%까지 증가했다. 2그룹은 완만한 반응을 보이며 성장호르몬 수치가 +70%~+120% 증가를 기록했다. 3그룹은 아르기닌의 작용에 거의 반응하지 않았다.

와이드만(Wideman, 2000)은 아르기닌이 성장호르몬에 작용하는 방식을 규명하고자 노력했다. 대체로 성장호르몬 분비는 두 가지 호르몬에 의해 조절된다. GH-RH(성장호르몬 분비 호르몬)는 성장호르몬 분비를 촉진하는 반면, 소마토스타틴은 성장호르몬 분비를 억제한다. 아르기닌은 주로 소마토스타틴에 작용해서 성장호르몬 분비를 억제하는 작용의 범위를 줄이는 방법으로 성장호르몬 분비를 증대시킨다. 또한 아르기닌이 성장호르몬에 작용하는 것과 일산화질소 분비(아래 내용 참조)에 작용하는 것과 무관한 것으로 보인다는 점도 흥미롭다.

와이드만에 따르면, 1시간 동안 유산소운동을 하는 동안 남녀 실험 대상자들에게 아르기닌 30g을 링거로 주입한 결과, 아무 효과 없는 물질을 주사한 경우보다 성장호르몬 분비가 두 배로 증가했다. 하지만 운동으로 인한 성장호르몬 분비에 아르기닌이 부가적으로 영향을 미친다는 사실은 확인되지 않았다. 특히 근육 강화 운동 전에 아르기닌을 경구 섭취한 경우에는 이런 영향이 더욱 검증되지 않았다(Suminski, 1997). 오히려 **근육 강화 운동 전에 아르기닌을 섭취하면 성장호르몬 분비를 억제할 수 있는 것으로 밝혀졌다.** 이런 현상이 일어나는 이유는 아르기닌이 성장호르몬 분비를 억제하는 호르몬인 인슐린의 분비를 촉진하는 작용을 하기 때문이다.

그런데 이 모든 연구의 주요 문제점으로 지적되는 부분이 있다. 아르기닌을 단 1회만 섭취한 후에 성장호르몬 증가 폭을 측정했다는 점이다. 아르기닌을 매일 섭취했을 때 시간이 지나면서 이런 촉진 작용이 빠르게 감소하지는 않는지는 명확하지 않다. 하지만 운동을 하지 않는 사람들을 대상으로 몇 주 동안 실시한 연구에서는 그렇지 않다는 결과가 나왔다.

그래도 가장 중요한 문제는 아르기닌에 의한 성장호르몬 상승이 바로 체력 향상으로 이어지는지 확인하는 것이다. 최근의 연구 경향을 보면 그렇지 않다는 주장이 많다. 앞에서도 살펴보았지만, 예전의 연구 결과들은 아르기닌의 긍정적 효과는 보여주고 있지만, 아르기닌이 체성분 변화에 미치는 영향에 대해서는 여전히 모호하고 부정확한 정보만 제공하고 있다.

결론

▶ 성장호르몬 증가를 목표로 한다면 운동 전보다는 잠자리에 들기 전에 아르기닌을 섭취하는 것이 좋다.

▶ 성장호르몬을 증가시키겠다고 아르기닌을 섭취하는데 비용을 들이는 것이 꼭 현명한 지출은 아니다.

▶ 아르기닌의 새로운 효과, 특히 면역이나 일산화질소 분비에 미치는 영향이 더 흥미로워 보인다.

8 일산화질소: 아르기닌의 역설

아르기닌은 일산화질소(또는 NO) 분비를 촉진하는 주요 부스터다. 아르기닌은 일산화질소의 직접적인 전구체다. 이론상으로 우리 몸에는 체내에서 필요한 일산화질소를 모두 합성할 수 있을 만큼 충분한 아르기닌이 있다. 그래서 아르기닌 보충제를 섭취해도 어떤 경우에도 일산화질소 분비를 촉진하지 않는다는 게 과학적 계산 결과가 있다.

그러나 여러 연구 결과를 보면 모두 입을 모아 아르기닌 보충제를 섭취하면 일산화질소 생성 수치가 증가한다는 결론을 내리고 있다. 가령, 체중 1kg당 L-아르기닌 0.1g이나 0.2g을 섭취하면 남녀 모두에게서 일산화질소 생성이 증가했다(**Kharitonov, 1995**). 일산화질소 상승이 최대치에 이르는 시점은 아르기닌 섭취 후 2시간이 지났을 때다. 섭취한 아르기닌 양과 일산화질소 생산량 증가 사이에는 용량 / 효과의 연관성이 있음을 보여준다.

▶ 아르기닌을 체중 1kg당 0.05g씩 섭취하면, 일산화질소 증가량은 유의미하지 않다.

▶ 체중 1kg당 0.1g씩 섭취하면 최대 증가량이 50%를 넘는다.

▶ 체중 1kg당 0.2g씩 섭취하면 증가량이 200%에 달한다.

과학자들은 기이한 이 현상을 가리켜 아르기닌의 역설이라고 부른다. 사실, 아르기닌에서 일산화질소가 생성되는 과정은 그리 간단하지 않다. 아르기닌은 일산화질소 생성을 촉진하지만, 우리 몸에는 아르기닌이 일산화질소로 전환되는 것을 방해하는 자연스러운 억제 메커니즘도 존재한다. 아르기닌을 섭취하면 바로 이러한 억제 현상을 약화시켜 일산화질소 합성 수치를 상승하게 하는 것이다. 운동선수에게 유익한 일산화질소의 잠재적 효능에 대해서는 뒤에서 다룰 예정이니 참고하기 바란다.

한편, 탱(**Tang, 2011**)의 연구에 따르면, 아르기닌 10g을 경구 섭취했으나 일산화질소 수치 상승이나 근육 동화작용 증가와 같은 결과는 전혀 발견되지 않았다고 한다.

9 아르기닌, 어떻게 섭취해야 할까?

에반스(**Evans, 2004**)에 따르면, L-아르기닌의 최적 섭취량은 약 9g으로 밝혀졌다. 이것은 그 이상 섭취했을 때 나타날 수 있는 부작용 없이 혈장 아르기닌 수치를 상승시켜주는 용량이다. 콜리어(**Collier, 2005**)도 건강한 젊은 남성들을 대상으로 아르기닌 섭취량을 5g, 9g, 13g으로 달리했을 때 나타나는 효과를 비교하는 방법으로 위의 데이터를 검증했다.

아르기닌은 주로 세 가지 형태로 존재한다. 첫 번째는 아르기닌 염산염으로, 가장 오래되었으나 가장 권장되지 않는 형태다. 이 형태로 아르기닌 섭취량을 계산하려면 그 안에 염산염이 20%가 포함되어 있다는 사실을 고려해야 한다. 두 번째는 L-아르기닌으로, 조금 더 개선된 순수 아르기닌 형태다. 아르기닌 염산염보다는 덜하지만 상당한 소화 장애가 생길 위험이 있어서, 특히 공복에 섭취하는 것을 유의해야 한다. 세 번째로 가장 발전된 형태가 OKG(오르니틴-알파-케토글루타레이트)나 AKG(알파-케토글루타레이트) 같은 펩타이드형 아르기닌으로, 이런 형태는 가격은 비싸나 흡수가 잘 된다.

L-시트룰린

여러 연구 결과에 따르면, 시트룰린을 섭취하면 아르기닌을 직접 섭취할 때보다 아르기닌 수치를 더 높일 수 있는 것으로 밝혀졌다. 사실, 아르기닌은 간을 통과할 때 대부분 분해되기 때문이다. 그러나 시트룰린은 그렇지 않다. 시트룰린을 3~6g 섭취하면 혈중 아르기닌 수치가 두 배로 증가한다. 따라서 시트룰린을 섭취하면 운동 수행능력과 운동 중 일산화질소 생성량이 증가하는 결과가 나와야 한다.

하지만 여러 연구에서는 이와 다른 결과가 도출되었다 (Hickner, 2006). 17명에게 시트룰린을 3g 또는 9g 섭취하게 하자, 그중 12명에게서 위약 비교군보다 지구력이 떨어진 것으로 나타났다. 또한 시트룰린을 섭취하자 피로감이 더 두드러지게 느껴졌다. 이처럼 악효과가 나타난 원인은 시트룰린 섭취 그룹의 경우 운동 중에 일산화질소 생성이 억제되었기 때문이다.

시트룰린말산염

이러한 시트룰린의 악효과와 대조를 이루는 연구 결과가 있다. 시트룰린말산염을 사용해서 장기적으로 진행한 연구 결과다. 시트룰린말산염은 말산과 L-시트룰린을 배합한 것이다.

원래 이 배합물은 무기력증이나 쇠약증을 앓고 있는 사람들을 위해 연구 개발되었지만, 건강한 트레이닝된 운동선수들을 대상으로 13일간 하루 12~18g을 섭취하게 하자 지구력이 향상된 것으로 나타났다. 다만, 하루 6g 섭취로는 아무 효과가 없었다. 시트룰린말산염의 주된 효능은 짧은 간격으로 연이어 훈련해야 할 때 그 사이에 회복을 촉진해주는 것이다.

HMB

베타-하이드록시-베타-메틸부티레이트(HMB)는 류신이 분해된 결과로 얻어지는 대사산물이다. 이 아미노산은 우리 몸에서 자연히 소량 생성된다. 우리가 섭취하는

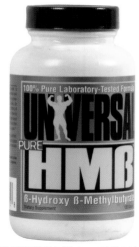

HMB는 류신과 같은 종류이지만, HMB의 중요성에 대해서는 이론의 여지가 많다.

류신의 약 5%가 HMB로 분해된다. 구체적으로 말하자면, 운동을 하지 않는 사람의 경우 HMB 하루 생성량은 0.2~0.4g이다.

류신이 가장 강력한 근육 성장 조절 물질인 것으로 보이지만, 일부 과학자들은 류신의 이런 작용이 간접적이라고 생각한다. 류신이 가장 효과가 가장 높아지는 때는 대사를 통해 분해된 다음이다. 그래서 류신의 효과 중 대부분이 HMB가 만들어 내는 것이라고 추측했다. HMB는 처음에는 동물의 근육량을 늘리는 용도로 사용되어 어느 정도 성공을 거두었다(Van Koevering, 1994). 동물 근육 실험에서는 HMB이 실제로 항이화작용 효과가 있는 것으로 보였다. 특히 오메가3와 함께 섭취했을 때 그 효과가 두드러졌다(Smith, 2004).

최초의 HMB 임상시험 연구 결과는 1996년에 발표되었다. 이 연구에서는 보디빌딩 초보자들에게 3주 또는 7주 훈련 기간에 HMB를 하루 3g 섭취하거나 위약을 섭취하게 했다(Nissen, 1996). HMB 섭취 후 3주가 지나자, 위약 비교군과 비교했을 때 근육의 이화작용을 보여주는 지표가 20~60% 감소했다. 7주가 지나자 HMB 섭취 그룹의 근육 증가량은 2.3kg까지 늘었으나 위약 비교군은 800g에 그쳤다. 근력은 HMB 그룹에서는 13%, 위

약 비교군에서는 8% 증가했다. 하지만 통계적 오차범위를 고려한다면 이 결과는 무의미하다.

다른 몇몇 연구에서는 니센의 연구 결과와 같은 결과가 확인되었지만, 호프만(**Hoffman**, 2004)의 경우는 달랐다. 그의 연구에 따르면, 미식축구선수들이 HMB를 섭취했으나 근육 이화작용이나 근력에 아무런 효과도 나타나지 않았다고 한다. 미식축구선수들을 대상으로 한 또 다른 연구에서도, 한 달간 HMB를 섭취해도 근력이나 근육량은 위약을 섭취한 경우보다 더 늘지 않는 것으로 나타났다(**Ransone**, 2003). 슬래터(**Slater**, 2001)의 연구에서도 6주간 HMB를 섭취한 후 비슷한 결과가 도출되었다.

HMB의 무해성에 관해서는, 91일간 매우 높은 용량의 HMB를 실험용 쥐에게 먹인 결과 어떤 부작용도 발견되지 않았다(**Baxter**, 2005). 트레이닝된 운동선수들의 경우, 6주간 HMB를 하루 3g씩 섭취했으나 가시적인 부작용이나 측정 가능한 부작용은 나타나지 않았다(**Crowe**, 2003).

HMB는 지구력 운동에서 더 유용하게 활용될 수 있을 것이다. 지방산이 연료로 사용하도록 도와서, 근육 내 글리코겐을 아낄 수 있게 해 주는 것으로 보이기 때문이다.

카르노신

카르노신 혹은 베타-알라닐-L-히스티딘은 베타-알라닌과 L-히스티딘, 이 두 아미노산이 결합해서 이루어진 다이펩타이드다. 우리 몸에서 카르노신은 주로 근육에서 발견되지만, 심장과 뇌에도 있다. 아직은 카르노신 보충제가 흔치 않지만, 가까운 시일 내에 널리 보급될 것으로 보인다. 이 아미노산에 관한 연구가 급증하고 있어서 십중팔구 보충제 업계에서 이 좋은 기회를 놓치지 않을 것이기 때문이다.

스즈키(**Suzuki**, 2002)의 연구에 따르면, 남성들의 경우 30초간 스프린트를 한 후 측정한 근력과 근육 내 카르노신 농도 사이에 직접적인 상관관계가 있는 것으로 나타났다 (카르노신 수치가 높을수록 달리기 후 근력이 좋았다).

카르노신의 특성 가운데 운동선수들이 가장 큰 관심을 보이는 부분은 바로 고강도 근육운동으로 만들어진 산을 중화하는 능력이다. 일반적으로 근육 내 젖산이 많아질수록 운동 수행능력이 떨어진다. 카르노신이 산을 중화시키면 피로를 느끼는 시점이 미뤄지는 것이다. 이러한 특성 때문에 1형 근섬유(지근)보다 2형 근섬유(속근)에 카르노신이 평균 2~3배 더 많다(**Mannion**, 1992).

카르노신은 여성보다는 남성의 근육에 약 20% 더 많이 분포한다. 하지만 카르노신 농도는 사람마다 필요량에 맞게 조절된다. 운동을 하지 않는 노령자들이 카르노신 수치가 가장 낮게 나타났고, 근력 운동선수들은 카르노신 농도가 일반인보다 두 배 더 높은 것으로 확인되었다 (**Talon**, 2005). 반면, 동물을 대상으로 한 연구에서는 지구력 훈련을 하면 근육 내 카르노신 수치가 상승하는 것을 방지할 수 있다는 결과가 나왔다.

규칙적인 운동 외에도 혈중 베타-알라닌 수치가 카르노신 농도를 조절하는 것으로 보인다. 히스티딘이 병목현상으로 작용하지 않는 것처럼 보이기 때문에 이것은 카르노신 합성을 제한하는 인자로 생각된다. 한 달 동안 하루 4~6g씩 베타-알라닌 보충제를 섭취했더니 근육 내 카르노신 농도가 약 65% 증가했다(**Harris**, 2005). 한 달 동안

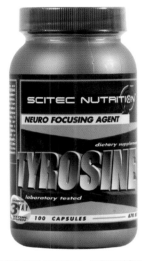

신경전달물질을 조작한다는 것은 꿈같은 일이다.

매일 카르노신 10~16g을 섭취할 때에도 비슷한 결과가 확인되었다. 비교하자면, 상대적으로 카르노신이 풍부한 소고기에도 100g당 124mg 정도만 함유되어 있다.

카르노신은 소화 과정에서 베타-알라닌과 히스티딘으로 분해되어 근육에서 한 번 재생되는 것으로 보인다. 이는 운동이나 보충제 섭취로 농도가 높아지는 크레아틴의 반응 양상과 무척 흡사하다. 아직 연구로 입증되지 않은 부분은 근육 내 카르노신 농도가 상승하면 크레아틴의 경우처럼 근육량을 늘려주는지 여부다.

여러 주요 연구에서는 카르노신이 근력 / 지구력을, 다시 말해 10~15초 이상 되는 최대운동능력을 증진할 수 있는 것으로 입증되는 추세다(**Stout, 2005**). 하지만 모든 연구에서 이런 결과가 확인된 것은 아니다(**Rakes, 2005**). 또한, 카르노신이 근육 수축력에 미치는 카페인의 영향력을 강화할 수 있다는 의견도 있다. 하지만 이런 주장은 아직 평가를 받아야 한다.

최근에는 베타-알라닌을 섭취하지 않아도 근육 강화 운동이 근육 내 카르노신 수치를 높인다는 사실이 밝혀졌다(**De Salles Painelli, 2018**). 그래서 많은 운동선수가 카르노신을 섭취해도 아무런 효과를 느끼지 못하는 것이다. 근육 내 카르노신 수치가 이미 최대치에 있기 때문이다. 따라서 카르노신 보충제를 섭취했을 때 실제로는 근육 비율이 자연적으로 상승하지 않은 사람들에게만 효과가 있다.

주의해야 할 점은 카르노신의 주요 부작용으로 피부에 따끔거리는 증상이 나타날 수 있다는 사실이다. 이런 작용은 일시적인 히스타민 과다로 일어날 수 있다. 따라서 알레르기가 있는 사람들은 이런 보충제 섭취에 유의해야 한다.

L-타이로신

이 아미노산은 운동 수행능력 향상에 매우 중요한 3대 신경전달물질인 도파민, 노르아드레날린, 아드레날린의 전구체 역할을 한다. 근육의 피로는 이런 신경전달물질의 분비가 감소하는 것과 관련되어 있다. 그렇다면 L-타이로신을 섭취하면 이들 신경전달물질의 분비가 감소하는 것을 저지해서 운동 수행능력이 향상될 수 있을까? 이런 가설은 운동선수들의 경우에는 사실로 확인되지 않았다(**Sutton, 2005**).

운동선수들에게 시합 30분 전에 체중 1kg당 타이로신 150mg을 경구 섭취하게 했다. 그러자 2시간 만에 혈중 타이로신 수치가 3배 증가했으나, 타이로신을 섭취한 그룹의 운동 수행능력은 위약 섭취군보다 우월하지 않았다. 이에 반해, 오버트레이닝된 운동선수의 경우에는 타이로신이 유익할 수 있다. 원래 만성 피로는 뇌에서 노르아드레날린 수치가 하락하는 것과 관련되어 있다. 이때 타이로신을 섭취하면 신경전달물질 수치를 다시 정상 수준으로 높이는 데 도움을 주어 피로를 조금 회복할 수 있다. 하지만 이런 제안은 어디까지나 이론적인 것이고 한 번도 입증된 바 없다.

트립토판

지금까지 살펴보았던 아미노산들은 운동 수행능력을 향상시키기 위해 운동 직전에 섭취하는 부스터 종류에 속한다면, 이와 반대로 작용하는 아미노산들도 있다. 트립토판도 그런 아미노산 가운데 하나다.

트립토판은 멜라토닌(수면 유도 호르몬, 5장 참조)의 자연 생성을 촉진한다. 또한 긴장을 완화하는 작용도 하는 식욕 억제 호르몬인 세로토닌의 전구체이기도 하다.

단백질이 부족하거나 저칼로리 다이어트로 인해 트립토판 수치가 떨어지면 수면장애를 악화시킬 위험이 있다. 단백질 섭취가 부족한 남녀 실험 대상자들에게(23~55세) 잠자리에 들기 4시간 전에 트립토판 2.3g을 섭취하게 했다(**Voderholzer, 1998**).

그 결과, 위약과 비교했을 때 트립토판은 수면의 양과 질을 모두 개선했으며, 다음과 같은 현상도 나타났다.

▶ 밤중에 깨는 경우가 35% 줄었다.
▶ 숙면 시간이 22% 늘었다.

▶ 잠에서 깼을 때, 위약 그룹보다 트립토판 그룹이 긴장이 풀리고 더 편안한 기분이라고 했다.

트립토판은 잠자리에 들기 30~60분 전에 섭취하는 것이 좋다. 과일과 함께 먹는 것은 괜찮지만 다른 단백질(고기, 계란 등)은 피하는 게 좋다. 트립토판이 뇌에 도달하는 것을 다른 단백질이 방해할 수 있기 때문이다. 트립토판은 뇌에 도착하면 바로 수면 호르몬으로 변환된다. 트립토판이 멜라토닌과 세로토닌으로 잘 전환될 수 있도록 하기 위해 트립토판을 섭취할 때는 보통 마그네슘과 비타민 B6와 함께 복용한다.

근력 운동 중에 보충제 섭취하기

1 액상형 탄수화물이 근력에 미치는 효과

지구력 운동과 마찬가지로 근력 운동에도 많은 에너지가 필요하다. 탄수화물(당분)은 근력 운동을 할 때 근육의 좋은 연료가 된다.

고강도 운동을 반복하면서도 운동 수행능력이 크게 떨어지지 않게 하려면 근육 내 글리코겐이 특히 중요하다. 따라서 운동 중에 공급하는 영양 보충제는 에너지 공급뿐만 아니라 이화작용이 일어나지 않게 근육을 보호하는 역할도 해야 한다. 이화작용이 일어나는 직접적인 원인은 근섬유를 손상시키는 근육 수축 때문이다. 또한, 간접적인 원인은 근육세포를 분해하는 이화작용 인자(코르티솔, 사이토카인 등)의 분비가 증가한 때문이다.

그렇다면 에너지 음료가 과연 이 이중적인 과제를 해결해줄 수 있을까? 지구력 운동을 할 때 섭취하는 음료도 바로 이런 에너지 음료다. 그런데 운동 중에 섭취한 에너지 음료와 근력 향상에 관한 연구 결과들은 상당히 모순적이다.

운동시간이 60분 미만이면 에너지 음료의 효과는 제한적일 수 있다. 그러나 60분을 넘어서게 되면 탄수화물 음료의 효과가 발휘될 공산이 크다. 그러므로 운동시간은 이런 음료를 섭취할 필요가 있는지 결정하는 중요한 요인이 된다. 운동시간이 길어질수록 근육 내 글리코겐 비축분이 고갈되면서 근육이 다른 곳에서 에너지를 더 끌어 쓸 수밖에 없게 되기 때문이다.

근력 증진을 확인하지 못한 연구들도 운동 중에 탄수화물을 섭취하면 근육 내 글리코겐이 절약된다는 것은 보여준다. 예를 들어 근육 강화 운동을 하는 남성들에게 39분간 훈련하기 전과 훈련하는 중간에 액상형 탄수화물 음료)을 섭취하게 했더니, 근육 내 저장된 글리코겐의 감소량이 반으로 줄어들었다(Haff, 2000).

위약을 섭취했을 때는 26% 감소했던 데 비해, 탄수화물 음료를 섭취했더니 13%만 감소한 것이지만 훈련 중 운동 수행능력은 향상되지 않았다. 그래도 이렇게 조금이나마 에너지 비축분이 적게 고갈되면 운동 후 회복은 더 쉽고 빨라진다. 이런 요인은 매일, 하루에도 몇 차례씩 훈련하는 운동선수들에게 중요하다. 이 경우 에너지 음료의 에너지 효과가 달라질 것이다.

2 탄수화물이 근육량에 미치는 효과

운동하는 동안 탄수화물을 섭취하면 나중에 놀라운 작용이 일어나기도 한다. 남성들을 대상으로 12주간 근육 강화 운동 프로그램을 실시했다(Tarpenning, 2001).

운동시간 40분 동안, 한 그룹은 탄수화물 함유량 6% 용액을, 다른 그룹은 위약을 섭취하게 했다. 탄수화물을 섭취하자, 운동 중 생긴 코르티솔 증가가 크게 억제되었다. 위약 비교군에서는 코르티솔이 82% 증가했지만, 탄수화물 그룹에서는 4% 증가하는 데에 그쳤다. 탄수화물 보충제를 섭취한 경우, 근력은 향상되지 않은 것처럼 보여도 1형 근섬유는 22%나 성장했다. 위약 비교군에서는 겨우 3% 커졌다. 2형 근섬유의 경우, 위약 비교군에서는 아무런 변화도 없었지만, 탄수화물 그룹에서는 21% 증가했다. 두 그룹의 코르티솔 상승에서 보이는 차이는 1형 근섬유 증가 편차의 74%와 2형 근섬유 증가 편차의 53%를 설명한다.

이러한 발견을 잇는 두 번째 연구도 진행되었다. 트레

이닝되지 않은 남성들을 대상으로 12주간 근육 강화 프로그램을 실시했다(**Bird, 2006**). 훈련하는 80분 동안(이 중 60분은 고강도 훈련) 실험 대상자들은 네 그룹으로 나누어 저마다 다음과 같이 보충제를 섭취하게 했다.

▶ 위약
▶ 6% 탄수화물 음료
▶ 필수 아미노산 6g
▶ 탄수화물 + 아미노산

위약 비교군에서는 운동하는 동안 코르티솔 수치가 두 배 증가했다. 아미노산 그룹에서는 이 증가폭이 반으로 줄었다. 탄수화물 그룹이나 탄수화물 + 아미노산 그룹에서는 코르티솔이 증가하지 않았다. 몇 주가 지나면서 코르티솔의 다양한 반응이 약해졌으나 모든 그룹에서 처음과 같은 경향을 유지했다.

코르티솔의 변동은 근육 이화작용 표지와 그에 따른 회복에 영향을 미친다. 근육 강화 운동 후 2일이 지나자, 위약 비교군에서는 코르티솔이 무려 52% 증가했다. 그리고 탄수화물 그룹에서는 5%, 아미노산 그룹에서는 13% 상승했다. 탄수화물 + 아미노산 그룹에서는 코르티솔이 증가하지 않았다. 궁극적으로 이러한 코르티솔 분비의 편차와 근육의 손상은 중요한 결과로 이어진다.

1형 근섬유는

▶ 위약 그룹에서는 7%
▶ 아미노산 그룹에서는 13%
▶ 탄수화물 그룹에서는 18%
▶ 탄수화물 + 아미노산 그룹에서는 23% 증가했다.

2-a형 근섬유량은

▶ 위약 그룹에서는 9%
▶ 탄수화물 그룹에서는 16%
▶ 아미노산 그룹에서는 17%
▶ 탄수화물 + 아미노산 그룹에서는 27% 증가했다.

2-b형 근섬유는

▶ 위약 그룹에서는 7%
▶ 탄수화물 그룹에서는 14%
▶ 아미노산 그룹에서는 18%
▶ 탄수화물 + 아미노산 그룹에서는 20% 증가했다.

건조 중량 증가량은

▶ 위약 그룹에서는 2kg
▶ 탄수화물이나 아미노산 그룹에서는 3kg
▶ 탄수화물 + 아미노산 그룹에서는 4kg을 기록했다.

근력의 경우 탄수화물 + 아미노산 그룹에서 가장 많이 증가했다. 그 원인이 탄수화물이나 아미노산 때문이든, 혹은 둘 다 작용해서든 간에 매주 근력이 증가했다. 반면 위약 비교군에서는 8주차부터는 근력이 증가하지 않았다. 이는 실험 대상자들이 더는 운동량을 감당하지 못하게 되었기 때문일 수도 있다. 즉, 보충제를 섭취하면 운동량을 더 잘 감당할 수 있게 된다.

그런데 이 두 연구에서 실험 대상자들은 훈련 전 4시간 동안 아무것도 먹지 않았다는 것에 주목해야 한다. 이런 여건이라면 에너지 공급 성분을 아주 적은 양만 섭취해도 효과가 크게 나타난다. 하지만 운동선수들에게는 이런 상황은 그다지 현실적이지 않다(그래서도 안 될 것이다). 훈련 전에 배불리 먹으면 보충제의 효능은 당연히 줄어들 것이다. 반면, 훈련시간이 늘어나면 보충제의 효능도 증가한다.

따라서 훈련 직전에 단백질을 섭취했다면 훈련 동안 섭취하는 아미노산의 효력은 그만큼 줄어든다는 것을 기억하자. 반면, 근육 강화 운동을 하는 동안 탄수화물을 섭취하는 것은 여전히 중요하다.

03 운동 수행능력을 조절하는 호르몬

운동을 계속하면 내분비계 전체에도 매우 지대한 영향을 준다. 운동 강도, 지속 시간, 빈도를 조절함으로써 다양한 호르몬 수치를 높이는 동시에 다른 호르몬 수치를 떨어뜨릴 수 있다.

운동선수들은 지구력, 근력, 근육량을 키우기 위해, 이른바 동화작용 호르몬(테스토스테론, IGF, 성장호르몬, 인슐린 등) 분비는 촉진하면서 이화작용 인자(코르티솔, PTH, 마이오스타틴, 사이토카인 등) 생성은 최소화하는 것을 목표로 삼는다. 실제로 동화작용 호르몬과 이화작용 호르몬 사이의 균형이 대부분 신체 회복 속도를 결정한다. 동화작용 호르몬이 강세를 보이면 회복이 빠르고 발전 정도가 크다. 반대로 이화작용 호르몬이 우세하면 회복이 더디고 오버트레이닝이 될 위험이 생긴다.

호르몬 부스터

언뜻, 호르몬을 조절한다는 개념을 접하면 경계심이 생기기 마련이다. 하지만 우리 삶이란 그저 자신의 호르몬 환경을 의식적으로든 무의식적으로든 조절하는 과정에 불과하다는 것을 이해해야 한다. 예를 들어 음식을 먹으면 인슐린 수치를 상승시키고, 먹지 않으면 인슐린 결핍을 유발할 수 있다. 마찬가지로 잠을 자거나 깨는 것도 내분비에 영향을 주게 된다.

동화작용 호르몬

■ 테스토스테론 부스터, 과연 존재할까?

동화작용 호르몬인 테스토스테론은 우리 몸에서 다양한 양으로 자연 생산된다. 테스토스테론이 많이 생산될수록 운동 수행능력이 (근력과 지구력 모두) 향상된다. 회복에도 도움을 주는 테스토스테론은 근육을 생성하는 호르몬이

기도 하다! 많은 보충제가 테스토스테론의 자연 분비를 극대화하겠다는 목표를 내세운다.

시판되는 부스터 제품들은 주로 식물 성분(남가새나 마카 등)으로 이루어졌는데, 이런 성분들이 내세우는 효과는 실제보다 더 과장된 측면이 있다.

한동안 ZMA가 상당한 인기를 누렸다. ZMA는 아연 30㎎과 마그네슘 450㎎에 비타민 B6 10㎎을 배합한 혼합물이다. ZMA라는 명칭은 등록상표인데 많은 업체가 어느 정도 합법적인 범위 안에서 이 명칭을 그대로 사용했다. ZMA에 관한 연구 중에서 가장 먼저 발표된 것이 이 제품을 만든 업체로부터 재정 지원을 받아 진행한 연구다. 그리고 제품 판매를 위한 마케팅에 활용한 것이 바로 이 연구 결과다.

이 연구에서 브릴라(Brilla, 2000)는 미식축구선수들을 대상으로 훈련 기간 8주 동안 ZMA가 어떻게 작용하는지 관찰했다. 그 결과, 혈장 아연 수치가 위약 비교군에서는 4% 낮아진 데 반해 ZMA 그룹에서는 29% 증가한 것으로 나타났다. 마그네슘은 위약 비교군에서는 9% 감소한 반면 ZMA 그룹에서는 6% 증가했다. 테스토스테론 수치는 위약 비교군이 10% 하락을 보인데 비해 ZMA 그룹은 33% 상승을 기록했다. IGF-1 수치의 경우, 위약을 섭취했을 때 21% 감소했으나, ZMA를 섭취했을 때는 3% 증가했다. 근육의 폭발력은 위약 비교군보다(+9%) ZMA 그룹에서(+18%) 두 배 더 빨리 향상되었다.

이러한 연구 결과는 무척이나 놀랍다. 특히 테스토스테론 수치 증가는 혀를 내두를 정도다. 하지만 윌본(Wilborn, 2004)의 연구에서는 이러한 결과가 확인되지 않았다. 규칙적으로 근육 강화 운동을 하는 남성들을 대상으로 8주간 한 그룹은 위약을, 다른 그룹은 ZMA를 섭취하게 했다. 이화작용의 여러 표지에서 수치가 미미하

게 하락한 것만 제외하면 아연, 마그네슘, 테스토스테론, IGF, 근력, 근육량 등 어느 면에서도 ZMA의 효과가 나타나지 않았다.

사실 이러한 결과가 더 실제에 가까운 것으로 보인다. 그러니까 좋게 말해서 ZMA는 비싸게 포장한 아연과 마그네슘 보충제인 셈이다. 이 한두 미네랄의 수치가 낮은 선수들에게는 효과가 있을 수 있으나, 앞의 연구에서 내린 결론처럼 ZMA의 효용성은 극히 제한적이다.

오히려 마늘이나 BCAA가 더 효과적으로 보이지만 실제 적용 범위는 상대적으로 제한되어 있다. 최근 D-아스파르트산(아미노산의 일종)을 베이스로 한 보충제들이 테스토스테론 분비를 촉진하는 용도로 상당히 애용되고 있다. 실제로 동물 대상 실험에서 매일 D-아스파르트산을 섭취하자 테스토스테론 생성이 증가했다(Burrone, 2012).

하지만 사람을 대상으로, 특히 운동선수들을 대상으로 한 데이터는 없는 상황이다. 그러나 아오키(Aoki, 2012)의 연구에 따르면, 운동을 하지 않는 남성들이 피크노제놀® 60㎎ + L-아르기닌 690㎎ + 아스파르트산 552㎎을 베이스로 한 성호르몬 부스터를 8주간 매일 섭취하자 테스토스테론 수치가 약간 상승했다고 한다.

결론적으로 말하자면 강도 높은 운동을 제외하면 테스토스테론 분비를 현저히 증가시킬 수 있는 천연 보충제가 실제로 존재한다고 할 수 없다!

■ 성장호르몬 부스터

GH라 불리는 성장호르몬은 지방 분해 작용을 하는 매우 특이한 펩타이드 호르몬이다. 먼저 성장호르몬은 지방조직의 지방분자를 동원한 다음, 이 지방을 근육과 간에서 에너지로 전환하도록 돕는다.

반면, 근육에 대한 효과는 의견이 분분하다. 영양 공급이 풍부한 상황에서는 근육 생성을 촉진하지만, 영양 공급이 제한된 상황에서는 이런 동화작용 특성을 잃어버리기 때문이다. 성장호르몬 분비를 자극하는 주요 부스터는 아르기닌, 글루타민, BCAA 같은 아미노산이다. 하지만 이들의 잠재적인 기대 효과가 성장호르몬의 증가로 이어지는지에 관해서는 여전히 의문이 남는다.

■ IGF 부스터

성장호르몬이 동화작용을 하는 것은 간과 근육 내 IGF(인슐린유사성장인자) 수치를 상승하게 하는 능력이 있기 때문이다. IGF는 가장 강력한 동화작용 호르몬 중 하나이며, 체내에서 생성되는 호르몬으로서는 가장 강력한 동화작용을 한다. 대체로 고단백의 영양 섭취가 IGF 분비를 촉진한다.

규칙적으로 근육 강화 운동과 심혈관 운동을 하는 젊은 남녀의 경우, 체중 1㎏당 단백질 섭취량을 1.1g에서 2.2g으로 올리자, IGF-1 수치가 더 많이 증가하는 것으로 나타났다(Ballard, 2005). 크레아틴(47쪽 참조)도 근육 내 IGF 조절물질로 작용할 수 있다.

연구에 따르면, 노령층의 경우 14일간 아르기닌 17g을 (아르기닌 아스파르트산염 형태로) 섭취하자 IGF-1 수치와 (근육량 축적을 보여주는) 질소 보유력이 늘어났다(Hurson,1995). 여성의 경우 일주일간 식물성 에스트로겐 80㎎을 섭취했더니 IGF-1과 IGFBP-3 수치가 상승한 것으로 나타났다(Woodside, 2006).

■ 일산화질소(NO) 부스터

일산화질소는 흔히 'NO'로 지칭되는 기체다. 간단히 '산화질소'라고도 한다. 호르몬은 아니지만, 호르몬과 유사한 효과가 있다. 수명이 몇 초밖에 되지 않아서, 세포 특히 근육에서 끊임없이 합성해야 한다.

최근 사람에게서, 특히 근육에서 일산화질소가 발견되면서 일산화질소의 작용을 둘러싼 매우 상반된 연구 결과들이 나오고 있다. 동물 대상 연구와 사람 대상 연구 결과를 모두 고려했을 때 일산화질소가 근육에 미치는 주요 효과는 다음과 같다.

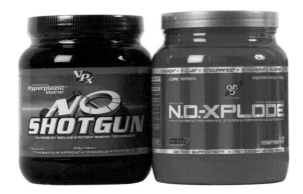

일산화질소, 침실에서만큼 체육관에서도 효과가 있을까?

■ 운동선수를 위한 일산화질소의 긍정적 작용

▶ 휴식 중인 근육에서 일산화질소 생성을 억제하면 단백질 합성 속도가 약 15% 감소한다. 반면, 일산화질소 생성이 늘어나면 동화작용은 매우 제한적으로 증가한다.

▶ 근육이 운동으로 자극될 때, 일산화질소 생성이 억제되면 근비대 반응이 절반으로 감소한다.

▶ 근육이 강하게 자극된 후, 일산화질소는 손상된 근섬유를 재생하는 줄기세포를 활성화하는 데 관여한다.

▶ 일산화질소는 간세포성장인자(또는 HGF) 생성을 작동시키는 데 기여한다. HGF는 줄기세포를 근섬유로 변환하는 것을 촉진하는 호르몬이다.

▶ 장시간 근육을 움직이지 않았을 때 일산화질소가 근육의 회복을 촉진한다.

▶ 일산화질소가 단백뇨 발생률을 낮출 수 있다(129쪽 참조).

▶ 힘줄이 손상되었을 때 일산화질소를 억제하면 조직 재생이 지연되는 반면, 일산화질소를 활성화하면 조직 재생이 촉진된다.

▶ 일산화질소의 주요 작용은 혈관을 죄고 있는 평활근의 긴장을 풀어주는 것이다. 이처럼 혈관이 이완되면 혈액순환이 촉진되어 근육의 산소 처리를 수월하게 해준다. 이러한 혈관 확장 작용은 발기부전 치료에 사용될 수도 있다. 일례로 유명한 파란색 알약 비아그라도 다

름 아닌 일산화질소 부스터 기능을 하는 의약품이다.

▶ 일산화질소 생성이 억제되면 운동선수의 장기적 혈관 적응이 지연된다.

■ 일산화질소의 작용에 대한 상반된 연구들

▶ 사람을 대상으로 한 일부 연구에 따르면, 일산화질소 생성을 인위적으로 증가시키면 근력과 지구력이 증대된다고 한다. 반면, 이와 정반대되는 결과가 나온 연구들도 있다.

▶ 조직 허혈(혈액 공급이 너무 약해서 일시적으로 산소가 결핍된 상태)이 있을 때 일산화질소는 이화작용으로부터 근섬유를 보호할 수 있다. 반면, 일산화질소가 세포 손상에 관여한다는 연구 결과도 있다.

▶ 연구에 따라 일산화질소가 지방 에너지 사용을 촉진한다는 것도 있고, 억제한다는 내용도 있다. 따라서 연구자에 따라 일산화질소가 지방 축적을 감소시키는 데 도움을 준다는 의견도 있고 반대로 증가시킨다는 의견도 있다.

■ 일산화질소의 분해 작용

▶ 일산화질소는 자유라디칼이다. 따라서 조직을 공격해서 산화 스트레스를 일으킨다. 하지만 불확실한 것은 일산화질소가 특정 상황에서는 세포의 생존이나 보존을 촉진하는 반면 다른 경우에는 동일한 세포를 죽일 수 있다.

▶ 때로 일산화질소의 이화작용을 잘 활용하는 경우도 있다. 면역세포 가운데 일부가 병원체를 무력화하는 데에 일산화질소를 이용하는 경우가 그렇다. 그래서 장시간 운동 후에 일산화질소 생성력이 떨어지면 면역계의 효율이 일시적으로 떨어질 수 있다.

▶ 일산화질소는 경련과 근육통 발현을 촉진할 수 있다.

우리 몸속 세포의 수명을 조절하는 모든 요인이 그렇듯 일산화질소의 역할도 매우 복잡한 것으로 보인다. 일

산화질소는 매우 다양한 신체 부위에서 생성되는데, 이런 방법으로 자신이 작용할 영역을 아주 치밀하게 조절한다. 그래서 이처럼 역설적인 효과들이 생겨나는 것 같다.

일산화질소를 촉진하는 주요 부스터는 아르기닌이다. 알바레스의 연구 결과, 근육 강화 운동을 연이어 할 때 중간에 아르기닌 6g을 섭취하면 근육 펌핑이 더 잘 되는 것으로 나타났다(**Alvares**, 2012).

■ 변칙적인 일산화질소 부스터

출시와 동시에 일산화질소 부스터는 운동 전에 섭취하는 보충제 가운데 가장 인기가 많은 제품 중 하나가 되었다. 보디빌더라면 누구나 근육 펌핑이 더 강력하게 되는 느낌을 좋아하기 마련이다. 이런 느낌이 들면 실제와 상관없이 훈련을 잘 하고 있다는 기분이 들기 때문이다.

다른 경쟁 제품과의 차별성을 위해 일부 업체에서는 일산화질소 부스터에 카페인 같은 에너지 부스터를 배합한 제품을 내놓았다. 이처럼 여러 자극제를 배합한 복합물이 점차 큰 성공을 거두자, 말 그대로 중독성이 점점 강해

진 부스터들이 출현했다. 이렇게 해서 예전에 출시되었던 DMAA(디메틸아밀아민)가 다시 무대에 등장하게 되었다.

DMAA는 제라늄 오일에서 추출한 천연 제품이라고 홍보했지만, 크로마토그래피 분석 결과는 정반대였다. 제라늄에는 DMAA 성분이 없으며, '일산화질소 부스터'의 DMAA는 천연이 아니라 화학 성분이라는 것이 밝혀진 것이다(**Zhang**, 2012).

몇 차례 발생한 혈관계 인명 사고(강하게 혈관을 수축시킨)의 원인이 DMAA로 밝혀진 후, 결국 DMAA는 전 세계적으로 금지되었다(**Gee**, 2012). 더군다나 DMAA가 도핑 검사에서 양성반응으로 나온다는 것은 말할 것도 없다(**Vorce**, 2011).

■ 비트의 화려한 귀환

비트나 시금치 같은 채소는 비료 덕분에 질소가 풍부해진 땅에서 질산염을 흡수한다. 채소에 함유된 질산염은 우리 몸에서 일산화질소의 전구체가 된다. 이처럼 점점 많은 연구 결과가 비트 주스를 섭취하면 지구력이 증진되는 것

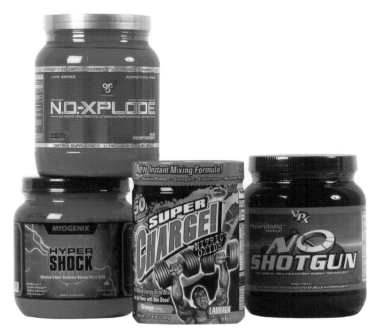

일산화질소는 부스터 최신 유행하는 보충제다.

으로 밝혀지고 있다(Cermak, 2012; Lansley, 2011).

그래도 우리 앞에는 여전히 윤리적 문제가 가로막고 있다. 비트를 먹는 것은 아무것도 아닌 것처럼 보이지만, 질산염을 다량 섭취하는 것은 특히 건강상 문제가 되기 때문이다. 분명 질소 부스터는 스포츠 영양학 분야에서 직접적으로나 간접적으로나 가장 많은 논란의 대상이 되는 영역이다.

침실에서는 질소가 분명 긍정적인 효과가 있더라도 운동선수가 수행능력을 향상하는 데 질소가 필요한지 아닌지는 아직 결론이 나지 않았다. 또한, 일산화질소 부스터로 추정되는 보충제를 섭취할 때는 효능과 위험을 더 잘 따져보는 것이 좋다.

■ 인슐린 부스터

인슐린은 에너지 저장을 담당하는 주요 호르몬이다. 운동 직후가 아니라면 운동선수가 인슐린 분비를 크게 촉진할 필요는 없다. 인슐린에는 동화작용 효과가 있기는 하지만 이런 효과는 근육보다는 지방조직에서 더 잘 나타나기 때문이다.

앞서 1장에서 살펴보았듯, 운동 직후 인슐린 분비가 증가하면 글리코겐을 다시 저장하는 데 도움이 된다. 고분자량의 탄수화물을 사용해서 실시한 연구 결과, 일반적인 탄수화물을 사용해서 얻은 수치 이상으로 인슐린 수치를 증가시키지 않아도 글리코겐 재합성 속도를 두 배로 높일 수 있다고 한다(Piehl Aulin, 2000). 따라서 인슐린이 글리코겐의 유일한 조절장치가 아니므로 과도하게 보충할

혈당 강하 효과가 있는 보충제를 주의하라

훈련 전에 보충제를 섭취하는 목적은 운동 수행능력을 향상하는 데 있다. 그러므로 보충제가 역효과를 내지 않으면, 혈당 강하 효과가 있는 성분에 주의해야 한다. 여러 보충제를 함부로 배합해서 섭취하면 급격한 저혈당까지 초래할 수 있다. 이렇게 되면 운동을 계속할 수 없을 뿐만 아니라 아주 위험한 상태가 될 수도 있다.

물론, 모든 사람에게 저혈당이 쉽게 오는 것은 아니다. 이런 위험은 운동선수들 가운데 소수에만 해당한다. 반면 저칼로리 식단을 따르고 있다면 저혈당 발생 가능성이 크게 높아진다. 따라서 이런 문제를 일으킬 수 있는 보충제가 어떤 것인지 알아두는 것이 중요하다.

▶ **액상형 탄수화물(탄수화물 음료)**: 특히 갑자기 많은 양을 섭취하면 위험하다. 저혈당 위험을 줄이려면 한 모금씩 마셔서 천천히 나눠 마시는 게 좋다.

▶ **유청 단백질**: 특히 가수분해 유청이 문제를 일으킬 가능성이 크며, 분리 유청은 조금 덜 하다.

▶ **리보스**(111쪽 참조): 몇 g 이상 섭취해도 심각한 저혈당을 유발할 수 있다.

▶ **카르니틴**: 한 번에 몇 g을 섭취하면 혈당이 떨어진다.

▶ **BCAA와 아르기닌**: 인슐린 분비를 촉진해서 혈당을 떨어뜨린다.

▶ **크레아틴**: 혈당 강하 효과는 매우 미약하다. 적당한 양을 단독으로 섭취하면 문제가 생기지 않는다. 반면, 앞서 언급한 보충제들과 함께 섭취하면 위험을 높일 수밖에 없다.

칼벳(Calbet, 2002)의 연구를 보면, 저혈당의 함정을 특히 잘 알 수 있다. 건강한 청년 6명을 대상으로 가수분해 유청 18g + 포도당 25g을 마시게 했다. 복용 1시간 후, 4명이 거의 저혈당 상태가 되었다. 나머지 2명은 일시적 저혈당 상태가 되었으나 이를 인식하지 못했다.

바로 여기에 단백질로 인한 저혈당의 함정이 도사리고 있다. 운동을 해도 이유 없이 얼굴이 상기되지 않는 것만 제외하면, 저혈당이 와도 모르고 넘어가는 것이다! 그런데 유청에다가 앞서 열거한 보충제들을 더하게 되면 그만큼 저혈당 위험이 커진다.

만일 이런 증상이 있는 것 같다면, 운동 전에 유청이나 위에서 언급한 보충제들보다는 카세인을 섭취하기 바란다. 이렇게 하면 저혈당 위험을 크게 낮출 수 있다.

필요가 없다.

황산바나듐은 인슐린의 일부 효과, 특히 근육에 미치는 효과를 모방한 미네랄이다. 이론상으로 바나듐은 운동 후 근육의 에너지 회복을 촉진할 수 있어야 한다. 그러나 기대와는 달리 바나듐은 아미노산이나 근육 단백질 합성 속도에는 작용하지 않는다. 아마 이런 이유로 운동선수들에게서는 바나듐이 실질적인 효과를 나타내지 않는 것 같다.

반면, 12주간 근육 강화 운동과 병행으로 체중 1kg당 황산바나듐 0.5mg을 매일 섭취했더니 오히려 혼란스러운 결과가 나타났다(Fawcett, 1996). 처음에는 바나듐이 지방 증가를 촉진하는 것처럼 보였다. 인슐린 수치가 올라가도 혈당 수치가 감소하는 대신 10% 증가했다. 이는 바나듐이 근육의 인슐린 감수성을 높이는 대신 떨어뜨린다고 추정할 수 있다.

또한, 바나듐을 섭취군의 20%는 운동하는 훈련 중과 훈련 후 비정상적인 피로를 느꼈다. 따라서 이 미네랄의 잠재적인 독성과 위약보다 근육량을 더 늘리지 않는다는 사실을 감안하면, 복용을 권장하지 않는다.

이화작용 호르몬

■ 코르티솔 억제제

코르티솔은 일종의 스트레스 호르몬이다. 근육 분해를 촉진해서 근육이 커지는 것을 방해한다. 코르티솔의 작용 메커니즘 가운데 하나가 마이오스타틴 수치를 높이는 것이다(아래 내용 참조).

버드의 연구에 따르면, 운동을 하지 않는 젊은 남성들을 대상으로 60분간 근육 강화 운동을 하게 하자 코르티솔 수치가 두 배로 증가하는 것으로 나타났다(Bird, 2006). 그런데 운동 중에 탄수화물 음료를 섭취했더니 코르티솔 수치 상승이 약 25% 억제되었다. 포스파티딜세린과 비타민 C도 운동 중 나타나는 코르티솔 상승을 감소시킬 수 있다. 운동 수행능력이 향상되는지 여부는 아직 확인되지 않았다.

카페인이 코르티솔 수치에 미치는 영향에 대해서는 여전히 논란의 여지가 많다. 어떤 연구에서는 카페인이 운동 시 코르티솔 분비를 감소시킨다고 하지만(Paton, 2010), 또 어떤 연구에서는 반대로 카페인이 운동 중에 코르티솔 합성을 증가시킨다고 주장한다(Beaven, 2008). 하지만 두 연구 모두 한 가지 사실에 대해서는 의견이 일치한다. 카페인으로 인해 운동 강도가 높아질수록 테스토스테론 생성이 증가한다는 것이다.

■ 마이오스타틴 억제제

마이오스타틴을 발견한 것은 상당히 최근의 일이다. 마이오스타틴은 근육 성장을 막는 호르몬으로, 동화작용을 억제한다. 근육에서 마이오스타틴을 생성하지 않는 동물들은 덩치가 예외적으로 크다. 지금까지 확인된 바에 따르면 마이오스타틴이 생성되지 않는 사람은 단 한 명뿐인데, 어린 소년임에도 나이에 비해 믿을 수 없을 만큼 근육이 발달했다.

마이오스타틴은 근육 발달을 가로막는 커다란 장애물이다. 근육에서는 마이오스타틴만 생성되는 것이 아니라, 이 호르몬의 부정적 활동을 차단할 수 있는 물질(예를 들어 폴리스타틴)도 만들어진다. 마찬가지로 마이오스타틴의 해로운 작용을 감소시킬 수 있는 차단제 의약품도 존재한다. 이런 상황에서 천연 '억제제'가 보충제로 상업화되었다.

이런 종류에 속하는 대표주자가 바로 *시스토세이라 카나리엔시스*Cystoseira canariensis다. 이 해초 추출물은 마이오스타틴 수용체를 활성화하지 않고 거기에 달라붙어 있을 수 있다. 이렇게 해서 마이오스타틴이 수용체에 접근하는 것이 차단된다(Ramazanov, 2003). 그러면 이론상 운동선수의 근육 성장이 가속화된다.

윌러비(Willoughby, 2004)는 운동을 하지 않는 남성들을 대상으로 12주간 이 마이오스타틴 차단제의 효능을 테스트했다. 그 결과, 시간이 지남에 따라 마이오스타틴 수치가 상승하는 것으로 나타났다. 또한 실험실에서는 *시스*

토세이라 카나리엔시스가 마이오스타틴 수용체에 잘 붙어 있을 수 있는 것을 확인했다. 하지만 매일 1.2g씩 이 해초를 섭취해도 근육 증가, 근력 증대, 지방 감소의 효과는 위약을 섭취한 경우와 같았다. 따라서 *시스토세이라 카나리엔시스*는 효과가 없는 것으로 보인다. 제약업계에서는 실험실에서는 기적을 낳을 것처럼 보이는 성분이 실제로는 효과가 없는 것으로 드러나는 경우가 많다는 사실을 잘 알고 있다. 위 논문의 저자도 *시스토세이라 카나리엔시스*가 우리 몸에서 생성되는 마이오스타틴 천연 억제제를 비활성화할 수 있는 것으로 보인다고 지적했다. 이렇게 되면 자칫 이 해초의 효능이 자동으로 무효가 될 수 있다.

단백질을 섭취하면 마이오스타틴 수치에 막대한 영향을 주게 된다. 연구 결과, 운동을 하지 않는 사람들이 필수 아미노산 10g을 섭취하자 마이오스타틴 수치가 낮아지는 것을 확인했다(**Drummond, 2009**).

큔케는 예비 연구를 통해 운동선수가 근육 강화 운동을 하는 날에 단백질 섭취량을 두 배로 늘릴 경우 그 효과를 분석했다(**Kühnke, 2006**). 이처럼 단백질 공급이 늘어나자, 위약을 공급한 경우보다 운동이 끝나고 이틀 후 마이오스타틴 수치 하락이 오래 지속되었다.

이와 달리, 헐미의 연구에서는 단백질 섭취로 인해 근육 강화 운동 후 마이오스타틴 수치가 더 적게 감소했다(**Hulmi, 2009**). 따라서 단백질이 마이오스타틴 분비에 미치는 영향은 아직 더 연구되어야 한다.

■ PTH 억제제

상피소체호르몬(PTH)은 무엇보다도 골량을 조절하는 호르몬이다. 사람들은 운동이 상피소체호르몬 분비에 거의 영향을 주지 않는 것이라고 오랫동안 생각했다. 그러나 상피소체호르몬 측정기술이 발전하면서 지구력 운동과 근력 운동이 상피소체호르몬 분비를 상당한 비율로 증가시킨다는 사실을 알게 되었다.

그런데 상피소체호르몬은 근육을 손상하고 근육 내 에너지를 감소시키는 경향이 있다. 달리 말하면, 회복과 발전 속도를 늦춘다는 것이다. 또한, 지방도 축적하는 경향을 보인다. 규칙적으로 칼슘과 마그네슘을 섭취하면, 운동 때문에 상피소체호르몬이 큰 폭으로 변하는 것을 예방할 수 있다.

■ 사이토카인 억제제

사이토카인은 운동하는 동안과 운동 후에 만들어지는 면역세포다. 사이토카인이 과잉 생산되면 근육 손상이 크게 생긴다. 그러면 회복이 지연되고 일시적으로 면역 폭풍이 일어날 수 있다.

운동 중에 탄수화물을 섭취하고 생선 기름(오메가3)을 규칙적으로 섭취하면 사이토카인이 유발하는 피해를 제한할 수 있다.

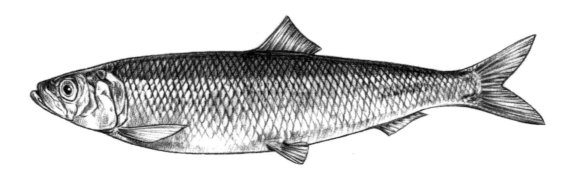

청어에 함유된 지방은 오메가3가 풍부하다.

ATP 부스터

근력은 근육이 세포 내 에너지, 즉 ATP(아데노신 3인산)를 효과적으로 합성하는 능력에 따라 크게 좌우된다. ATP 분자의 수명은 매우 짧아서 1분이 채 되지 않는다. 그래서 세포에서는 끊임없이 새로운 ATP를 합성해야만 한다. 휴식 상태에 있는 남성의 경우, 24시간당 약 40kg의 ATP를 소모한다.

고강도 운동을 하면 근육 내 ATP 수치가 즉각적으로 떨어진다. 근육은 몇 분에서 몇십 분 정도가 지나면 ATP 수치가 정상으로 회복된다. 그러나 오버트레이닝한 사람들은 ATP 수치가 정상보다 낮은 상태로 지속될 수 있다. 이렇게 되면 회복과 재생 과정이 필연적으로 방해받게 된다.

> ⚠ 운동을 할 때 ATP 소모량은 분당 500g에 달할 수 있다.

ATP 수치가 조금만 떨어져도 그 즉시 근육 내 동화작용 과정이 약화하는 결과로 이어진다. 이렇게 ATP 수치를 떨어뜨리는 목적은 ATP를 아끼기 위해서다. 동화작용에는 ATP가 많이 소모되기 때문이다. ATP 수치가 낮아지면 근육 내 이화작용도 촉진할 수 있다. 근육의 미세 외상은 운동 후 며칠간 ATP 수치를 낮은 수준에 머물게 하는 원인으로 밝혀졌다.

> ⚠ 빠른 회복과 근력 성장을 원한다면 다양한 ATP 부스터를 활용할 수 있다. 그중 으뜸은 단연 크레아틴이다.

크레아틴

1 크레아틴의 역사

체중과 근육량, 근력을 신속하게 늘리고자 할 때, 현재 가장 효과적인 보충제로 크레아틴이 꼽힐 것이다. 개를 대상으로 한 실험 결과, 크레아틴을 경구 섭취하면 질소 보유력(근육 내 단백질 축적량을 반영하는 표지)이 생기고 체중이 증가하는 것으로 밝혀졌다(**Benedict**, 1923). 크레아틴 섭취를 중단하면 체중이 서서히 줄어든다.

샤뉘탱에 의해 현대적인 크레아틴 섭취법의 기반이 수립되었다(**Chanutin**, 1926). 그의 연구 결과, 일주일간 크레아틴 10g을 경구 섭취하면 근육 내 크레아틴 저장량을 포화상태로 채울 수 있는 것으로 밝혀졌다. 이는 체중이 증가하는 결과를 낳는다. 이 결과를 바탕으로 샤뉘탱은 크레아틴이 인체에서 동화작용을 일으킨다는 결론을 도출했다.

젊은 남성들을 대상으로 크레아틴을 경구 섭취하면 질소 보유력이 촉진된다(**Crim**, 1975). 또한, 아르기닌 + 글리신(크레아틴의 전구체 역할을 하는 두 가지 아미노산)을 섭취하면 크레아틴 합성과 질소 보유력을 동시에 촉진한다는 사실도 밝혔다. 이러한 발견은 아르기닌과 글리신을 섭취해서 크레아틴 보충제와 같은 작용을 재현할 수 있다는 것을 보여준다. 이것은 크레아틴을 직접 섭취하는 걸 꺼리는 운동선수들이 관심을 보일만 한 내용이다.

같은 시기의 연구에서 실험실 연구를 통해 근육조직에 크레아틴이 동화작용을 한다는 것을 밝혀냈다(**Ingwall**, 1974). 그러나 이 연구 결과는 이후 실시된 다른 모든 연구에서 검증되지는 않았다. 최근 들어 근육 줄기세포에 크레아틴이 촉진 작용을 하는 것이 입증되었다.(**Vierck**, 2003).

2 크레아틴, 어떻게 근육량을 조절하는가?

규칙적으로 크레아틴을 섭취했을 때 근육량이 어떻게 증가하는지는 여러 가지 작용 메커니즘으로 설명할 수 있다. 이 가운데 몇 가지를 소개한다.

▶ 크레아틴은 일단 근육에 도달하면 세포로 수분을 끌어들인다. 이 때문에 일각에서는 크레아틴에 의한 체중 증가는 단순히 수분 보유력이 높아졌기 때문이라고 주장하기도 한다. 그러나 이런 결론은 조금 성급해 보인다. 특히나 글루타민의 예에서 보듯, 세포의 수분 공급

상태가 단백질 합성 속도에 영향을 주기 때문이다. 세포에 수분 공급이 잘 되면 단백질 합성 속도가 촉진된다.

▶ 크레아틴은 근육 내 에너지원 가운데 하나인 글리코겐의 세포 내 저장을 촉진한다.

▶ 크레아틴은 근육 안에서 생성되는 동화작용 호르몬인 IGF-1(인슐린유사성장인자-1)과 MGF(기계적 성장인자) 분비를 증가시킨다. 이러한 촉진 작용은 크레아틴이 근육 줄기세포에 긍정적 효과를 미치는 것으로 설명할 수 있다.

▶ 근육의 동화작용에는 많은 ATP가 필요하다. 운동을 하는 동안 세포의 에너지 수준이 낮으면 동화작용 전 과정이 대기 상태에 들어간다. 휴식과 영양 섭취만 하는 것보다 크레아틴을 보충하면 더 건강하게 동화 과정을 활성화할 수 있다.

▶ 크레아틴은 무엇보다 항산화 작용을 해서 근육세포가 분해되지 않도록 보호해준다.

▶ 크레아틴은 근력을 증진시켜 운동 강도와 효율을 높여준다.

3 운동 & 크레아틴의 시너지 효과

브랜논(Brannon, 1997)은 근력 운동과 크레아틴 사이에 존재하는 시너지 효과를 입증했다. 쥐를 대상으로 한 실험에서 4주간 한 그룹은 크레아틴을, 다른 그룹은 위약을 먹게 했다. 그런 다음, 주로 속근섬유로 구성된 근육(근력 운동에 사용하는 근육)과 지근섬유로 구성된 근육(지구력 운동에 사용하는 근육)의 건조 중량을 크레아틴 섭취 전과 후로 비교했다. 그러면서 실험용 쥐 가운데 일부는 운동을 하게 했고, 일부는 운동을 하지 않고 가만히 있게 했다.

지구력 근육의 둘레를 비교한 결과, 크레아틴 효과나 운동 효과는 전혀 나타나지 않았다. 반면, 근력 근육에 대해서는 다양한 결과가 나왔다. 크레아틴 섭취만 한 경우, 근육의 건조 중량에 거의 영향을 주지 않았다. 운동만 한 경우, 이 근육의 건조 중량이 5% 증가했다. 크레아틴 + 운동을 동시에 적용한 경우에는 건조 중량이 10% 증가했다.

운동과 크레아틴 효과가 서로 결합한 것이다. 이러한 결과는 근육에서 수분을 제외한 건조 중량만을 고려한 것이기 때문에, 이를 통해 근육량 증가가 단순히 수분 보유력이 높아진 때문이 아니라는 사실을 알 수 있다.

이러한 시너지 효과는 운동 수행능력에서도 발견되었다. 다만 이런 긍정적인 결과가 나왔더라도, 지근 섬유가 크레아틴 효과에 대한 감수성이 거의 없는 것 같다는 사실을 간과해서는 안 된다. 앞으로 살펴보겠지만, 이러한 선별적인 작용은 인체에서도 부분적으로 확인되었다.

트레이닝되지 않은 남성들을 대상으로 근육 강화 프로그램과 함께 크레아틴을 매일 섭취하게 했더니(1주간 24g, 이후 15주간 6g) 4주 만에 위성세포 수가 110% 증가했다 (Olsen, 2006). 반면, 똑같이 근육 강화 프로그램을 따랐으나 위약을 섭취한 경우에는 이 줄기세포에 어떤 자극 작용도 생기지 않았다.

이런 결과를 보면, 위약 비교군에서 첫 4주 동안은 근육량이 급속히 증가하다가 나머지 기간에는 정체된 이유를 알 수 있다. 이와 비교하자면, 크레아틴 그룹도 첫 4주 동안은 위약 비교군만큼 근육량이 증가했다(근섬유 둘레가 +13% 늘었다). 하지만 새로운 위성세포가 축적되면서 연구가 진행된 16주 내내 계속해서 근육이 성장할 수 있었다. 위약 비교군의 경우, 근섬유 전구체(위성세포) 비축분의 부족으로 장기적인 근육 증가가 일어나지 못한 것이다. 따라서 크레아틴은 심층적인 작용을 해서 위약보다 안정적이고 지속적인 발전을 유지할 수 있게 해준다.

4 모두가 크레아틴에 반응하는 것은 아니다

크레아틴의 작용이 명백하게 나타나려면 크레아틴 + 크레아틴인산의 공동 증가량이 건조 근육 1kg당 최소 20mmol 이상 되어야 한다. 크레아틴 / 크레아틴인산의 상승 속도는 개인에 따라 다르다. 어떤 사람들은 이 20mmol 한계선을 크레아틴 섭취 5일 만에 넘어서지만, 누구나 그런 것은 아니다. 그런데 많은 수의 크레아틴 관련 연구 기간이 일주일이 채 되지 않는다. 크레아틴의 단기 작용에 관

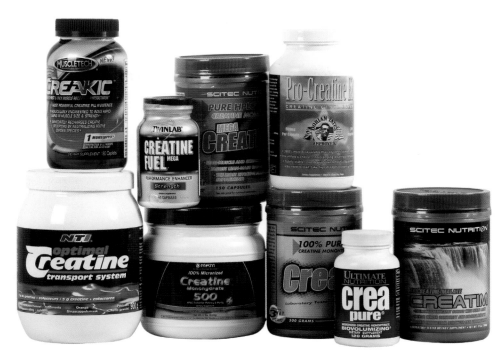

크레아틴을 둘러싼 논란은 합당한 걸까?

해 너무도 상반된 결과들이 나온 이유가 바로 이 때문으로 보인다.

여성은 남성보다 크레아틴에 대한 감수성이 부족한(덜 민감한) 것으로 보인다(**Tarnopolsky**, 2000). 마찬가지로 이 감수성(민감도)은 나이가 들면서 점차 약해진다. 예를 들어, 하루 20g씩 크레아틴을 5일간 섭취하자, 24세 청년 그룹에서는 근육 내 크레아틴인산이 평균 35% 증가했지만, 70세 남성 그룹에서는 7% 증가하는 데 그쳤다(**Rawson**, 2002).

크레아틴을 섭취한 사람들 가운데 약 25~30%가 크레아틴 효과에 대한 감수성이 없는 것으로 나타났다. 크레아틴에 잘 반응하는 사람들과 둔감한 사람들의 기준 유형을 만들기 위한 연구를 진행했다(**Syrotuik**, 2004).

5일간 매일 약 20g을 섭취하게 하자, 세 가지 반응 유형이 나타났다. 완전히 무감각한 사람들로 이루어진 1그룹은 크레아틴 + 크레아틴인산 수치가 거의 변동 없이 근육 1kg당 +5mmol 증가하는 것으로 기록되었다. 2그룹은 1kg 당 15mmol 증가하면서 서서히 반응하기 시작하는 것처럼 보였다. 그래도 20mmol의 한계선은 넘어서지 못했다. 3그룹은 +29mmol 상승하면서 매우 큰 반응을 보였다.

다양한 실험 대상자들을 분석한 결과, 근육이 주로 1형 근섬유(지근섬유)로 이루어져 있을수록 크레아틴에 대한 반응이 적었다. 반면, 근육이 2형 근섬유(속근섬유)로 이루어져 있을수록 크레아틴 효과가 더 많이 나타났다.

또한 반응이 크게 나타난 사람들은 연구 시작 전에 근육이 가장 많이 발달해 있었던 사람들이었다. 2형 근섬유 크기의 증가율은 크레아틴에 대한 감수성이 덜한 사람들보다 크레아틴에 잘 반응하는 사람들이 10~20배 높게 나타났다.

크레아틴 감수성이 부족한 사람들의 경우, 5일간 허벅지 근력이 거의 향상되지 않은 것과 마찬가지로 근육 성장도 보잘것없었다. 이들의 경우 고작 +2kg 증가한 데 반해, 크레아틴 반응이 높은 사람들의 경우에는 무려 +25kg이나 증가했다. 반면, 상체(가슴) 근육은 세 그룹

중 어느 그룹에서도 증가하지 않은 것으로 나타났다.

위의 자료를 바탕으로 추론한 결과, 크레아틴에 대한 반응도가 높은 이상적인 유형은 지구력 종목보다는 근력 종목에 더 적합한 사람의 프로필이다. 이런 사람은 이미 평균 이상으로 근육이 발달해 있으며 운동 초보자도 아니다.

5 크레아틴은 어떻게 근력을 제공하는가?

근육 수축에 꼭 필요한 세포 내 에너지는 주로 ATP에서 나온다. ATP 분자는 아데노신에 인산(인산염, 인산기) 3개가 달린 형태로 구성되어 있다. 그래서 아데노신 3인산이라고도 한다. 근육을 수축하는데 필요한 에너지는 ATP에서 인산염 한 개를 잃을 때 방출된다. 그러면서 ATP는 ADP(아데노신 2인산)로 변환된다.

ADP가 다시 활성이 되려면 반드시 인산염 한 개를 찾아서 다시 ATP로 변환되어야 한다. 이 역할을 할 인산을 바로 크레아틴인산이 제공하게 된다. ATP를 재합성하기 위해 크레아틴인산은 자신의 인산을 방출하면서 크레아틴이 된다. 바로 이러한 이유로 **근육운동을 하면 크레아틴 수치가 상승하고 크레아틴인산 수치가 하락하는** 것이다.

근육에 크레아틴인산이 부족해지면 ADP가 다량으로 축적된다. 여러 연구 결과 ADP는 근섬유가 강하게 수축하지 못하도록 저지하는 것으로 밝혀졌다. ADP가 신속히 ATP로 다시 변환되지 않으면 피로 매개체가 된다. 다수의 의학 연구 결과, 고강도 운동을 하는 동안 근육 내 크레아틴인산 저장량이 ATP 수치보다 더 많이 감소하는 것으로 나타났다. 이를 에너지 측면에서 보면 ATP가 아니라 오히려 크레아틴인산이 0에 가깝게 소멸되어 근력을 제한하는 것이다.

히르보넨의 연구 결과가 이런 현상이 뚜렷이 입증한다 (**Hirvonen**, 1992). 트레이닝된 단거리 주자들에게 400m 를 최대한 빨리 달리게 했다. 다시 말해 약 50초간 전력 질

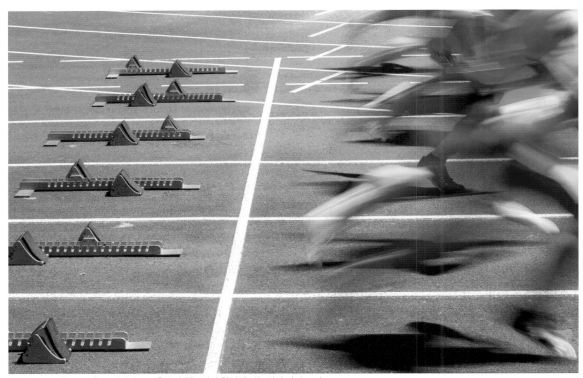

파워가 요구되는 종목은 크레아틴으로 운동 수행능력이 향상될 가능성이 가장 크다.

주를 시킨 것이다. 전력 질주 직후 이들의 허벅지 근육 내 ATP 수치가 27%, 크레아틴인산 수치가 90% 감소했다.

이런 결과를 바탕으로 내린 결론은, 피로가 ATP 부족 때문에 생기는 것이 아니라 크레아틴인산 비축분이 떨어졌을 때 생긴다는 것이다. 이후 크레아틴인산 수치가 운동 전 수준으로 다시 올라가려면 5분 이상 기다려야 한다. 크레아틴인산이 일부만 회복될 경우 간격을 두지 않고 연이어 고강도 운동을 했을 때 운동 수행능력 저하로 이어지는 요인이 된다.

근육 내 크레아틴인산 저장량을 늘리려면 크레아틴인산을 섭취하는 것이 이상적인 방법임은 분명하다. 그러나 안타깝게도 경구 섭취된 크레아틴인산은 소화과정에서 분해된다. 따라서 이 문제를 해결할 방법은 크레아틴인산 대신 크레아틴을 섭취하는 것이다. 근육 내 크레아틴 저장량의 약 66%가 크레아틴인산 형태로 존재한다.

이렇게 섭취한 크레아틴 보충제는 근육에서 다음과 같은 네 가지 역할을 하게 된다.

▶ 크레아틴인산 저장량을 늘려 그만큼 피로감이 늦게 나타나도록 지연시킨다.
▶ 운동이 반복될 때, 크레아틴은 ATP 분해 속도를 늦춘다. 그러면 근육은 근력에 나쁜 영향을 주지 않고도 ATP를 절약할 수 있다.
▶ 크레아틴은 휴지기 중에 ATP 합성 속도를 높일 수 있다.
▶ ADP 소멸이 촉진된다.

고강도 운동이 10초 이상 이어지는 동시에 제한된 휴식시간을 사이에 두고 여러 차례 반복될 때, 위와 같은 크레아틴의 효능이 더 명백하게 나타난다. 이 경우, **근육에 크레아틴이 많을수록 그 근육의 운동 수행능력이 뛰어나다고** 할 수 있다.

⑥ 크레아틴의 폭넓은 효능

크레아틴을 이용한 근육과 근력 발달에 관한 연구는 수십 가지가 있다. 그런데 어떤 연구들은 크레아틴 섭취 후 근육량이 증가했다는 결과를 보여주는 반면, 또 어떤 연구들은 반대 결과를 내놓는다. 이렇게 상반된 결과가 나타나는 것은 실험 대상자들의 프로필, 적용한 운동 유형, 실험 시간 등이 다르기 때문이다.

여기서 관련된 연구들을 일일이 나열하면 너무 지루해질 수 있다. 따라서 크레아틴 섭취 시 마땅히 기대할 수 있는 효과를 일목요연하게 잘 보여주는 대표적이면서도 완전한 연구를 소개한다(Volek, 1999).

이 연구에서는 근육 강화 운동을 하는 젊은 남성들을 대상으로 12주간 한 그룹은 크레아틴을, 다른 그룹은 위약을 섭취하게 했다.

크레아틴 섭취 기록은 다음과 같다.

▶ 일주일간 하루 25g씩 '충전'을 위해 복용
▶ 이후 11주 동안 '유지'를 위해 하루 5g씩 섭취

충전기에는 근육 내 크레아틴 수치가 평균 22% 증가했다. 그 후 감소하는 경향을 보이더니 연구 끝 무렵에는 +10% 증가를 기록했다. 크레아틴 충전으로 인해 크레아틴 자가 생산량이 감소하고 크레아틴을 근육으로 운반하는 관의 활동이 위축되었을 가능성이 있다.

12주 후의 결과는 다음과 같다.

▶ 건조 중량이 위약 비교군에서는 2.1kg 증가한 데 반해, 크레아틴 그룹에서는 4.3kg 증가했다.
▶ 두 그룹 모두 지방량이 1kg 가까이 늘었다.
▶ 총 체중은 위약 비교군에서는 3kg, 크레아틴 그룹에서는 5kg 이상 증가했다.
▶ 1형 근섬유 사이즈는 위약 비교군에서는 11%, 크레아틴 그룹에서는 35% 성장했다.
▶ 2-a형 근섬유는 위약 비교군에서는 15%, 크레아틴 그룹에서는 36% 늘어났다.

▶ 2-ab형 근섬유는 위약 비교군에서는 6%, 크레아틴 그룹에서는 35% 비대해졌다.

▶ 2-b형 근섬유도 두 그룹 사이의 성장률 차이는 실제로 위와 거의 같았다.

▶ 크레아틴은 근육 내 다양한 근섬유의 분포에는 영향을 주지 않았다.

▶ 허벅지 최대 근력은 위약 비교군에서는 26kg, 크레아틴 그룹에서는 34kg 증가했다.

▶ 상체(가슴) 근력은 위약 비교군에서는 15kg, 크레아틴 그룹에서는 22kg 늘었다.

7 운동과 크레아틴 수치

체내 크레아틴의 95%는 근육에 존재한다. 건조 근육에는 크레아틴이 1kg당 약 125mmol 포함되어 있다. 그러니까 체중이 70kg인 사람에게는 크레아틴이 120g 있다는 말이다.

운동을 하지 않는 사람은 자신이 보유한 크레아틴의 약 2%를 매일 새로 재생해야 한다. 이는 2g 정도에 해당하는 양이다. 이 필요량의 절반은 붉은색 고기처럼 음식으로 직접 충당된다. 붉은색 고기는 250g당 약 1g의 크레아틴을 공급한다. 나머지 절반은 크레아틴 전구체인 3개의 아미노산(아르기닌, 글리신, 메티오닌)으로부터 체내 합성되어 만들어진다. 채식주의자처럼 크레아틴과 크레아틴 전구체를 거의 섭취하지 않는 사람들의 경우, 근육 내 크레아틴 농도가 평균보다 약 10% 낮다.

트레이닝된 운동선수들은 운동 종목에 따라서도 크레아틴 수치가 매우 다양하다. 운동을 하지 않는 사람들과 비교했을 때

▶ 장거리 달리기 선수들의 근육 내 총 크레아틴 수치는 11% 낮다.

▶ 중거리 달리기 선수들은 6% 낮다.

▶ 단거리 달리기 선수들은 6% 높다.

▶ 경륜 선수들은 15% 높다.

근력 운동선수들의 경우에는 보충제를 섭취하지 않아도 근육에 크레아틴이 서서히 채워진다. 운동을 하지 않는 사람들의 경우에는, 크레아틴 일수화물(크레아틴 모노하이드레이트)를 하루 20g씩 5일간 섭취하면 근육 내 크레아틴 수치를 경륜 선수의 크레아틴 수치까지 높일 수 있다.

8 운동선수들의 크레아틴 필요량은 더 높을까?

운동선수라면 일반인보다 음식을 많이 먹고, 특히 단백질을 많이 섭취하며 잠도 많이 잔다는 것이 일반적인 통념이다. 그렇다면 크레아틴 필요량은 어떨까?

다음의 6가지 요인이 운동선수들에게는 크레아틴이 더 많이 필요하다는 것을 보여준다.

▶ 근력 운동선수들은 다른 사람들보다 근육 안에 크레아틴을 더 많이 저장한다. 이 저장량을 유지하기 위해서만도 더 많은 크레아틴을 필요로 한다.

▶ 근력 운동선수들의 근육량은 운동을 하지 않는 사람들보다 대체로 많다. 아니, 매우 많다. 당연히 크레아틴 필요량도 많을 수밖에 없다.

▶ 근력운동은 집중적으로 하기 때문에 총 크레아틴 수치를 떨어뜨린다. 그러므로 과도하게 사용된 크레아틴을 보충해야 한다.

▶ 지구력 운동선수들의 크레아틴 농도는 평균보다 훨씬 낮다. 이는 영양 공급으로 보충되지 않아 필요량이 증가했음을 시사한다. 그런데 앞서 살펴보았듯 크레아틴은 지구력의 일부 측면을 증대시킬 수 있다.

▶ 보충제 섭취로 확실한 효과를 보려면, 근육 내 크레아틴 수치가 최소 20mmol은 높아져야 한다. 그러면 크레아틴 수치가 건조 근육 1kg당 145mmol이 된다. 그런데 근육은 1kg당 최소 160mmol의 크레아틴을 저장할 수 있는 것으로 보인다. 심지어 경륜 선수들도 크레아틴 수치가 초고 범위의 아래쪽에 위치한다. 따라서 최적의 운동 수행능력을 발휘하기까지 아직 여지가 남아있는데, 크레아틴 섭취를 늘려서 이 빈틈을 채울 수 있다.

▶ 고강도 운동을 하고 나면 크레아틴 전구체의 가용성이 떨어지는 경향을 보인다. 이렇게 전구체가 희박해지면 크레아틴 자가 합성에 지장을 초래할 위험이 있다. 이때 보충제 사용이 필요할 수 있다.

어쨌거나 섭취를 얼마나 늘릴지를 수량화하는 방법은 아직 정해지지 않았다. 이론상으로는, 크레아틴 필요량은 붉은색 고기나 생선 섭취를 늘려서 충당할 수 있지만, 그다지 좋은 생각은 아니다. 이렇게 되면 단백질을 과도하게 섭취하게 되고, 더군다나 조리 과정에서 크레아틴을 가열하는 것은 바람직하지 않다. 크레아틴이 파괴되고 유해물질이 만들어질 수 있기 때문이다.

9 크레아틴은 천연 보충제인가?

이 질문에 대한 답은 개인별 해석에 따라 달라진다. 크레아틴을 천연 보충제 범주에 넣는다면 다음과 같은 2가지 특성 때문이다.
▶ 크레아틴은 3개의 아미노산에서 파생된 분자다. 간, 신장, 췌장에서 이 전구체들을 크레아틴으로 합성한다.
▶ 크레아틴은 음식을 통해서도 직접 섭취할 수 있다.

그러나 보충제로 판매되고 있는 크레아틴은 화학반응으로 만들어진 것이다. 사르코신과 시안아미드를 혼합해서 합성한 것이므로 육류나 식품이 원료가 아니다. 이런 면에서 때로 화학적으로 합성되어 만들어지는 비타민 C와 비슷하다.

10 크레아틴, 금지약물인가 아니면 차폐물질인가?

IOC는 심의 끝에 크레아틴을 금지약물 목록에 넣지 않기로 했다. 이것은 지극히 정당한 결정이다. 크레아틴은 호르몬처럼 작용하지 않기 때문이다. 크레아틴은 근육에 필요한 에너지원일 뿐이다. 반면, 크레아틴을 두고 차폐물질(마스킹 에이전트)이라는 의견도 있다.

그렇다면 차폐물질이란 무엇일까? 선수들이 금지약물을 복용했을 때 소변검사에서 이 약물이 검출되지 않게 해주는 물질을 말한다. 하지만 크레아틴은 어떤 경우에도 이런 효과를 내지 않는다. 크레아틴이 차폐물질이라는 말이 나오게 된 것은 경기력이 신기하리만치 향상된 선수들이 크레아틴 덕분이라고 공을 돌렸기 때문이다. 따라서 크레아틴에 차폐라는 용어를 사용하는 것은 적절하지 않다. 크레아틴이 실상을 숨기기 위해 사용되었더라도, 과학적 의미에서의 도핑은 숨기지 못하기 때문이다.

11 크레아틴의 부작용

이미 발표된 연구 논문들을 분석해보면, 건강한 실험 대상자들에게는 크레아틴이 부작용을 일으키지 않는 것으로 보인다(Bizzarini, 2004). 그런데 앞서도 살펴보았듯 크레아틴을 섭취하기 시작한 것은 어제 오늘의 일이 아니다. 그렇다고 해도 앞으로도 부작용이 발견되지 않으리라는 법은 없다. 다만, 만약 부작용이 존재한다면 아직 알려지지 않았거나 잘 드러나지 않는 정도라는 것을 보여줄 뿐이다.

운동선수들은 크레아틴 보충제를 선택할 때 이 책에서 기술한 크레아틴의 효능(근육량과 경기력 향상, 오버트레이닝과 부상, 경련 발생 가능성 감소)과 함께 잠재적인 위험도 균형감 있게 고려해야 한다.

과학이 답해야 할 진정한 문제는 자신의 한계에 이르는 고강도 훈련을 하는 운동선수들에게 크레아틴이 건강에 도움이 되는지 해가 되는지를 알아내는 것이다.

12 크레아틴 충전, 과연 필요한가?

흔히 크레아틴 섭취를 처음 시작할 때 먼저 최대 용량으로 충전하라고 권하는 경우가 많다. 즉, 일주일간 매일 다량(20~25g) 섭취한 뒤 공급량을 줄여서(3~5g) 유지하는 방법이다. 이것은 의학 연구에서도 자주 사용하는 방법이자 운동선수들에게 권장하는 복용법이기도 하다.

운동선수의 근육에 미치는 크레아틴의 효과를 처음으로 연구하기 시작한 해리스Harris교수는 이런 섭취 방법이 어떻게 도출되었는지 밝혔다(**Bledsoe,** 1998). 그에게 런던을 떠나 스톡홀름에서 연구를 진행해야 할 일이 생겼다. 그는 교통비를 아끼기 위해 월요일에 영국에서 떠나 일요일에 돌아오는 일정을 잡았다. 그래서 시간상 크레아틴을 다량 섭취하는 기간을 5~7일로 잡을 수밖에 없었던 것이다. 따라서 이 섭취방법은 전혀 과학적인 근거도 없을뿐더러 당연히 최적의 방법도 아니다. 게다가 수많은 연구의 결론을 왜곡하게 된다. 실제로 어떤 운동선수도 크레아틴을 단 5일에서 7일만 섭취하지는 않는다.

개인적인 의견으로는 크레아틴이 운동 수행능력에 미치는 모든 효과를 제대로 느끼려면 적어도 2주는 기다려야 한다. 일주일 만에 섭취하기를 그만두면, 운동 수행능력이 조금 더 나중에 향상될 수도 있는데 이를 놓칠 가능성이 매우 크기 때문이다.

13 크레아틴, 어떻게 섭취해야 할까?

처음에 다량 충전하는 개념으로 섭취하면 소변을 통한 크레아틴 손실량이 엄청나고 체내 생성도 교란될 위험이 있다. 따라서 효능이 나타날 때까지 오래 기다린다는 마음으로 천천히 절제된 양을 섭취하는 것이 좋다. 결국, 크레아틴 하루 섭취량이 3~5g을 넘어도 크게 유익한 점은 없을 것이다.

여전히 연구가 제대로 이루어지지 않은 부분이 바로 크레아틴의 최적 섭취 기간이다. 앞서 8번에서 살펴보았듯, 운동선수들의 크레아틴 필요량이 높다면, 운동량과 운동강도에 따라 크레아틴 섭취기간과 섭취량도 달라질 것이다.

몇몇 연구에 따르면, 운동 직후 섭취하면 크레아틴 보유력이 촉진될 수 있다고 한다. 그러나 이런 주장이 정론은 아니다. 크레아틴은 식사 중에, 특히 육류와 함께 섭취하는 것이 바람직하다. 육류에는 크레아틴 보유력을 높일 수 있는 물질들이 함유되어 있을 수 있기 때문이다.

가장 추천할 만한 방법은 최대한 여러 번으로 나누어서 크레아틴을 섭취하는 것이다. 최대로 흡수하려면 한 번이나

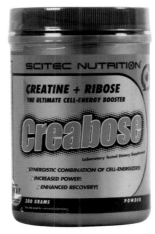

리보스는 다루기 까다로운 보충제다.

두 번 만에 다 섭취하지 않도록 하는 게 중요하다. 반면, 운동 직전에 크레아틴을 섭취하는 것은 권하지 않는다.

카페인처럼 몇십 분 만에 작용하는 보충제들과는 달리, 크레아틴의 긍정적인 작용은 뒤늦게 나타난다. 크레아틴의 약한 혈당 강하 작용 때문에 운동 중 혈당 수치가 떨어지는 현상이 촉진될 수 있다. 따라서, 현재로서는 운동 전과, 이보다 덜 하지만, 운동 중에 크레아틴을 섭취하는 것을 정당화할 만한 효능은 존재하지 않는 것으로 보인다.

크레아틴은 수많은 다양한 형태로 출시되어 있다. 하지만 과학적으로 검증된 것은 실제로 크레아틴 일수화물뿐이다. 다른 종류의 크레아틴이 일수화물보다 우수하다는 주장은 과학적인 것이라기보다는 마케팅용으로 간주해야 한다.

리보스

'-ose'로 끝나는 명칭에서도 짐작할 수 있듯, 리보스Ribose는 당분의 일종이다. 리보스는 우리가 섭취하는 음식, 예를 들면 육류의 핵산을 통해서 아주 소량을 섭취할 수 있다. ATP의 'A'는 아데노신 분자를 가리킨다. 아데노신은 아데닌 분자와 D-리보스 분자로 이루어져 있다. 이것을 보면 리보스가 ATP 생성에 역할을 담당한다고 추정할 수 있다.

스포츠계에서 리보스를 섭취하기 시작한 것은 비교적 최근의 일이다. 하지만 심부전 치료처럼 의학계에서는 오래전부터 이 당분을 사용하고 있다. 심장이식 수술 후 리보스를 섭취하면 이식 성공률이 현저히 향상된다.

운동선수들이 리보스를 활용하지 않았던 이유는 가격 때문이다. 그러다가 새로운 추출 기술이 개발되면서 접근성이 좋아져 마침내 보충제로 출시되었다.

1 리보스 & ATP

운동선수들은 반복적인 고강도 운동 후에 ATP 합성 속도를 촉진하기 위해 리보스를 섭취한다. 리보스는 우리가 잠시 뒤 살펴볼 UTP(유리딘3인산)에도 작용한다. 리보스를 섭취하는 목적은 근력을 늘리는 것도 있지만, 짧은 휴식시간을 사이에 두고 짧은 고강도 운동을 반복할 때 과도한 피로를 막기 위한 것이기도 하다. 리보스를 섭취하기에 좋은 사람은 근력 강화 운동을 하는 운동선수나 단거리 달리기를 연속해서 하는 운동선수다.

리보스는 휴지기에 있는 근육에는 별다른 효력을 발휘하지 않는다. 반면, 운동하느라 근육이 지속해서 사용되었을 때에는 세포 내 ATP 재합성 속도가 빨라진다. 이뿐만 아니라 리보스는 세포 밖의 ATP 수치도 높인다. 세포외 ATP는 신경조절물질로 작용하여 근력을 높이고 뇌의 피로를 감소시킨다. 또한 리보스에는 혈관 확장 효과도 있다.

2 리보스가 운동선수들에게 미치는 영향

리보스에서 기대되는 효과를 가장 잘 기술한 연구가 바로 안토니오(Antonio, 2002 b)가 진행한 연구다. 근육 강화 운동을 하는 젊은 남성들을 대상으로 4주간 운동과 병행해서 한 그룹은 위약을, 다른 그룹은 리보스 10g을 섭취하게 했다. 이들이 벤치프레스를 할 때의 최대 근력이 위약 비교군에서는 2.2kg 증가한 데 비해, 리보스 그룹에서는 3.6kg 증가했다. 자신의 체중과 같은 중량으로 벤치프레스 10세트를 하는 동안 누적 반복횟수를 따져보았더

니, 위약 비교군에서는 12% 증가했고 리보스 그룹에서는 19% 증가한 것으로 나타났다. 이렇듯 리보스를 섭취했을 때 근력은 향상되었으나 근육량 증가는 발견되지 않았다.

흔히 리보스는 회복용 보충제라고 한다. 하지만 이런 모호한 용어는 알아서 새겨듣는 편이 좋다. 리보스는 반복적인 고강도 운동 전에 섭취하면 세트가 진행되면서 발생하는 근력 손실을 줄여준다. 반면, 운동과 운동 사이에 회복을 촉진하는 효과가 있는 것으로는 보이지 않는다.

3 다양한 반응

여러 연구에 따르면, 사람들 가운데는 리보스에 크게 반응을 보이지 않는 경우가 많다고 한다. 특히 복용량의 적을 때(하루 1g) 그렇다. 섭취량이 어느 정도는 되어야 리보스에 무감각한 사람의 수가 줄어든다. 리보스의 효능은 선수의 운동량에 따라 증가하는 것으로 보인다.

4 리보스의 부작용

리보스의 가장 큰 문제 중 하나가 바로 혈당을 크게 떨어뜨린다는 점이다. 공복 상태에서나 음식을 아주 적게 먹었을 때 리보스를 섭취하면 뇌에 필요한 연료가 부족해서 두통이나 집중력 저하, 무기력을 야기할 수 있다. 따라서 먼저 탄수화물을 충분히 섭취한 다음에 리보스를 섭취해야 한다.

리보스를 섭취한 뒤 훈련이 시작될 때까지 눕거나 오래 시간을 끌어서는 안 된다. 계속 몸을 움직여야 한다! 처음 리보스를 섭취하기 시작할 때는 점진적으로 하는 게 가장 중요하다. 처음 복용하면서 하룻밤 사이에 10g을 늘리거나 해서는 안 된다. 리보스 보충제를 잘 조절해서 섭취하는 법을 먼저 배우기 바란다.

리보스는 크레아틴과 배합되는 경우가 흔하다. 하지만 크레아틴에는 약한 혈압 강하 효과가 있으므로 운동 직전에 섭취하는 것은 유익하지 않아 보인다. 따라서 이 두 가지를 배합해서 함께 섭취하는 일은 피할 것을 권한다.

5 리보스, 어떻게 섭취해야 할까?

필자가 보기에 리보스는 훈련이나 경기 1시간 전에 섭취하는 것이 중요해 보인다. 반면, 흔히 권장되는 것과는 달리, 운동 후에 다시 섭취할 필요는 없다. 오히려 회복을 촉진하는 대신 둔화해서 근육통 발생을 촉진할 수 있다.

일부 연구에서 리보스의 효과가 나타나지 않은 경우, 운동 후에 리보스를 섭취한 것이 부분적인 원인일 수 있다. 이외에도 일부 연구에서 사용하는 리보스 섭취량이 너무 적어서 수량화할 만한 작용이 나오지 않는다는 점도 문제다.

> ⚠️ 고강도의 반복적인 운동을 할 때 리보스는 좋은 보충제이지만, 가격이 비싸고 섭취량을 조절하기가 어려운 등 다루기 쉽지 않다는 단점이 있다.

UTP

유리딘3인산은 이제는 사용되지 않는 보충제다. 하지만 ATP나 이노신(뒤의 내용 참조)과 달리 이렇게 잊히는 것은 합당치 않다고 본다. 아니, 오히려 더 주목받아야 마땅하다. 에너지 공급 면에서 UTP는 세포 내 ATP만큼 효율적이지는 않지만, 근육 수축을 위해서는 매우 중요한 역할을 담당하기 때문이다.

바로 에너지 공급과 관련한 이러한 특성에 운동선수들이 관심을 가질 수 있다. 운동하는 동안 선수들의 UTP 소모량이 증가하는데, 주로 속근섬유에 작용하는 크레아틴과 달리 UTP는 주로 지근섬유의 에너지 저장량을 우선적으로 증가시킨다.

1 UTP가 지구력에 미치는 영향

트레이닝된 운동선수들의 경우, 4일간 UTP를 하루 3mg씩 섭취했더니, 고정식 자전거에서 1시간 동안 달린 주행거리가 1.5km 늘어났다(Coirault, 1960). 이것은 운동 수행능력이 10% 증가한 것에 해당한다. UTP 10mg을 1회 섭취했더니, 같은 운동 조건에서 주행거리가 3.5km 더 연

장되는 결과가 나왔다. 그런데 이렇게 운동 수행능력이 18% 증가한 뒤 지속적인 피로가 자리를 잡았다. 이런 이유로 UTP를 다량 섭취하는 것이 권장되지 않는다.

지구력 운동선수들의 경우, 매일 UTP 2mg과 함께 비타민 B12와 B6를 섭취하자, 근육 효율이 향상되는 결과가 나왔다(Saitta, 1965). 선수들이 UTP 섭취를 시작하기 전에 피곤한 상태에 있었을수록 이런 효과는 더 크게 나타났다.

2 UTP 작용 메커니즘

▶ UTP는 근섬유의 나트륨 배출과 칼륨 축적을 도와준다. 이렇게 해서 균형이 회복되면 피로에 맞서게 해주고 회복과 동화작용을 촉진할 수 있다.

▶ UTP는 근육 내 글리코겐 합성 속도를 결정하는 데 중요한 역할을 한다.

▶ UTP에는 혈관 확장 효과도 있다.

▶ UTP는 일종의 정신자극제다.

3 UTP, 어떻게 섭취해야 할까?

UTP는 재발견할 만한 가치가 있는 오래된 보충제다. 저렴한 가격과 높은 효율이 장점이지만, 그렇다고 해서 과잉 섭취하면 안 된다. 대부분 운동선수의 경우 하루 1mg만 섭취해도 운동 수행능력을 향상하기에 충분하다.

ATP

ATP가 동화작용, 근력, 지구력을 증진하는 데 그렇게도 중요한 역할을 한다면, ATP 보충제를 직접 섭취하면 어떨까?

ATP 보충제는 일부 암 치료를 위해 주로 링거주사로 공급한다. ATP를 경구 섭취할 경우의 문제점은 소화기관을 지나면서 많은 양이 파괴된다는 것이다(Arts, 2012).

남성들에게 14일간 ATP 225mg을 경구 섭취하게 했더니, 일부에서는 운동 수행능력이 약간 향상된 것으로 나타났으나, 모든 실험 대상자에게서 이런 결과가 발견되지

는 않았다(**Abraham**, 2004). 전체적으로는 운동 수행능력이 조금도 향상되지 않은 것으로 평가되었다. 그 결과 ATP 보충제는 이제 통용되지 않게 되었고, 특히 크레아틴과 리보스가 등장한 이후로는 ATP 보충제를 권하기 어려워졌다.

이노신

이 역시 이미 유행이 지난 보충제다. 이노신은 ATP 합성 속도와 근육의 산소화를 높이는 방법으로 근력을 만든 것으로 보았다.

당시의 의학 연구 수준에서는 이노신이 운동 수행능력에 최소한의 긍정적인 작용을 하는지 입증할 수 있는 방도가 없었다. 반면, 이노신은 근육의 이화작용 과정을 촉진하는 것으로 보인다.

산도조절제

고강도 운동을 하는 시간이 길어지면, 근육에서 산(젖산에서 나오는)이 많이 생성된다. 예를 들어 종합격투기 MMA 경기를 할 때 혈중 젖산 수치는 10배나 증가한다(**Amtmann**, 2008). 이 젖산은 조기에 피로를 유발한다.

운동 수행능력을 극대화하기 위해서는 이 산을 중화하는 것이 이상적인 방법이다. 산도 조절 보충제들이 내세우는 효과가 바로 이것이다. 주로 탄산수소나트륨과 구연산나트륨이 산도조절제로 사용된다.

■ 탄산수소나트륨의 기본 필요량

우리가 하루에 휴식 상태에서 생산하는 산을 중화하는 데에는 탄산수소나트륨 6g이 필요한 것으로 추산된다. 그런데 운동 중에는 산이 더 많이 생성된다.

운동 중에 혈액이 산성화되면, 이것은 우리 몸에서 탄산수소나트륨을 충분히 만들어내지 못한다는 뜻이다. 바로 이때 보충제 사용이 필요한 것이다!

■ 연구 결과로 입증된 사실은?

맥노튼은 남성들을 대상으로 1분간 자전거 스프린트를 하기 전에 섭취한 구연산나트륨이 어떤 효과를 내는지 연구했다(**McNaughton**, 1992). 연구 결과, 위약을 섭취한 경우보다 이 구연산나트륨 보충제를 섭취한 경우에 운동 수행능력이 더 향상된 것으로 나타났다. 특히 섭취량이 가장 많았을 때(체중 1㎏당 0.5g) 기록이 제일 많이 향상되었다.

높은 수준의 지구력 운동선수들의 경우, 같은 양의 구연산나트륨을 섭취했더니 3㎞ 코스 완주시간이 10초 이상 줄었다(**Shave**, 2001). 구연산나트륨의 경기력 향상 효과는 코스 마지막에 이르렀을 때 정점을 찍었다.

팀 스포츠를 하는 여성들을 대상으로 8주간 주 3회 훈련 시작 전에 한 그룹은 체중 1㎏당 탄산수소나트륨 0.4g을, 다른 그룹은 위약을 섭취하게 했다(**Edge**, 2006). 섭취량의 절반은 운동 시작 90분 전에, 나머지 절반은 출발 30분 전에 섭취했다. 자전거로 지구력 테스트를 했을 때 피로가 자리 잡기까지 걸린 시간이 위약 비교군에서는 123% 늘어난 데 반해, 탄산수소나트륨 그룹에서는 164% 증가했다.

높은 수준의 복싱 선수들의 경우, 시합(3분씩 4라운드, 중간 휴식시간 1분) 시작 90분 전에 체중 1㎏당 탄산수소나트륨 300㎎을 섭취하게 했다(**Siegler**, 2010).

경기 직전에 측정한 결과, 탄산수소나트륨을 섭취한(pH 7.43) 선수들의 혈액이 위약군(pH 7.37)에 비해 더 낮아서, 탄산수소나트륨을 섭취했을 때 어느 정도 유리한 상태로 경기를 시작할 수 있다.

경기가 끝난 후에도 탄산수소나트륨 그룹의 혈액 산도가 여전히 더 낮은 것으로 나타났다(탄산수소나트륨: pH 7.22, 위약: pH 7.17). 그 결과 산으로 인한 근육 마비가 덜해 경기력이 향상되었다. 구체적으로 전체 경기 동안 날린 펀치 수가 5% 증가했다. 두 그룹 사이의 경기력 차이는 3라운드부터 눈에 띄기 시작했고, 4라운드에는 더 극명하게 나타났다.

산도조절제를 섭취하면 근력이나 지구력 운동 수행능

력이 평균 1~2% 향상될 수 있다(Carr, 2011). 그런데 효과가 고작 이 정도뿐일까? 다행히도 몇 가지 상식적인 규칙만 잘 지킨다면 산도조절제에서 훨씬 더 많은 효과를 얻을 수 있다.

■ 주요 부작용

산도조절제는 널리 애용되는 것은 아니다. 소화에 문제가 있다면 더 악화시킬 수도 있고, 장애를 야기하는 부작용을 유발할 수도 있기 때문이다. 쉐이브(Shave, 2001)의 연구에 따르면 실험 대상자 9명 중 8명이 소화기에서 부작용을 느꼈다. 단순한 복부팽만과 더부룩함에서부터 설사까지 증상은 다양했다. 이런 문제들 때문에 모든 연구에서 의미 있는 효과가 입증되지 못하는 것이다.

이 연구들의 약점은 연구자들이 실험 대상 선수들에게 갑자기 다량의 탄산수소나트륨을 섭취하게 한다는 데 있다. 이런 섭취 방법은 특히나 해서는 안 되는 일인데 말이다!

■ 신중하게 시작하자

탄산수소나트륨이나 구연산나트륨은 다른 보충제들과는 다르다. 혹여 잘못 섭취하면 효능은 거의 없고 부작용만 잔뜩 생긴다. 반면, 적절하게 잘만 활용하면 부작용 없이 혜택을 톡톡히 누릴 수 있다. 탄산수소나트륨은 가격도 저렴하고 쉽게 구할 수 있어서(모든 슈퍼마켓에서 살 수 있다) 구연산나트륨보다 인기가 더 많다.

■ 탄산수소나트륨의 작용을 이해하자

탄산수소나트륨은 처음에 섭취하기가 까다롭다. 화학적으로 설명하자면 위산에 탄산수소나트륨이 더해지면서 이산화탄소가 발생하기 때문이다. 탄산수소나트륨을 다량으로 섭취하면 미니 폭탄이 만들어질 정도로 이산화탄소가 많이 발생한다.

이런 현상이 자기 뱃속에서 일어나기를 바라는 사람은 당연히 아무도 없을 것이다. 가스가 차면 금세 불쾌한 팽만감이 느껴지며 트림이 나온다. 다른 용어로 표현하면 섭취된 탄산수소나트륨이 분해되어 부작용이 생긴다. 이렇게 되면 3중으로 부정적인 결과가 나타난다. 긍정적인 효과 하나 누리지 못하고, 나쁜 영향만 받고 돈만 낭비한 셈이 되기 때문이다.

하지만 위는 산성이 무척 강해서 섭취한 탄산수소나트륨이 위에 도달하면 이런 일이 발생할 위험이 다분하다. 기포가 발생해서 차오르면 위는 부풀게 되고, 이 이산화탄소는 가능한 대로 밖으로 배출되는데, 이때 유감스럽게도 점잖지 못한 소리가 나고 만다.

따라서 탄산수소나트륨을 섭취하기 전에 물을 마셔서 위의 pH 수치를 높여야 한다. 단백질은 위 속의 pH 수치를 낮추기 때문에, 단백질이나 아미노산을 섭취해서는 안 된다. 반면, 물을 마시면 pH 수치가 일시적으로 높아져서 탄산수소나트륨이 이산화탄소로 변하는 양이 매우 적어진다. 수분은 에너지 음료나 수분 공급 음료를 섭취해서 공급할 수 있다.

탄산수소나트륨을 섭취한 후 트림이 자꾸 나온다면, 이는 위 속 pH 수치가 충분히 올라가지 않았거나 한 번에 탄산수소나트륨을 너무 많이 마셨다는 뜻이다. 트림이 발생하는 정도를 기준으로 삼으면 자신에게 맞는 탄산수소나트륨 섭취량을 세밀하게 조절할 수 있다. 반면에 딱히 아무 일도 일어나지 않는다면 문제가 없다는 신호다!

탄산수소나트륨은 위를 지나 더 아래쪽 소화기관에 이르러서는 장에 가스가 차게 하거나, 팽만감, 설사 등을 일으킬 수 있다. 이런 증상이 나타나면 처음부터 너무 많은 양을 섭취했다는 뜻이다.

탄산수소나트륨이 장에 도달하면 그 속의 pH 환경을 바꾸게 되는데, 그러면 장내 미생물이 익숙하지 않은 환경에 처하면서 이런 증상이 나타나는 것이다. 다행히 장내 미생물은 금세 새로운 환경에 적응해서, 다음에 탄산수소나트륨이 장을 통과할 때가 되면 섭취량이 많아도 아무런 불편함을 느끼지 않게 된다.

▪ 처음에 어느 정도 용량으로 시작해야 할까?

처음 탄산수소나트륨을 섭취할 때는 하루 최대 1g을 넘지 말아야 한다. 당연히 이 정도 섭취량으로 당장에 기록을 깰 것이라 기대해서는 안 된다. 그러면서도 이렇게 시작하라고 권하는 이유는 탄산수소나트륨을 받아들이도록 몸을 준비시키고 섭취 방법을 익히게 하려는 것이다. 만약 아무 문제도 생기지 않는다면, 다음 날에는 섭취량을 늘리면 된다.

혹시 소화 불량이 느껴진다면, 속이 괜찮을 때까지 섭취량을 줄여서 며칠간 유지하다가 다시 양을 늘려보기 바란다.

 부작용이 발생할 수 있기 때문에 산도조절제는 복용하기에 부담스러운 면도 있다.

▪ 하루 최대 섭취량은?

저마다 목표에 따라 하루 섭취량은 5~20g까지 다양하게 선택할 수 있다. 탄산수소나트륨을 규칙적으로 꾸준히 섭취하는 경우라면, 20g 이상 복용할 필요는 없어 보인다.

명심해야 할 점은 이 정도 양을 단번에 섭취하는 것이 아니라 서서히 양을 늘려와야 한다는 것이다. 앞서 언급했던 여러 연구를 그대로 따라 해서 다량으로 섭취하는 것은 도움이 되지 않는다. 연구를 위해 즉각적인 결과가 필요해서 한 번만 섭취하느라 용량을 아주 높게 설정한 경우가 많기 때문이다.

pH 검사지로 소변검사를 하면 어떤 결과가 나올까?

pH 검사지로 소변검사를 하면 결과가 어떻게 나올까? 소변검사는 혈액이 산성인지 염기성인지 판단하는 데 방해만 된다. 검사 결과는 절대 믿어서는 안 된다.

게다가 제아무리 고도로 정밀한 검사라 해도 장기적으로 신장을 비롯한 곳에 병을 유발할 수 있을 정도로 혈액 산도가 상승한 것을 발견해낼 수 있는 검사는 존재하지 않는다(Goraya, 2018).

검사에서 불균형 상태가 감지되었다면 이미 그런 상태가 충분히 진행된 뒤다. 아무 문제가 없다고 믿는다고 해서 실제로 문제가 없는 것은 아닌 법이다. 따라서 운동선수들의 신장을 보호하기 위해 알칼리성 보충제를 권한다(5장 참조).

VITAMINS, MINERALS, ANTIOXIDANTS, ESSENTIAL FATTY ACID & **BIOTICS**

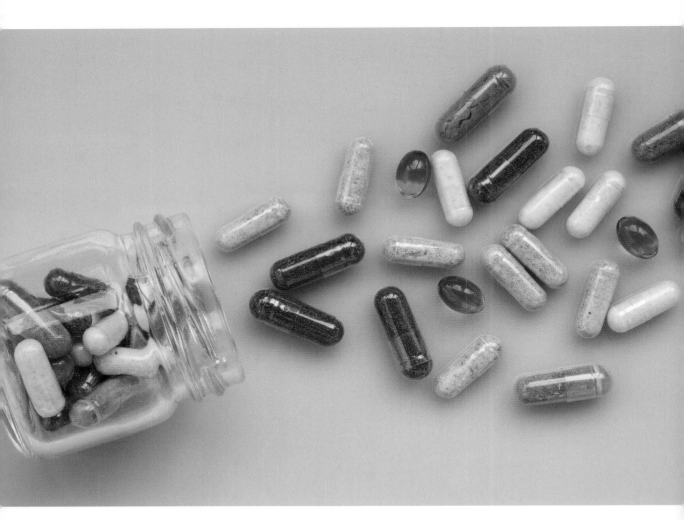

비타민, 미네랄, 항산화제, 필수 지방산 & 바이오틱스

규칙적인 운동을 하면 미량영양소 손실이 증가하고, 그 결과 필요량도 자동으로 늘어난다는 것은 부인할 수 없다. 특히 운동선수들은 필요한 미량영양소를 충분하게 공급받는 게 매우 중요하다. 그래야 다음과 같은 상황에서도 경기력을 유지할 수 있기 때문이다.

▶ 지구력 운동
▶ 근력 운동
▶ 땀 분비 증가

비타민과 미네랄, 대체 왜 필요한 걸까?

미량영양소 공급 문제에 관해서는 여전히 의견이 분분하다. 정석대로 균형 잡힌 식이요법 식단이라면 운동선수에게 필요한 모든 비타민과 미네랄을 공급해야 한다.

하지만 운동을 하지 않는 프랑스인들의 미량영양소 공급량을 조사한 결과, 조사대상자 가운데 많은 이들이 최소 필요량을 충족시키지 못하는 것으로 드러났다. 더군다나 규칙적인 운동을 하면 미량영양소 손실이 증가하고, 그 결과 필요량도 자동으로 늘어난다는 것은 부인할 수 없는 사실이다.

SU.VI.MAX 영양 섭취에 관한 연구

SU.VI.MAX(비타민 & 항산화 미네랄 보충제 섭취에 관한) 연구에서는 35~60세의 프랑스인 1만 2,000명 이상을 대상으로 영양 섭취를 측정했다(Galan, 1997).

이렇게 대대적인 분석 결과, 프랑스인들의 영양공급 상태를 한눈에 알 수 있게 되었다. 비록 이 연구는 낙관적으로 귀결되기는 했지만 말이다(SU.VI.MAX 연구의 한계는 뒤에서 살펴보게 될 것이다).

SU.VI.MAX 연구에 따르면 상당히 많은 국민이 영양소 필요량을 충분히 섭취하지 못하고 있었다. 평균 마그네슘 공급량은 남성들의 경우 권장량의 88%, 여성들의 경우 권장량의 78%밖에 충족시키지 못했다. 23%의 여성들과 18%의 남성들은 마그네슘 공급량이 필요량의 2/3에도 미치지 못한다.

셀레늄의 경우 연구대상자의 3%만이 필요량을 충족시키지 못하는 것으로 나타났지만, 혈장 셀레늄 수치를 측정한 결과, 남성 75%와 여성 83%가 최적에 이르지 못하는 것으로 확인되었다(Arnaud, 2006).

철분은 여성의 25%가 부족한 것으로 나타났지만 남성에게 문제가 있는 경우는 훨씬 적었다.

기노(Guinot, 2000)는 프랑스인의 비타민 D 섭취 상태를 보고했다. 그에 따르면 프랑스인은 비타민 D를 극히 적은 양만 섭취하며, 연구대상자의 11%에서 비타민 D 부족이 확인되었다.

식이 공급 외에도 비타민 D 수치에 영향을 주는 주요 요인은 햇볕 노출량이다. 피부가 햇빛에 접촉하면 광변환을 통해 비타민 D를 만들기 때문이다. 햇볕에 전혀 노출되지 않는 사람들은 비타민 D 결핍 정도가 24%에 이른다. 햇볕에 적게 노출되는 사람들은 이 수치가 16%를 기록한다. 반면, 햇볕 노출량이 보통이거나 많은 경우에는 결핍 수준이 평균치 아래인 9%로 떨어진다.

SU.VI.MAX 연구 결과, 남성들의 경우 7년 이상 항산화 보충제를 섭취했더니 암 발병률이 31% 감소했다고 한다. 반면 여성에게는 아무런 효과가 나타나지 않았는데, 이는 보충제 섭취를 시작하기 전부터 이미 남성보다 여성의 항산화력이 더 뛰어난 상태였기 때문일 것이다.

이러한 결과로 보면 남성들이 항산화제를 충분히 섭취하지 않고 있다는 것을 보여준다. 참고로 위 연구의 영양 보충법은 비타민 C 120mg, 비타민 E 30mg, 베타카로틴 6mg, 셀레늄 100μg, 아연 20mg을 매일 섭취하는 것이었다.

SU.VI.MAX 연구의 한계

SU.VI.MAX 연구 결과가 과연 프랑스인의 영양 상태를 제대로 반영하고 있는지 의구심이 들 수 있다. 이 연구 결과는 워낙 방대한 개인 표본을 바탕으로 한다는 점에서 매우 귀중한 데이터임은 분명하다.

그런데 이 연구에는 결과를 다소 왜곡할 수 있는 편향

이 존재하는 것으로 보인다. 실제로 실험참가자들은 건강 향상을 위해 7년 이상 매일 보충제를 섭취할 의향이 있는 자원자들이었기 때문이다. 따라서 프랑스 국민 전체보다 자신의 건강과 자신이 먹는 음식에 관심이 많은 사람을 대상으로 연구가 진행된 셈이다.

아마도 전체 인구를 놓고 보면 이 연구에서 제시한 것보다 결핍 상태에 있는 경우가 더 많고, 정도도 심할 것이다. 이뿐만 아니라, 이 연구대상자들보다 젊은 층에서는 대개 이들보다 음식 섭취에 유의하지 않는 경향을 보인다. 이는 젊은 층의 비만 발생 가능성이 더 큰 것을 보면 알 수 있다. 따라서 SU.VI.MAX 연구는 영양 섭취 문제를 부풀리기보다 축소하는 경향이 있다고 결론을 내릴 수 있겠다.

운동선수들의 미량영양소 공급량

운동선수들의 미량영양소 섭취 상태에 관해 더 구체적인 수치를 제시하는 과학 연구들도 몇몇 있다. 하지만 대체로 아무 문제도 없다고 결론짓는 연구는 거의 없다. 특히 비타민과 항산화 미네랄 섭취 상태가 문제로 지목된다.

몇 가지 사례를 소개하면 다음과 같다. 피노의 연구에 따르면, 최고 수준의 프랑스 럭비선수들이 마그네슘, 칼슘, 아연, 비타민 C 등의 섭취량이 권장량을 밑도는 것으로 나타났다(**Finaud**, 2003).

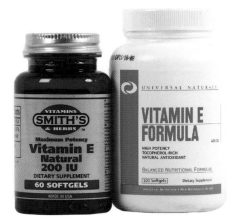

비타민 E 결핍은 일반적이다.

체육 교육 전공 학생들의 경우, 전체가 비타민 E 섭취가 부족한 것으로 드러났다(**Grousssard**, 2004). 비타민 C는 전체 학생의 73%가 부족한 상태였다.

울트라마라톤 선수들의 경우, 연구대상자의 95%가 비타민 E 공급량이 부족했다(**Machefer**, 2006). 비타민 C와 베타카로틴은 32%가 결핍 상태였다. 이런 문제는 체중이 가벼운 선수가 유리한 종목에서는 일반적으로 나타나는 문제다. 이런 종목에서는 선수들이 식이 제한을 가장 엄격하게 하기 때문이다.

7~50세 프랑스인 1만 명 이상을 대상으로 한 연구 결과, 이들 중 절반이 하루 칼슘 필요량인 1g보다 공급량이 적은 것으로 나타났다(**Guezennec**, 1998). 심지어 13%는 공급량이 500㎎에도 미치지 못했다.

운동 & 미량영양소의 손실

꾸준한 운동이 미량영양소 요구량을 높이는 것은 당연한 일로 보인다. 이밖에도 생리현상 촉진, 산화 스트레스, 소변과 땀 배출 증가도 요구량을 증가시키는 요인이다. 몇 가지 사례를 소개하면 다음과 같다.

웬크는 기온 21℃ 환경에서 최대한 빨리 10㎞를 완주한 선수들이 땀으로 잃은 미네랄 손실량을 계량화했다(**Wenk**, 1993). 이 40분 동안 땀 배출량은 평균 1.45㎏을 기록했다. 그런데 땀과 함께 땀 1㎏당 칼슘 20㎎, 마그네슘 5㎎, 칼륨 200㎎, 나트륨 800㎎도 함께 배출되었다.

드뤼소는 사이클 선수들을 대상으로 기온 23℃ 환경에서 최대 산소소비량의 50% 강도로 2시간 동안 달린 뒤 그 손실량을 측정했다(**DeRuisseau**, 2002). 남자선수들은 철분 권장량의 3%, 여자선수들은 1%가 줄어들었다. 아연의 경우, 남성이 9%, 여성이 8% 배출되었다.

대학농구선수들을 대상으로 한 연구에서는 훈련 한 세트마다 칼슘 422㎎이 배출되었다(**Klesges**, 1996). 땀을 많이 흘릴수록 미네랄 손실이 많은 것이다.

02 멀티비타민과 미네랄 보충제가
운동 수행능력에 미치는 효과

이처럼 프랑스인들의 미량영양소 섭취율은 비교적 낮고 운동선수들의 소모량은 많다는 사실을 함께 고려해본다면, 미량영양소 보충제 섭취는 어떻게 해야 할까?

운동선수들은 다양한 비타민 + 미네랄이 혼합된 칵테일을 섭취하면 당연히 경기력이 향상된다고 기대할 것이다. 하지만 대다수의 과학적 연구 결과를 보면 실제로는 그렇지 않다.

미량영양소 섭취에 관한 연구

높은 수준의 펜싱 선수들을 대상으로 오래전에 시행되었던 연구 결과에 따르면, 실험 대상자의 70%가 비타민 B군 결핍이 나타났다(Dam, 1978). 그런데 이들에게 멀티비타민 + 미네랄 보충제를 섭취하게 했더니 운동 수행능력이 3% 향상되었다.

트레이닝된 지구력 운동선수들에게 나타난 비타민 + 미네랄 보충제의 효능을 입증한 연구가 있다(Hausswirth, 2006). 이 연구에서는 울트라마라톤 시합 21일 전에, 선수들 가운데 한 그룹은 위약(플라시보)을, 다른 그룹은 비타민 B군, C군, E군과 함께 마그네슘, 아연, 철분, 망간, 구리, 셀레늄과 같은 미네랄을 섭취하게 했다. 장장 6시간의 달리기경기 후 24시간이 지나자, 비타민 + 미네랄 그룹이 위약 비교군보다 근육 회복이 원활한 것으로 나타났다. 위약 비교군이 회복하려면 추가로 24시간이 더 필요했다.

반면, 근육 강화 운동을 하는 남성들을 대상으로 액상형 비타민 + 미네랄을 8주간 섭취하게 했으나 운동 수행능력에는 영향을 주지 않았다(Fry, 2006). 단지 피로감만 약간 줄어든 것으로 나타났다.

안타깝게도 많은 연구 결과에서 이들 보충제의 효과가 검증되지 못했다. 예를 들어, 달리기 선수들에게 9개월간 멀티비타민 + 미네랄을 보충하게 했으나 기록은 향상되지 않았다(Weight, 1988). 3개월간 보충제를 섭취하게 한 연구 결과도 이와 같았다(Singh, 1992).

이렇듯 효과가 나타나지 않는 이유는 아마도 혈장 비타민 + 미네랄 수치를 증가시키기가 어렵기 때문으로 보인다. 8가지 비타민을 분석했더니, 7~8개월간 보충제를 섭취하고 운동을 했을 때 B1, B6, B12, 엽산의 비율이 증가한 것으로 나타났다(Telford, 1992). 반면, 미네랄과 비타민 B2, C, E, A 수치는 아무 변동이 없었다.

미량영양소 보충제를 섭취하면 운동 수행능력보다는 건강에 영향을 미치는 특정 요인(5장 참조)들을 개선하는 것으로 연구 결과가 나오는 경향을 보인다. 심각한 결핍 상태가 아니라면, 미량영양소 섭취가 조금 나쁘더라도 눈에 띌 정도로 운동 수행능력에 타격을 받지는 않는다.

철분제의 문제점

철분 보충제 섭취는 매우 큰 문제 거리다. 따라서 특별한 주의가 필요하다. 북미권 여자선수들의 경우 20~47%가 철분 부족으로 확인되었다. 이는 남자선수들의 경우 2~13%에 불과한 것과 대조적이다(Clarkson, 1995).

이러한 차이는 여성이 남성보다 음식을 적게 먹는 만큼 더 크게 벌어진다. 여성의 철분 섭취량은 산술적으로 남성보다 적다. 하지만 철분 필요량은 여성이 남성보다 더 많다.

운동선수들은 철분 결핍 위험이 큰 고위험 집단이다. 거기에는 여러 가지 이유가 있다.

▶ 동물성 단백질(육류와 어류)이 부족한 식단 때문에 철

120

분 공급량이 부족할 수 있다.

▶ 고강도 훈련을 반복함에 따라 철분 흡수율이 줄어들 수 있다.

▶ 철분 손실을 증가시킬 수 있는 요인은 다음과 같다.

　a) 땀: 1리터당 철분 470~530μg)

　b) 소변(혈뇨, 소변 내 출혈): 혈뇨는 마라톤 완주자의 20%에서 발견되는 비정상적인 현상이다.

　c) 위장 출혈: 1~3mg의 철분 손실을 유발할 수 있다.

▶ 여성들의 경우에는, 생리량이 과다하거나(어느 정도가 과한 것인지 개인이 판단하기는 쉽지 않다) 생리 기간이 길면(5일 이상) 일시적인 철분 부족이 생기는 것을 거의 피할 수 없다.

▶ 모든 종류의 출혈은 철분 손실로 귀결된다. 최소한 체내 철분 비축분의 2/3 이상(2~5g)이 혈액 속에 있기 때문이다.

▶ 자유라디칼은 적혈구를 공격하여 철분 손실을 촉진한다.

철분을 소량 보충해서는 피로나 빈혈을 없애는 데 거의 효과가 없다. 단기간의 철분 보충제 복용이 운동 수행능력에 미치는 영향은 실망스러울 정도로 미미하다. **철분이 결핍된 경우 체내 저장량이 복원되려면 적어도 3개월은 걸리기 때문이다.**

철분은 체내에 축적되는 것이라서 다량으로 섭취하면 건강에 심각한 문제를 유발할 수 있다. 매달 생리로 많은 양을 배출하는 여성들과는 달리, 남성들의 철분 손실량은 확연히 적다(하루 1~2mg). 따라서 과다하게 섭취하면 철분의 독성이 나타날 수 있다.

철분 수치를 정상으로 유지하는 방법

훈련 강도를 낮추는 것만으로도 식이 섭취한 철분의 흡수율이 정상으로 돌아오기 때문에, 이것만으로도 충분히 철분 수치를 다시 높일 수 있다.

⚠ 운동선수들의 경우 습관적으로 그렇게 하지 않지만, 붉은 고기를 규칙적으로 먹는 것으로 철분을 보충할 수 있다.

운동선수들의 철분 수치를 정상치로 유지하는 독창적인 방법을 제시한 연구가 있다(**Aguilo, 2004**). 주당 평균 14시간 운동하는 아마추어 지구력 운동선수들의 경우, 훈련 3개월 후 혈중 철분 수치가 24% 감소했다. 하지만 30일간 항산화제 각테일(비타민 E 500mg과 베타카로틴 30mg)을 섭취하고 마지막 15일간 비타민 C도 함께 섭취하자, 철분 수치는 감소하지 않았다.

이는 운동으로 인한 철분 수치 감소에 산화 스트레스가 상당히 영향을 미친다는 것을 알 수 있다. 비타민 C도 식이 섭취한 철분의 흡수를 도와주는 역할을 한 것으로 보인다.

03 항산화제, 꼭 필요할까, 소용이 없을까?

'자유라디칼'이란, 전자가 1개 부족한 분자를 말한다. 따라서 전자를 빼앗기 위해 우리리 몸속 세포를 공격하게 된다. 이 과정에서 세포 손상이 일어난다. 우리 몸에서는 끊임없이 자유라디칼이 생성되지만, 운동으로 이를 더 촉진할 수 있다.

운동 유형에 따라 자유라디칼은 2~10% 정도 증가할 수 있다. 주된 원인은 운동으로 호흡량이 많아지면서 산소 공급량이 증가하고 혈액순환이 재분배되기 때문이다. 시간이 지나면서 반복적인 수축으로 손상된 근육도 자유라디칼을 생성하게 된다.

우치야마는 근육 강화 운동 후에 생기는 근육 손상과 산화 스트레스 사이에 존재하는 관계를 분석했다(Uchiyama, 2006). 먼저, 수컷 실험용 쥐에게 근육 강화 운동을 하게 했더니 손상된 세포에 자유라디칼 생성에 따른 변이의 흔적이 모두 남아 있었다.

이 연구의 독창성은 운동 뒤에 생기는 외상으로 일어나는 산화성 스트레스가 이중적이라는 것을 입증한 데 있다. 자유라디칼의 1차 공격은 운동 직후에 나타난다. 이는 허

혈(운동 중 세포 내 산소 부족), 재관류(다시 세포 손상을 일으키는 산소의 복귀) 현상으로 인해 일어난다. 자유라디칼의 2차 공격은 운동 후 24~72시간이 지났을 때 근육 내 손상된 세포를 처치하는 식세포가 등장하면서 발생한다. 이 두 번째 지연된 공격이 나타나는 타이밍은 운동 후 근육통이 나타날 때와 일치한다.

이러한 발견은 운동 후 근육 손상을 줄이기 위한 항산화제의 활용에 대한 근거를 제공한다. 그뿐만 아니라, 자유라디칼 공격의 이중적 측면을 제시함으로써 운동 직후에 나타난 항산화제의 효과만 분석한 연구들이 이 보충제의 다른 효능을 간과했을 수도 있다는 것을 보여준다.

운동과 항산화제 수치

규칙적인 운동은 이러한 자유라디칼 공격의 대가로 우리 몸의 항산화 방어력을 높인다. 적당한 운동이 항산화제의 자연적인 보호력을 상승시키는 것과 연관되어 있다. 운동 강도가 높아지고 운동 시간이 길어질수록 운동 효과가 많이 달라진다.

축구선수들의 경우, 자유라디칼의 활동이 늘어나더라도 인체의 항산화 능력은 운동하지 않는 실험 대상자들보다 25% 더 뛰어나다(Brites, 1999). 반면, 극한 운동은 항산화 방어력 수치를 떨어뜨릴 위험이 있다(Machefer, 2006). 오버트레이닝 상태인 경우에는, 자유라디칼 증가량이 몸의 방어력 향상을 크게 앞서는 것으로 보인다.

하지만 다양한 과학 연구 결과가 서로 차이를 보이는 이유는 아직 자유라디칼 수치를 측정할 수 있는 직접적이고 신뢰할 만한 방법이 존재하지 않기 때문이다. 그래서 때로는 만족스럽지 않아도 이 수치를 간접적으로 추산하는 방법을 사용하기도 한다.

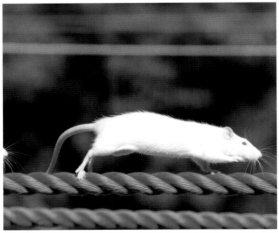
실험용 쥐는 자유라디칼에 미치는 운동의 영향을 규명하는 연구에 많이 이용된다.

두 가지 종류의 항산화제

항산화제는 크게 두 가지 유형으로 나눌 수 있다. 첫째는 외부에서 공급(식이 섭취)받는 것으로, 비타민 A, C, E와 아연, 셀레늄과 같은 미네랄이 여기에 속한다. 둘째는 우리 몸에서 자체적으로 만드는 항산화제로, 글루타티온이나 SOD가 이에 해당한다.

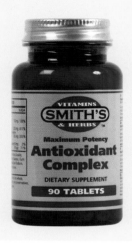

항산화 보충제의 효능

보통 항산화제는 서로 보완적인 효과를 지니기 때문에 개별적으로 섭취하는 것이 아니라 여러 가지를 한꺼번에 칵테일로 섭취하는 것이 일반적이다.

일례로 비타민 E는 지용성이기 때문에 세포막에 들어가서 그곳에서 항산화 작용을 한다. 이와 달리 비타민 C는 수용성이라서 세포 안이나 밖에서 작용한다. 그래서 비타민 E와 C를 따로따로 복용하면, 제아무리 다량 섭취하더라도 비타민 E + C 복합제만큼 효과적으로 작용하지는 못한다.

이론상으로, 항산화제를 섭취하면 어떤 경우에는 운동 후 세포 내 이화작용을 완화해 줄 수 있다 하더라도 이것이 운동 수행능력 향상으로 이어지는 경우는 드물다. 왓슨의 연구에 따르면, 트레이닝된 운동선수들에게 2주간 항산화 성분이 부족한 식단을 제공했더니, 산화 스트레스가 증가하고 운동 중 피로감이 더 많이 느껴졌다고 한다(Watson, 2005). 피로감이 증가한 이유는 항산화 성분이 부족해서 혈중 지방산 농도가 낮아졌기 때문이다. 이는 지방 동원력이 더 약해졌음을 나타낸다(6장 참조).

자유라디칼은 근육 내 피로가 쌓이는 데 영향을 미치는 것으로 보인다. 따라서 항산화제를 섭취하면 이런 피로감이 나타나는 것을 지연시킬 수 있지만, 이런 주장은 아직 과학적 평가가 제대로 이루어지지 않은 상태다.

킨셔프의 연구에서는 근육 강화 운동을 처음 시작하는 테니스 선수들에게 한 달간 주 3회 한 그룹은 NAC(N-아세틸시스테인) 200㎎을, 다른 그룹은 위약을 섭취하게 했다. 이들에게 근육운동으로 운동량을 증가시킨 목적은 빨리 오버트레이닝 상태에 도달하게 하려는 것이었다.

오버트레이닝 상태가 된 것은 혈중 글루타메이트 수치가 증가하고 글루타민, 아르기닌, 시스타인이 감소한 것으로 확인했다. NAC를 섭취한 결과 근육 분해 정도가 반으로 줄었다. 또한, 위약 비교군에서는 지방조직이 발견된 데 반해 NAC 그룹에서는 지방조직 축적이 억제되었다. 가설을 세우자면, 과도한 훈련이 근육 내 글루타티온 수치를 떨어뜨리고, 그 결과 막대한 세포 교란이 일어난다. 그런데 글루타티온 전구체인 NAC를 섭취하면 이러한 교란이 예방되는 것이다(Kinscherf, 1996).

항산화제를 다룬 연구들 가운데 이런 종류의 결과가 나온 경우는 상당히 드물다. 항산화 수치가 다소 낮은 운동선수라면, 항산화 보충제의 효과는 건강에 매우 유익하다(5장 참조).

주당 7.5시간 훈련하는 달리기 선수들에게 한 달간 비타민 C와 E 보충제를 섭취하게 했다. 이들의 비타민 C 총공급량은 277㎎이었으며, 위약 비교군은 162㎎이었다. 비타민 E의 경우, 항산화제 그룹은 60㎎, 위약 비교군은 15㎎을 공급받았다. 항산화제의 주요 효과는 호중구(면역세포) 내 비타민 E와 C의 농도를 상승시킨 것이었다. 운동 후 간혹 흔들릴 수 있는 면역 체계에 항산화제가 도움을 줄 수 있다는 것이다. 물론 이것은 입증되지는 않았다.

일부 연구자들은 산화 스트레스로 유발될 수 있는 근육 이화작용과 운동 수행능력 감소 같은 부정적인 측면에 산화 스트레스가 실제로 영향을 주는가에 대해서는 의구심을 갖는다.

한 가지 짚고 넘어가야 할 점은 자유라디칼에 부정적인 효과만 있는 것이 아니라는 사실이다. 자유라디칼은 운동선수의 요구에 몸이 적응하도록 하는 메신저 역할도 하기 때문이다. 산화 스트레스에 반응해서 우리 몸은 항산화 효소(특히 SOD) 수치를 증가시킨다. 그런데 항산화 보충제를 섭취하면 적어도 일부의 경우, 이 방어 메커니즘을 억제하는 것으로 보인다. 그러면 운동선수는 보충제 섭취에 의존하게 되는 것이다.

항산화제에 부작용이 나타날 때

게다가, 항산화제는 소량 섭취하면 몸을 보호해주지만, 다량 복용할 경우 오히려 산화 촉진제가 될 수 있다. 이런 사례로 5장에서 근육통을 다루면서 비타민 C에 대해 살펴볼 예정이다.

이외에도 다음과 같은 사례도 있다. 외상을 유발하는 근육 강화 운동 후 며칠간 비타민 C + NAC를 섭취했더니 세포 손상이 감소하기는커녕 오히려 더 악화했다고 한다(**Childs, 2001**). 따라서 신선한 과일과 채소를 충분히 먹고 있다면 항산화 목적의 보충제는 권할 필요가 없을 것이다.

반면, 과일과 채소를 전혀 혹은 거의 먹지 않고 고강도 운동을 하는 경우라면 SU.VI.MAX 연구에서 보듯이 적어도 건강을 위해서는 항산화 보충제를 복용하는 것이 도움이 될 것이다.

보충제는 어떻게 보관해야 할까?

예전의 프로바이오틱스는 반드시 냉장 보관해야 했다. 하지만 포자를 주성분으로 만들어진 새로운 프로바이오틱스는 그렇지 않다.

비타민과 필수 지방산(오메가3, 6, 7, 9) 등은 냉장 보관하기를 권한다(반드시 그래야 하는 것은 아니다). 유통기한과 상관없이 시간이 지날수록 분자가 분해되기 때문인데, 냉장은 이렇게 분해되는 속도를 늦춘다. 이뿐만 아니라 구입한 비타민이나 오메가3가 투명 용기에 들어있다면(제조사가 품질을 보여주려고 투명 용기를 사용한 것이 아니다) 불투명 용기로 옮겨 담기 바란다. 빛에 의해서도 변질될 수 있기 때문이다.

단백질, 아미노산, 크레아틴, 부스터처럼 분말 형태인 경우, 분자가 안정적이므로 냉장 보관할 필요가 없다. 그래도 일반적으로 높은 온도와 습도는 피해야 한다(당연히 한여름에 유리창 앞에 두면 안 된다).

단백질 분말을 물이나 우유에 탔다면 유효기간은 짧아진다. 주변 온도가 높을수록 세균이 빨리 증식하고 냄새가 나기 시작한다. 이상한 냄새가 난다면 먹지 말아야 한다.

셰이크를 냉장 보관하면 유효기간은 길어진다. 일단 냉장 보관했던 것은 차가운 상태로 먹어야 한다. 하지만 문제는 모든 소화기관은 차가운 음료를 반기지 않는다는 것이다. 해법이 있다면 마시기 직전에 실온의 물을 첨가해 덜 차갑게 해서 마시는 것이다.

04

필수 지방산

지방산은 크게 3가지 종류로 나누어진다.

▶ **포화지방산**: 냉장고 안에 넣었을 때 고형으로 변하는 지방들이다. 보통 '나쁜 기름'이라고 불린다.

▶ **단일불포화지방산**: 대표주자가 올리브유이다.

▶ **다가불포화지방산**: 여기에는 오메가6(보리지꽃과 달맞이꽃 종자유), 오메가3(생선 기름)가 해당하며, 뒤에 나올 CLA(공액리놀레산) 등이 포함된다.

다가불포화지방산은 건강을 위해 꼭 필요한 것이지만 우리 몸에서 만들어내지 못한다. 이런 이유로 필수 지방산이라 부른다. 이 지방산이 중요한 이유는 우리 세포 하나하나가 보호막 역할을 하는 지질로 싸여 있기 때문이다. 세포막의 지질 구성을 보면 우리가 섭취하는 음식의 지방 성분이 충실하게 반영되어 있다(**Andersson**, 2002).

그런데 여러 연구 결과에 따르면, 세포막의 지질 구성이 세포막의 생리적 기능에 영향을 준다고 한다. 따라서 포화 지방산이 풍부한 세포막은 다가불포화지방산이 풍부한 세포보다 '성능'이 현저히 떨어진다. 지방산의 구성이 좋아야 운동 수행능력이 향상되는 것이다(**Agren**, 1991; **Brilla**, 1990).

필수 지방산 섭취의 불균형

SU.VI.MAX 연구를 통해 연구대상자의 95%가 알파-리놀렌산(오메가3) 공급량이 필요량의 절반을 겨우 넘는 수준이라는 것이 밝혀졌다(**Astorg**, 2004). 리놀렌산(오메가6) 공급량은 적절해 보이지만, 그래도 정상범위의 하한선에 가깝다. 결과적으로 리놀렌산 : 알파-리놀렌산 비율이 최적의 건강 상태가 되기에는 너무 높게 나타났다. 이 비율이 11 : 1 이상으로 나왔는데, 이는 오메가6 공급량이

오메가3 공급량보다 11배나 많다는 뜻이다. 이상적인 비율은 최대 5 : 1을 넘지 않아야 한다.

DHA(도코사헥사엔산)와 EPA(에이코사펜타엔산)를 적절하게 복용하는 것 같아도 생선과 해산물을 거의 먹지 않는 사람들은 오메가3 결핍이 생긴다. 앞서 111쪽에서 언급했듯, SU.VI.MAX 연구에 참여한 사람들은 대다수 프랑스인보다 생선을 더 많이 먹을 가능성이 있다. 그래서 이들의 지방 공급량은 운동선수와 비교했을 때 훨씬 높은 것으로 간주할 수 있다. 총 칼로리 섭취량에서 지방이 차지하는 비중이 남성의 경우 36%, 여성의 경우 38%까지 되기 때문이다. 지방질 섭취를 줄일수록 필수 지방산이 결핍될 확률이 높아진다.

운동과 필수 지방산

수준급의 프랑스 운동선수들의 혈장 지방산 구성을 분석했더니 수많은 지방 교란이 발견되었다고 한다(**Chos**, 2001)(주로 오메가3가 문제였으며 오메가6 교란도 나타났

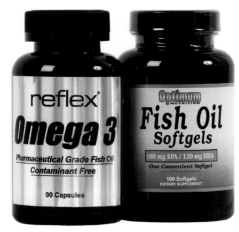

지방이라고 해서 다 나쁜 것은 아니다. 건강을 위해 꼭 필요한 것도 있다.

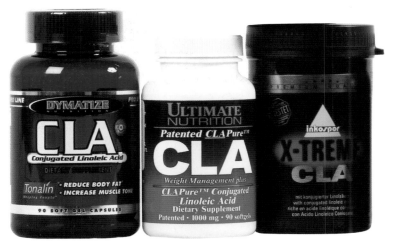

CLA는 과연 많은 관심을 받을 만할까?

다). 연구대상이었던 세계적 수준의 수영선수들 가운데 80%가 필수 지방산 결핍 상태로 드러났다.

다른 연구에서도 이러한 불균형이 확인되었다(Finaud, 2003). 연구대상 선수들의 포화 지방산 공급량은 과다했던 반면, 필수 지방산 소비량은 너무 저조했다.

어린 축구선수들을 대상으로 한 연구에서는 과도한 포화 지방산 섭취로 인해 다불포화지방산을 충분히 공급받지 못하고 있는 것으로 나타났다(Ollier, 2006). 따라서 최적의 운동 수행능력을 보장하려면, 운동선수들이 오메가6뿐만 아니라 특히 오메가3를 섭취하는 것이 중요해 보인다.

오메가6의 경우 GLA(감마리놀렌산), 오메가3의 경우 EPA와 DHA 함유량이 중요하다.

⚠️ 다량 섭취된 다불포화지방산이 세포막으로 흡수되면서 산화 스트레스에 대한 세포의 취약성이 증가한다는 문제가 생긴다.

CLA

'공액리놀레산'이라고 부르는 CLA는 아직 비필수 지방산으로 분류되지만, 의료계 일각에서는 이런 분류를 수정할 필요가 있다고 주장한다(Banni, 2004). CLA는 음식에 들어있는데, 특히 육류와 우유의 지방에 많이 함유되어 있다.

핀코스키(Pinkoski, 2006)의 연구에서는 7주간의 근육 강화 운동 프로그램에 참여한 실험 대상자들에게 한 그룹은 CLA 5g을, 다른 그룹은 위약을 섭취하게 했다.

그 결과, CLA 그룹에서는 근육 이화작용의 규모가 감소하여 근육량 증가가 촉진되었다(위약 비교군에서는 +0.2kg이었으나 CLA 그룹에서는 +1.4kg을 기록했다). 또한 지방 감소량도 CLA 그룹이 더 큰 것으로 나타났다. 이후 7주간 위약 비교군 가운데 몇 사람이 CLA를 섭취하자, 이화작용은 감소했으나 근육량 증가가 촉진되는 결과는 나타나지 않았다.

대다수 연구 결과에 따르면 인체에 작용하는 CLA의 효과는 매우 실망스러운 수준이라고 한다. CLA가 지방 감소에 미치는 영향에 대해서는 6장을 참조하자.

05

프로바이오틱스 & 프리바이오틱스

프로바이오틱스와 프리바이오틱스는 비피두스를 비롯한 유익균이 풍부한 다양한 유제품이 등장하면서 대중화되었다. 프로바이오틱스 보충제 안에는 우리 장에 있는 유익균이 들어있어, 섭취하면 우리 소화계 안에 있는 세균 종류를 더 좋게 설정할 수 있다. 당연히 유익한 미생물의 수를 늘리는 동시에 해로운 미생물을 제거하는 것이 그 목표다. 실제로 장 속에서는 끊임없이 박테리아의 경쟁이 일어나고 있다. 가장 세력이 큰 박테리아가 점점 증식되면서 다른 박테리아를 제거한다.

프로바이오틱스를 다량 함유한 보충제들이 오랫동안 풀지 못했던 숙제는 이들의 취약성 문제다. 함유된 균들이 죽지 않으려면 프로바이오틱스는 항상 냉장 보관되어야 했다. 하지만 철저하게 냉장 보관하는 경우는 드물었다. 상점에 가면 진열대 조명 아래서 따뜻해진 프로바이오틱스를 쉽게 볼 수 있었다. 오프라인 구매 시에는 배송 과정에서 냉장 유통이 되지 않기도 했다.

요즘은 실온에서도 잘 견디는 새로운 균주가 상업화되었다. 더는 냉장 보관할 필요가 없으므로 프로바이오틱스를 원료로 하는 보충제 개발이 쉬워졌다. 일례로 *바실러스 코아귤런스*Bacillus coagulans 같은 균주는 단백질 분말에 바로 혼합할 수 있다. 이렇게 배합하는 목적은 두 가지다.

▶ 아미노산, 특히 류신과 글루타민의 흡수율을 높이기 위해서다.

▶ 특히 단백질이 풍부한 고열량 음식을 섭취할 때 느낄 수 있는 복부 팽만감 같은 소화 장애를 없애기 위해서다.

*바실러스 코아귤런스*는 위산에도 강해서 효율적이며 고단백질 보충제나 게이너와도 이상적으로 잘 배합된다.

열에도 강한 이 유산균은 아직 널리 사용되고 있지 않다. 따라서 제품 라벨을 잘 살펴보고 포함되어 있는지 확인하자. *바실러스 코아큘런스*가 함유되어 있다면 대표적 특성인 열 저항성에 관한 내용이 라벨에 반드시 표시되어 있을 것이다. 이런 특성에 대한 언급이 없다면 항상 냉장 보관해야 하는 예전 제형의 프로바이오틱스가 들어있다고 생각하면 된다.

반면, 프리바이오틱스에는 박테리아가 포함되어 있지 않기 때문에 열에 의해 파괴될 걱정은 없다. 프리바이오틱스는 장내 유익균의 발달을 돕는 식이섬유를 말한다. 프락토올리고당과 이눌린이 프리바이오틱스의 대표 주자다(6장 참조). 빠른 효과를 얻으려면 당연히 프리바이오틱스와 프로바이오틱스를 함께 섭취하는 것이 이상적이다.

운동선수들에게 좋은 바이오틱스의 효능

구소련의 역도 거장 보로비에프Vorobiev는 자신이 집필한 체육 교과서에서 이미 오래전부터 바이오틱스를 권했다. 소화 기능을 정상화하기 위해 아침, 저녁으로 발효유를 섭취하라는 것이다. 하지만 극히 최근이 되어서야 운동선수들 사이에서 바이오틱스 섭취가 일반화되었다.

주당 평균 13시간 훈련하는 지구력 운동선수들의 경우, 조사대상자의 91%에서 장내 미생물 교란이 발견되었다. 정상보다 유익균이 적었고 유해균은 더 많았다. 이렇게 되면 소화 장애를 유발할 뿐만 아니라 감염 위험도 커진다(5장 참조). 4주간 프리바이오틱스와 프로바이오틱스 기반의 보충제를 섭취한 결과, 흔히 운동으로 인해 타격을 입는 장내 면역 기능이 향상되는 등의 효과가 있었다(Berg, 1999).

장내 미생물 불균형이 발견된 프랑스 국가대표 수영선수들에게 매일 유산균 보충제를 섭취하도록 권했더니 좋은 결과를 보였다는 연구도 있다(Chos, 1999).

MEDICINAL PLANTS
&
ADAPTOGENS

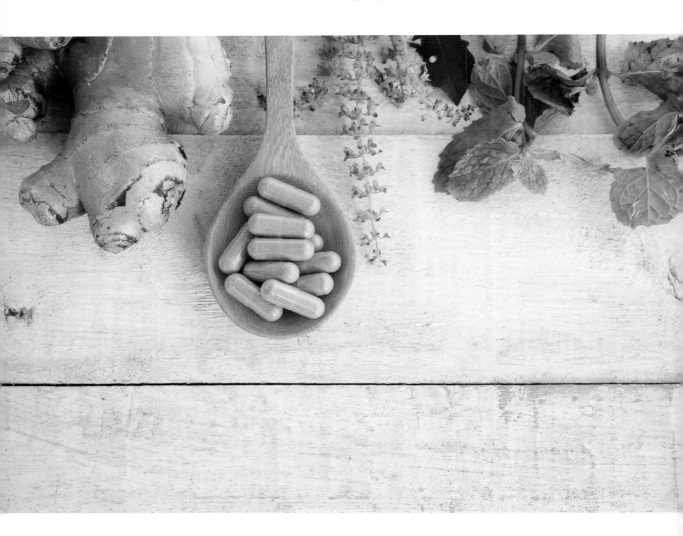

약용 식물
&
강장제

약용 식물의 경우 여러 가지 요인의 영향으로 효과가 다양하게 나타날 수 있다. 효능이 입증된 식물이라 해도 그 보충제에 함유된 추출물도 반드시 효과가 있으리라는 보장은 없다. 모든 식물성 추출물은 이름이 같더라도 저마다 효과가 다르기 때문이다. 약용 식물의 효과에 대한 약용 식물 기반 보충제를 둘러싼 논쟁이 있다.

▶ A의 주장: 식물성 추출물이므로 아무 위험이 없는 천연 제품이다. 다만, 일부 약용 식물은 독성이 강할 수 있다.

▶ B의 주장: 약용 식물은 아무 효능이 없으며, 위약 효과일 뿐이다.

식물 유래 성분

고려 인삼 Panax Ginseng

예로부터 만병통치약이라 알려져 왔고, 세계에서 가장 많이 사용되는 약용 식물 가운데 하나다. 운동선수들이 관심을 가지는 인삼의 효능은 바로 강장 효과다. 하지만 여러 연구에서 보여주듯 이러한 효과가 실제로 있는지를 둘러싸고 여전히 의견이 분분하다.

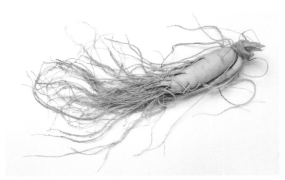

인삼은 인기가 많지만, 논란도 많다.

트레이닝되지 않은 남녀 실험 대상자들에게 30일간 인삼 1.35g을 연질캡슐 3개로 섭취하게 했다. 캡슐 2개는 아침 식전에, 나머지 1개는 저녁 식전에 섭취했다(Liang, 2005). 그랬더니 최대 산소소비량의 65~70% 강도로 최대한 오랫동안 자전거를 타는 테스트에서 지구력이 약 7분 연장되었다.

운동하지 않는 남성들을 대상으로 8주간 한 그룹은 위약을, 다른 그룹은 하루 3회에 걸쳐 인삼 6g을 섭취하게 했다(Kim, 2005). 그 후, 실험 대상자들이 피로 상태에 도달할 때까지 러닝머신 위에서 유산소 운동을 하게 했다. 인삼을 섭취한 그룹은 피로가 나타나는 시간이 1.5분 지연되었다. 두 그룹 모두에게서 산화 스트레스 표지가 상승했으나, 인삼 그룹은 상승치가 적었다. 인삼 섭취 후 SOD(슈퍼옥시드 디스무타아제) 같은 항산화 효소의 작용은 우수해졌다. 그 결과, 인삼으로 인해 자유라디칼 공격이 약해져서 운동 수행능력이 향상되었다.

인삼 400㎎을 4주간 섭취한 결과, 또 다른 항산화 작용 효과가 입증되었다. 지구력 운동 후에 일어나는 근육 이화작용 정도를 보여주는 표지 수치 상승분이 20% 감소한 것이다(Hsu, 2005). 하지만 운동 수행능력의 향상은 확인되지 않았다.

축구선수들이 6주간 하루 350㎎씩 인삼을 섭취했더니, 운동 수행능력에서 일부 정신운동 측면이 향상되었다. 특히 반응 시간이 운동 중이나 휴식 중에도 빨라졌다(Ziemba, 1999). 반면, 지구력에는 영향이 없었다.

철인3종경기 선수들의 경우, 시즌 초에 10주간 인삼을 섭취했는데도 경기력에 영향을 주지 않은 것으로 보인다(Van Schepdael, 1993). 반면, 시즌 말에 10주간 섭취했더니 이 기간에 경기력 하락 정도가 줄었다.

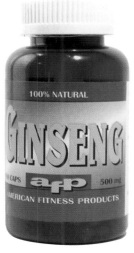

인삼의 원산지에 유의하라.

레이(Reay, 2005)에 따르면, 인삼 200㎎을 급성으로 섭취하면 지적 능력이 급속히 향상될 수 있다고 한다. 일부 종목에서는 이런 요소가 중요할 수 있다.

여성들의 경우, 8주간 인삼 400㎎을 섭취해도 운동 수행능력이나 회복력이 향상되지 않았다(Engels, 2001).

■ 인삼이라고 다 같은 인삼은 아니다

좋은 품질의 인삼이라면 최소 5~6년근은 되어야 하며, 가을에 수확한 것이어야 한다. 상점에 진열된 인삼이 이런 고급 인삼이라는 보장은 없다. 운동선수들을 대상으로 한 인삼의 효과가 상반되게 나오는 원인은 분명 이러한 품질 문제와 다양한 원산지 때문이다.

인삼 내 카페인 유무에 따라 운동 수행능력에 미치는 인삼의 효과가 좌우되는 것으로 보아, 카페인이 효과 전달물

질 역할을 하는 것으로 드러났다. 크로마토그래피 분석 결과, 미국 인삼에는 카페인이 거의 없는 것으로 나타났다(Vaughan, 1999). 반면, 아시아산 인삼을 테스트했더니 카페인이 다량 함유되어 있었다.

■ 인삼의 부작용

인삼을 섭취한 후 때에 따라 신경과민과 같은 부작용이 나타나기도 하는 이유가 바로 카페인 함유율이 이렇게 다양하기 때문이다. 인삼의 몇 가지 촉진 효과가 실제로 카페인에서 나오는 것으로 드러난 만큼, 보충제 비용을 줄이고 인삼마다 함유된 카페인 농도의 불확실성을 제거하기 위해 카페인을 직접 섭취하는 것이 차라리 낫다.

카페인이 함유되어 있을 가능성에도 불구하고 수많은 동물 연구 결과, 인삼이 지방 동원을 억제해서 지구력에

약용 식물 보충제와 관련된 문제

약용 식물 기반 보충제에 내재한 문제는 상당히 많다. 먼저, 효능이 입증된 식물이라 해도, 그 보충제에 함유된 추출물도 반드시 효과가 있으리라는 보장은 없다. 모든 식물성 추출물은 이름이 같더라도 저마다 효과가 다르기 때문이다. 약용 식물과 소고기를 비교해보면 그 차이를 확실히 알 수 있다. 소고기의 경우 원산지와 부위, 도축업자의 솜씨에 따라 품질이 좌우된다고 쉽게 생각할 수 있다.

반면, 약용 식물의 경우 다음과 같은 여러 가지 요인의 영향으로 효과가 다양하게 나타난다.

▶ 같은 약용 식물이라도 원산지에 따라 가치가 달라진다. 차를 예로 들어보자. 품종, 경작지, 수확 시기 등에 따라 품질이 엄청나게 다르다.

▶ 같은 약용 식물이라 해도 지상계(잎, 꽃, 줄기 등)와 근계(뿌리)에 있는 유효 성분의 농도가 같은 경우는 드물다.

▶ 약용 식물을 가루로 만들어 보관하는 방식에 따라 유효 성분의 농도가 영향을 받는다. 이런 문제를 해결하기 위해, 표준화된 유효 성분 농도를 보장하는 브

랜드가 점점 늘고 있다. 이런 경우 제품 포장에 정확히 표기하고 있지만, 그렇지 않은 경우가 더 많다.

약용 식물 보충제의 또 다른 큰 문제는 운동선수들을 대상으로 한 연구가 거의 없다는 사실이다. 관련 연구를 발견한다 해도, 연구 방식을 면밀하게 살펴보아야 한다. 효과가 나타나는 데 필요한 최소 용량을 지킨 후에야 효력 여부를 논할 수 있기 때문이다.

식물성 보충제는 다양한 약용 식물이 함유된 경우가 많은데, 그러면 각 성분이 효과를 발휘하는 최소 유효량에 미치지 못한다. 한 개의 캡슐에는 각 성분을 소량만 담을 수 있다. 따라서 캡슐 하나에 다양한 약용 식물이 많이 들어갈수록 각각의 농도는 낮아질 수밖에 없다. 이런 이유에서 약용 식물 기반 보충제를 평가하기가 까다롭다.

결국 운동 수행능력에 실질적으로 효과가 있는 보충제는 많지 않다. 식물 추출물에 관한 참고문헌이 워낙 많아서, 여기에서는 가장 많이 활용되는 내용만 소개했다. 이밖에도 다이어트용 보충제는 식물성 추출물로 구성된 것이 많다는 사실도 알아두기 바란다(6장 참조).

미치는 잠재적인 효능을 부분적으로 저해하는 것으로 입증되었다. 인삼은 다이어트에도 이상적이지 않다. 또한 주요 동화작용 호르몬 분비에도 영향을 주지 않는 것으로 보인다. 인삼의 면역 체계 조정 작용 역시 여전히 많은 논란의 대상으로 남아 있다.

> 고려 인삼을 시베리아 인삼 혹은 가시오갈피와 혼동해서는 안 된다.

가시오갈피 Eleutherococcus senticosus

시베리아 인삼, 시우지아ciwujia, 아칸토파낙스 등으로도 불린다. 앞서 살펴본 인삼과 같은 과에 속하지만, 한국의 고려 인삼과 혼동해서는 안 된다.

가시오갈피에 관한 연구는 인삼만큼 많지 않다. 오히려 오히려 효과가 없다는 연구 결과가 많다. 수준급의 남녀 달리기 선수들을 대상으로 한 연구에서 가시오갈피 팅크제 60방울을 6주간 매일 섭취하게 했으나, 시속 10㎞ 속도로 달렸을 때나 전력 질주했을 때나 운동 수행능력은 향상되지 않았다(**Dowling**, 1996).

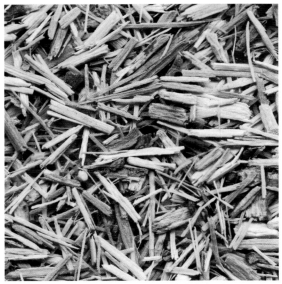
가시오갈피는 이제는 보충제 원료로 거의 사용되지 않는다.

강장제의 정의

운동선수들이 관심을 가지는 보충제 분야에서는 강장제(아답토젠)를 다음과 같이 정의할 수 있다.

"스트레스나 병원체의 공격에 맞서 신체와 정신을 지켜주는 약제. 전신의 저항력을 증진하는 '자극제' 역할을 한다. 강장제는 피로를 퇴치하는 데 도움을 주며 운동 후 재생을 촉진한다."

강장제의 이런 주장이 듣기에는 좋아도, 사실 과학적으로는 그리 대단한 것이 아니다. 적어도 서구권의 관점에서는 그렇다. 실제로 강장제라는 개념은 동양에서 온 것이다. 해당 지역 연구자들이 제공하는 강장제의 정의는 상당히 모호해서, 수많은 약용 식물에 강장 효과가 있다고 주장할 수 있을 정도다.

이런 주장은 대체로 과학적 근거가 부족한 물질들에 그럴싸한 과학적 설명이 되어준다. 강장제라는 명칭 자체도 마케팅용이다. 따라서 어떤 물질의 효능을 홍보하면서 강장제라는 것만 내세운다면 믿지 않는 편이 좋다.

과라나 Paullinia cupana

과라나에는 카페인이 풍부하므로 다이어트 보충제(6장 참조)나 자극제(1장 참조)에 일반적으로 많이 사용된다. 순수 카페인이나 과라나에 함유된 카페인이나 흡수 속도는 같지만, 사람들은 과라나를 선호한다.

최근에 이루어진 연구들이 카페인만으로 과라나의 모든 자극제 기능을 설명할 수 없다는 것을 보여주면서 아마도 과라나의 우월성이 드러난 듯하다(**Haskell**, 2006). 과라나에는 앞으로도 규명해야 할 여러 가지 활성 성분이 많이 함유된 것으로 보인다.

과라나는 소아, 임산부, 심장질환자에게는 적합하지 않다. 밤잠을 방해할 수 있으니 저녁에 섭취하는 것은 피해야 한다. 또한 과라나를 너무 많이 섭취하면 카페인을 과잉 섭취했을 때와 같은 부작용이 생길 수 있다.

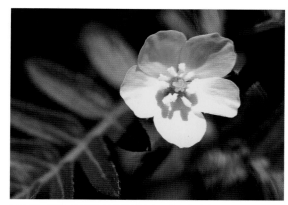
남가새는 테스토스테론과 관련이 있다고 알려져 있다.

남가새 Tribulus terrestris

남가새(트리뷸러스)는 한방에서는 성욕 자극제로 사용된다. 동물 연구에서 입증된 바와 같이 남가새가 테스토스테론 분비를 증가시키는 효과가 있기 때문이다(**Gauthaman**, 2003).

남가새의 효과를 결정하는 것은 프로토다이오신 함유량인 것으로 보인다. 프로토다이오신을 가장 많이 함유한 부분은 남가새의 잎이다. 많은 남가새 보충제가 프로토다이오신 최소 함유량을 보장하고 있다.

하지만 연구에 따르면, 20~36세의 젊은 남성들에게 남가새를 섭취하게 해도 테스토스테론 수치에는 아무런 변화도 나타나지 않았다(**Neychev**, 2005). 안토니오의 연구에서 근육 강화 운동을 하는 남성들을 대상으로 8주간 남가새를 섭취하게 했으나 근력이나 근육량 증가가 발견되지 않았던 이유도 아마 이 때문인 것 같다(**Antonio**, 2000).

로디올라 Rhodiola rosea

로디올라(홍경천)는 고랭지에서 자라는 식물이다. 많은 약용 식물이 효과가 없다는 연구 결과를 받아들이고 있는 것과는 달리, 로디올라는 다수의 연구에서 유익할 수 있다는 평가를 받았다.

로디올라는 항산화제이면서 동시에 무력감을 없애는

신경 자극제로도 소개된다. 이뿐만 아니라, 산소 부족으로 인한 고산병의 위험을 감소시키는 능력이 있다. 하지만 이는 7일간 섭취한 것으로, 과학적으로 확인된 것으로는 보이지 않는다.

하지만 로디올라는 산소 부족으로 인한 산화 스트레스 규모를 줄일 수 있다. 젊은 남녀 실험 대상자들에게 로디올라(로디올라의 유효성분 가운데 하나인 로사빈 3% 표준 함유) 200㎎를 섭취하게 한 다음, 1시간 후에 일련의 체력테스트를 했다(**De Bock**, 2004). 그 결과, 위약 비교군보다 지구력이 약 3% 증가했다. 반면, 최대 근력이나 정신운동 수행능력은 조금도 개선되지 않았다. 이러한 결과는 다른 연구들에서는 검증되지는 않았다(**Colson**, 2005).

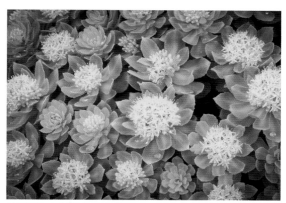
로디올라는 고산병에 좋을까?

동충하초 Cordyceps sinensis

중국의 귀한 야생버섯인 동충하초 추출물은 오늘날에는 산업화된 방식으로 생산된다. 간혹 로디올라와 함께 섭취하기도 한다. 동충하초에는 혈관 확장 기능이 있어서 근육의 산소화를 높여 운동 수행능력을 향상한다.

아쉽게도 지구력에 미치는 효과를 평가한 의학 연구에서는 위약과 비교했을 때 차이를 발견할 수 없었다. 예를 들어, 남성 실험 대상자들에게 6일간 동충하초 1g + 로디올라 300㎎을 섭취하게 했다. 이후 7일간은 용량을 반으로 줄여 섭취하게 했다(**Colson**, 2005). 하지만 운동 수행능력도 근육 산소화도 전혀 향상되지 않은 것으로 나타났

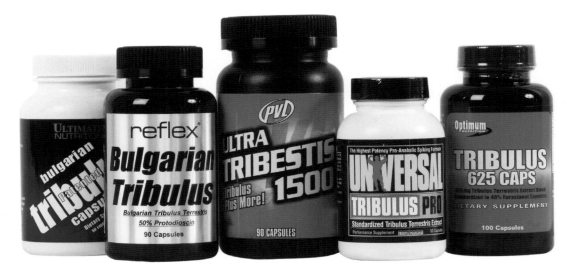

남가새는 정말로 테스토스테론 분비를 촉진할 수 있을까?

다. 이보다 앞서 높은 수준의 사이클 선수들을 대상으로 14일간 같은 배합으로 실험을 시행했으나 같은 결과가 나왔던 바가 있다(**Earnest**, 2004 a). 따라서 이 실험 결과가 검증된 셈이다. 트레이닝된 사이클 선수들을 대상으로 하루 3g씩 동충하초를 섭취하게 했지만, 기적적인 성과를 더 올리지는 못했다(**Parcell**, 2004).

은행 Ginkgo biloba

은행잎 추출물에는 항산화 기능이 있는 것으로 알려져 있다. 또한 혈액순환과 뇌 조직을 비롯한 조직의 산소화를 촉진한다.

은행의 혈액 공급 효능은 확실히 검증되었지만(**Mehlsen**, 2002), 운동선수를 대상으로 한 연구는 찾아보기 힘들다. 사람의 근력에 강력하게 작용하는 모습은 전혀 발견되지 않았다(**Stone**, 2003).

대부분의 연구는 급성 고산병의 발병률을 낮추는 은행의 효능에 집중되어 있다. 산을 높이 오를수록 산소가 희박해져서 피로감을 많이 느끼게 되고 두통과 현기증, 구토 증상도 생긴다. 효과가 항상 나타나는 것은 아니더라도(**Gertsch**, 2004), 은행(3일간 180㎎)을 섭취하면 고산

지대에서 이런 문제들이 발생할 가능성을 줄일 수 있다. 모의로 고산지대를 설정하고 실험한 결과, 위약 비교군은 33%가 고산병 증상이 나타났지만, 은행 그룹에서는 8%만이 증상을 보였다. 아쉽게도 은행을 섭취해도 운동 수행능력은 향상되지 않았다(**Quintana**, 2005).

> ⚠ 은행은 아스피린, 항혈액응고제, 항우울제와 병용하지 않도록 권장된다. 많은 약용 식물이 그렇듯, 은행에도 에스트로겐의 속성이 어느 정도 있기 때문이다.

호로파 Trigonella foenum-graecum

콩과 식물인 호로파 씨는 오래전부터 식욕 증진을 위해 사용되었다. 오늘날에는 인슐린 분비와 인슐린 효과 조절 능력 덕분에 다시 인기를 구가하고 있다.

호로파에는 매우 특별한 아미노산이 함유되어 있다. 바로 4-하이드록시-이소류신이다. 호로파에는 이 아미노산이 건조 중량의 약 0.5%만큼 들어있다. 4-하이드록시-이소류신은 음식물과 함께 있을 때 인슐린 분비를 10배나 증가시킨다.

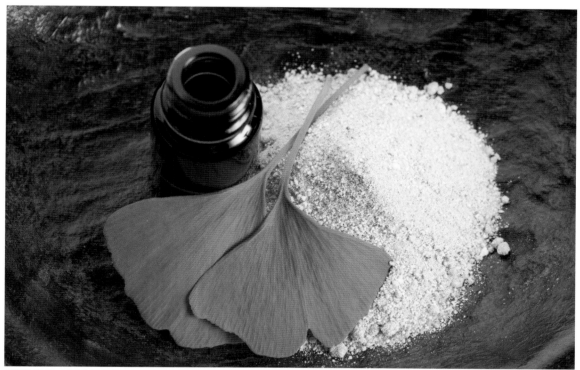

은행의 효과는 근거가 있을까?

호로파는 운동 직후에 섭취하는 회복용 보충제와 함께 사용된다. 그 결과, 과다생성된 인슐린이 동화반응을 극대화하고 글리코겐 합성 속도를 촉진한다. 따라서 호로파는 근력 운동과 지구력 운동을 하는 선수들 모두 사용할 수 있다.

트레이닝된 사이클 선수들을 대상으로 90분간 운동한 뒤, 한 그룹은 체중 1kg당 4-하이드록시-이소류신 2mg이 함유된 포도당 음료를, 다른 그룹은 포도당만 들어있는 음료를 마시게 한 후 그 효과를 비교했다(**Ruby, 2005**). 음료는 운동 직후와 2시간 후에 섭취했다. 4-하이드록시이소류신을 첨가해서 섭취한 그룹은 포도당만 섭취한 그룹과 비교했을 때 근육 내 글리코겐 합성 속도가 4시간에 걸쳐 63% 촉진되었다. 흥미롭게도 혈당과 인슐린 수치 상승률은 두 그룹이 비슷했다.

연구에 따르면, 근육 강화 운동을 하는 사람들의 경우 8주간 매일 운동 전에 호로파 유효 추출물 500mg을 섭취하면 근력과 근육량이 증가한다고 한다(**Poole, 2010**).

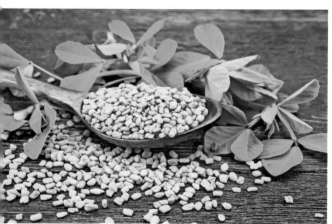

호로파는 최고의 인슐린 부스터인가?

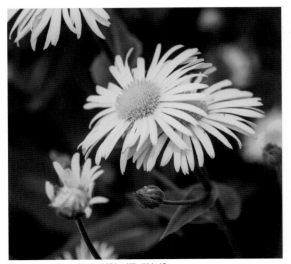

아르니카는 운동선수를 위한 진통제인가?

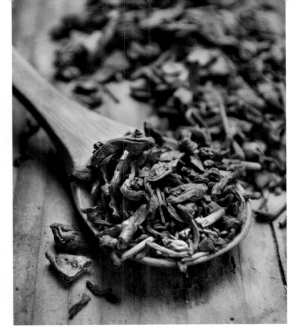

차에는 긴장 완화 효과가 있는 아미노산, 테아닌이 풍부하다.

아르니카 Arnica montana

산지에서 자라는 이 약용 식물은 피부에 바르거나 민간요
법으로 경구 섭취할 수 있다. 민간요법에 대한 의견이 분
분한 만큼, 운동선수들이 아르니카를 경구 섭취하는 문제
도 충분히 논란이 될 수 있다.

마라톤 전날과 당일, 그리고 달리기를 마친 뒤 72시간
후에 (30배 희석한) 아르니카를 섭취하면 마라톤으로 유
발되는 근육 통감이 줄어든다(Tveiten, 2003). 반면, 근육
손상을 반영하는 혈액 표지는 아르니카로 감소되지 않는
다. 따라서 근육에 미치는 근본적인 효과는 전혀 없다. 이
와 상당히 유사하게 진행한 다른 연구에서는 아르니카가
근육의 통증감이 전혀 완화하지 않았다(Vickers, 1998).

L-테아닌

명칭에서도 알 수 있듯이 주로 차에 함유된 독특한 아미
노산이다. 테아닌은 찻잎 건조 중량의 1~2%를 차지한다.
차 맛이 나게 하는 것이 테아닌의 역할이며, 신경 안정 작
용도 테아닌에서 나온다.

준자(Juneja, 1999)의 연구에 따르면, 테아닌 50~200㎎
을 섭취하면 불면증을 유발하지 않으면서 긴장을 완화하
는 효과가 있다고 한다. 이러한 작용은 뇌에서 세로토닌

과 도파민이 상승한 결과로 보인다. 이런 특성은 수면장
애가 있거나 훈련 후 긴장 상태가 조금 과도하게 유지되
는 운동선수들이 잘 활용할 수 있겠다(Weiss, 2001). 당
연히 운동 직전에는 섭취하지 않도록 주의해야 한다.

테아닌은 다이어트 보충제에 첨가되기도 한다. 카페인
의 자극 효과와 반대로 카페인의 지방 분해 작용을 강화
하기 때문이다. 파르넬(Parnell, 2006)은 테아닌 100㎎과

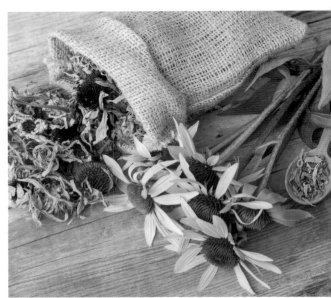

에키나세아는 면역 강화에 도움이 될까?

카페인 50㎎이 뇌의 기능에 있어 서로 시너지 효과가 있음을 주목했다.

에키나세아 Echinacea angustifolia

이 약용 식물에는 면역계 강화 기능이 있다. 특히 초기 감기에 사용되는데, 일부 연구에 따르면 에키나세아는 감기에 걸릴 가능성을 낮추거나 혹시 걸렸더라도 빨리 회복되도록 도와준다고 한다. 감기에 걸리면 필연적으로 경기력도 지장을 받기 마련이라 이런 면에서 운동선수들이 에키나세아를 유용하게 활용할 수 있겠다. 이 경우, 하루 3회 300㎎ 정도 섭취하면 된다. 에키나세아가 경기력을 향상하지는 못하더라도, 다음 연구 결과가 보여주듯 악화하는 것은 막아준다.

남자 철인3종경기 선수 14명을 대상으로 28일간 액상형 에키나세아를 하루 8㎖씩 섭취하게 했더니, 이 종목 선수들에게는 일상적인 호흡기 감염병에 걸리지 않았다(**Berg**, 1998). 반면, 위약을 섭취한 선수들은 13명 가운데 4명이 감염되었다. 건강 문제로 훈련이 취소되는 날도 위약 비교군에서는 선수마다 평균 2일이었던 반면, 에키나세아 그룹에서는 0일이었다.

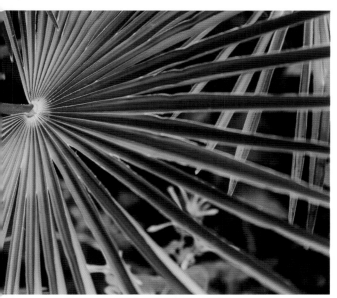

소팔메토는 섭취할 때 주의가 필요한 보충제다.

마카 Lepidium meyenii

페루가 원산지인 이 약용 식물은 전통의학에서 성욕 항진 효과를 위해 사용한다. 마카의 작용 방식은 아직 규명되지 않았다. 21~56세 남성들을 대상으로 12주간 마카를 (하루 1.5~3g씩) 섭취하게 했으나 남성 호르몬 생성 촉진 효과는 조금도 발견하지 못했다. 하지만 성욕은 증진되었다고 한다. 또한 마카는 생식력에도 작용해서 정자 생성과 운동성을 증대시켰다(**Gonzales**, 2003).

> ⚠ 혹시 약물요법을 하고 있다면, 특히 항우울제나 진정제 기반 치료 중이라면 일부 약용 식물과 상호작용을 일으킬 수 있다. 따라서 신중하게 사용해야 하며, 치료를 담당하는 의사와 미리 상의해야 한다. 또한 많은 약용 식물은 약한 에스트로겐 효과가 있는데, 이는 남성에게는 그다지 좋지 않다.

소팔메토 Serenoa repens

난쟁이 야자, 톱야자 등으로도 알려져 있다. 주로 전립선 초기 증상을 치료하는 데 사용된다. 전립선 크기를 줄이기 위한 소팔메토의 주요 작용 방식 가운데 하나가 디-하이드로-테스토스테론(DHT) 수치를 감소시키는 것이다(**Marks**, 2001). 이러한 작용은 아스타잔틴에 의해 강화될 수 있다(**Anderson**, 2005).

우리 몸에는 테스토스테론을 DHT와 같은 다른 호르몬으로 변환시키는 효소가 있다. 이 남성 호르몬 DHT는 탈모를 촉진하고, 체모의 발육을 돕고, 전립선 문제를 악화시킨다. 이런 맥락에서 DHT 수치를 떨어뜨리는 소팔메토가 외모에 관심이 많은 여러 운동선수 사이에 인기를 얻게 되었다. 그런데 안타깝게도 소팔메토는 사람에 따라서 근육 성장 속도를 감소시킬 수 있다.

DHT는 임신에 필요한 호르몬이므로, 가임기 여성들은 소팔메토 섭취를 피해야 한다.

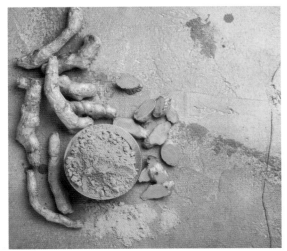
울금은 전도유망한 보충제이다.

아세트산

식초에 신맛이 나게 하는 성분이다. 식초병을 보면 아세
트산 함유량이 표시되어 있다. 사람을 대상으로 한 여러
연구 결과, 아세트산은 저혈당과 인슐린 분비를 동시에
조절하는 것으로 밝혀졌다(Ostman, 1995).

탄수화물에 아세트산을 첨가하면 간 내 글리코겐 회복
수치를 높이는 데 유리하다(Nakao, 2001). 간 내 글리코
겐은 운동 중에, 특히 시합 중에 탄수화물이 공급되지 않
을 때도 뇌에 에너지를 공급하는 역할을 한다. 따라서 간
내 글리코겐은 신경 피로와 맞서 싸우는 일을 하게 된다.
나중에 5장에서 살펴보겠지만, 아세트산은 경련을 방지
하는 데에도 사용될 수 있다.

울금 Curcuma longa

아마도 울금(강황)은 앞으로 유망한 보충제가 될 것이다.
실제로 여러 동물 연구에서 울금을 주사했더니 외상 후
근육 재생이 크게 촉진된 것으로 밝혀졌다. 울금은 근육
강화와 회복에 꼭 필요한 줄기세포를 활성화한다.

하지만 아쉽게도 울금은 흡수력이 매우 나빠서, 운동
선수들이 경구 섭취로 이런 효과를 재현하는 것은 아직은
불가능하다. 현재 사용할 수 있는 보충제들은 울금의 흡

수를 돕기 위해 울금을 피페린(후추 추출물)과 배합한 것
들이다. 하지만 울금의 효능을 모두 누리려면 더 많은 연
구가 필요하다.

양봉 부산물

양봉 부산물은 우리 사회에서 아주 인기 있는 보충제다.
흔히 다양한 기능의 강장 작용을 한다고 알려져 있기 때
문이다. 따라서 스포츠계에서 보충제로 사용하는 것도 당
연하다.

하지만 이런 믿음을 검증하거나 반대로 무효화할 연구
가 아직까지 매우 부족하다. 많은 논문이 주로 흥밋거리
로 회자되었을 뿐, 과학 저널에 정식으로 발표된 것은 한
편도 없다. 그나마 발표된 연구들도 양봉 부산물에 대해
서는 상대적으로 부정적이다. 게다가 이런 종류의 보충제
는 관련된 알레르기가 많다. 특히 반복해서 꾸준히 섭취
했을 때 알레르기가 많이 유발된다.

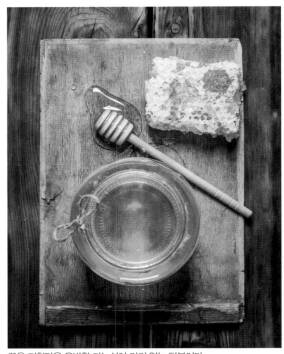
꿀은 저혈당을 유발할 가능성이 거의 없는 당분이다.

꿀

운동선수들이 꼽는 꿀의 최고 장점은 당연히 에너지 공급이다. 꿀은 다른 당분들과는 달리 저혈당을 유발할 가능성이 거의 없는 것으로 보인다. 따라서 일반 탄수화물 보충제를 섭취하는 데 문제가 있는 선수들은 대체품으로 꿀을 섭취하면 된다(**Ajibola,** 2012).

하지만 지구력 테스트에서 꿀과 포도당의 효과를 비교했더니 꿀의 효과가 더 낮다는 것은 명확히 드러나지 않았다(**Earnest,** 2004 b). 다른 연구에서는 사이클 선수들에게 64㎞ 코스를 최대한 빨리 완주하게 했다. 그러면서 달리는 동안 16㎞마다 한 그룹은 위약을, 다른 그룹은 포도당이나 꿀 15g을 섭취하게 했다. 지구력을 가장 많이 향상한 것은 포도당이었고, 그다음이 꿀이었다. 특히 마지막 16㎞ 구간에서 포도당은 위약과 비교했을 때 압도적인 효과를 발휘했다.

화분

화분의 유용성을 평가한 연구는 다수 존재한다. 어린 수영선수들을 대상으로 6주간 화분을 섭취하게 했으나, 운동 수행능력은 향상되지 않은 것으로 보인다. 하지만 호흡기 감염병 발병률이 낮아져 훈련을 빠지는 날이 줄어들었다. 즉, 꿀을 섭취한 그룹은 총 4일을 빠졌지만, 위약을 섭취한 그룹은 27일을 빠진 것으로 집계되었다(**Maughan,** 1982).

대학 수영선수들도 8주간 화분을 2.5g이나 5g 섭취했으나 운동 수행능력은 향상되지 않았다(**Steben,** 1978). 화분이 효과가 없다는 사실은 12주간 화분 1.5g을 섭취한 크로스컨트리 선수들에게서도 확인되었다(**Steben,** 1978).

로열젤리

가장 연구되지 않은 유도체가 로열젤리다. 따라서 다음의 연구 결과들도 신중하게 받아들여야 한다.

15일간 남자 운동선수들에게 하루 2회 로열젤리 500㎎을 섭취하게 했다(**Chupin,** 1988). 흡수력을 높이기 위해 로열젤리를 혀 아래에 놓고 섭취했다. 일주일이 지나자 특히 선수들이 느끼기에 지구력 운동 수행능력이 향상되었고, 이후 12일 후에는 쇠퇴했다. 따라서 이 논문에서는 로열젤리를 복용하고 20~30일 후에 다시 섭취할 것을 권한다.

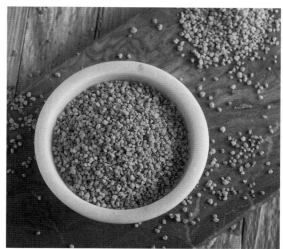

화분은 운동선수들의 경기력보다는 건강을 위해 섭취해야 할까?

프로폴리스

프로폴리스는 꿀벌이 나무에서 채취한 수지와 밀랍, 타액을 혼합해서 만든 것이다. 이마이(**Imai,** 2005)의 연구에서는 남자 펜싱 선수들이 하루 787㎎의 프로폴리스를 섭취하자, 4일간의 고강도 훈련 기간에 산화 스트레스가 감소한 것으로 나타났다. 이 같은 결과는 2주간 800㎎의 프로폴리스를 섭취한 뒤 러닝머신에서 최대운동 테스트를 한 사람들에게서도 확인되었다(**Young Soo,** 2004).

다른 양봉 유래 보충제들과 마찬가지로 프로폴리스도 고강도 운동으로 인해 건강에 문제가 있는 운동선수들이 관심을 보일 만하다. 하지만 가격이 비싸서 선뜻 섭취하기가 꺼려진다. 특히 항산화 효과만을 위해 섭취를 권하기는 어렵다.

SUPPLEMENTS
FOR THE PROTECTION
OF SPORTSMEN

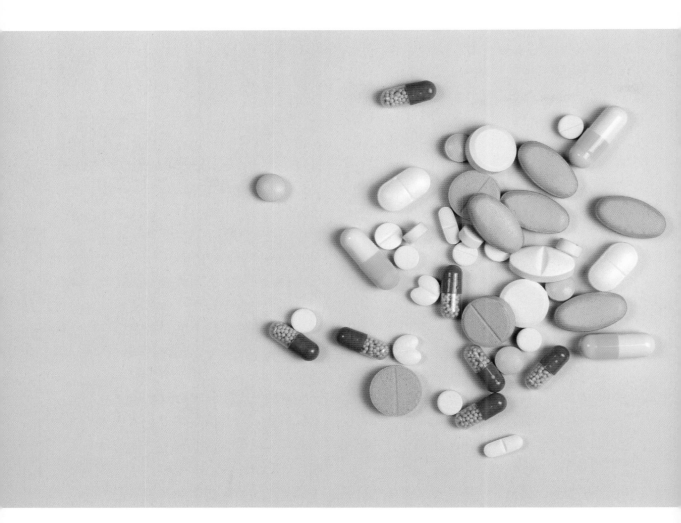

운동선수
보호를 위한
보충제

흔히 운동은 건강에 좋은 것이라고 말한다. 하지만 이런 명제가 참이려면 조건이 있다. 운동을 절도 있게 해야 한다는 것이다. 운동하면서 자신의 한계까지 밀어붙이고 싶다면, 무엇보다도 다음 세 가지를 보호하기 위해 보충제를 섭취하길 바란다.

▶ 관절
▶ 근육
▶ 심장

운동은 무조건 건강에 좋을까?

선수 보호(부상 방지)용 보충제는 많은 경우에 운동으로 인해 손상된 요인의 회복을 촉진하여 운동선수들이 겪는 문제를 완화하는 방향으로 작용한다.

시간이 흐르면서 잘못된 회복이 누적되면 심각한 문제가 나타날 위험이 있다. 따라서 이른바 '회복'의 다양한 양상을 잘 파악하는 것이 매우 중요하다.

회복의 8가지 양상

수많은 육상 챔피언(가장 잘 알려진 선수가 벤 존슨이다)의 훈련을 담당했던 프란시스(Francis, 1997)는 스피드 훈련을 다룬 저서에서 회복에 관한 문제를 다음과 같이 한 문장으로 요약했다.

"최대운동능력의 95% 강도로 운동하면 회복하기까지 약 48시간이 소요되지만, 100% 강도로 운동하면 최대 10일까지 걸린다."

그러니까 자신의 한계치까지 밀어붙일수록 회복하기가 벅차다는 것을 알 수 있다. 회복 속도를 촉진하는 보충제보다 운동강도를 높이는 보충제(가령, 카페인)가 훨씬 더 많다는 사실은 참으로 애석하다. 보충제를 불균형하게 섭취하면 만성피로를 유발하는 불균형 상태가 쉽게 자리 잡을 수 있기 때문이다.

회복을 이야기할 때는 회복을 한 가지가 아닌 여러 가지 측면을 고려해야 한다. 실제로 회복은 여러 얼굴을 가진 다요인성 현상이기 때문이다. 따라서 크게 8가지 범주로 나눌 수 있다.

1 수분 회복

앞서 1장에서 살펴본 바와 같이, 운동하는 동안 배출된 수분과 나트륨을 운동 중과 운동 후에 보충하는 것이 가장 중요하다. 수분 보충이 제대로 이루어지지 않으면 피로와 경련을 유발하게 된다.

소화계와 면역계의 문제도 악화하는데, 이에 대해서는 뒤에서 자세히 다루도록 하겠다. 근육 전체에서도 손상이 더 오래갈 수 있고, 전신의 재생 속도도 둔화하게 된다. 따라서 수분 회복이야말로 절대적으로 최우선시되어야 한다. 이렇게 해서 몇 시간 안에 수분이 회복되게 해야 한다.

2 에너지 회복

지구력 운동에서 수분 보충 다음으로 우선시해야 할 회복 단계이다. 운동으로 소모된 에너지를 최대한 신속하게 몸에 공급하면 에너지 회복은 상당히 빨리 이루어진다.

하지만 장시간 운동하거나, 특히 이런 장시간 운동을 며칠간 연속으로 하게 되면, 에너지 균형에 문제가 생길 수 있다. 이에 대해서는 앞서 1장에서 다루었으니 참조하기 바란다.

3 미량영양소 회복

운동하는 동안 우리 몸에서는 많은 비타민과 미네랄이 배출된다. 이렇게 증가한 손실분을 음식과 보충제 섭취로 신속하게 보충해주어야 많은 운동선수에게 장애가 되는 여러 결핍 증상을 예방할 수 있다(3장 참조).

4 면역력 회복

매우 높은 운동강도로 긴 시간 운동하면 몸 전체의 면역 체계가 교란된다. 어떤 면역세포는 활동이 촉진되는 반면, 또 어떤 면역세포는 방어력이 억제되는 일이 벌어진다. 이러한 대혼란은 수많은 문제를 유발한다.

이 장에서는 이런 문제들을 자세히 살펴볼 예정이다. 이 같은 동요를 감소시키고 신속히 해소할 수 있도록 적합한 보충제를 제대로 섭취해야 한다.

5 내분비 회복

운동 후에는 내분비 균형 조절 메커니즘도 일시적으로 교란된다. 이런 불균형 상태는 며칠 이상 지속되지는 않지만, 오버트레이닝 상태일 경우에는 이런 교란 상태가 악화해서 만성화되고 만다.

따라서 내분비 회복을 위한 보충제는 주로 이 같은 변동을 완화하는 것을 목표로 해야 한다. 특히 코르티솔과 같은 이화작용 호르몬 수치를 줄일 수 있어야 한다. 이런 내용은 앞서 1장과 2장에서 다루었다.

6 근육 회복

지금까지 언급한 5가지 유형의 회복은 몇 시간 또는 며칠 안에 신속히 이루어진다. 반면, 근육 회복은 생각보다 더 오래 걸린다. 운동 후 근육통이 있는 걸 보면 근육 회복 속도가 느리다는 것을 실감할 수 있다.

일반적으로 근육통이 사라지려면 꽤 오랜 시간이 걸린다. 근육을 온전한 상태로 재생하고 보호하는 문제는 1장과 2장에서 살펴보았다. 따라서 이 장에서는 근육통 문제를 다루고자 한다.

7 관절 회복

어떤 운동을 하다 보면 관절을 혹사하게 된다. 잘못된 기술로 운동을 하면 이런 퇴행 현상이 심해진다. 관절과 힘줄, 연골이 제대로 회복되지 않은 상태에서 훈련하면 처음에는 크게 문제가 되지 않는 것처럼 보이지만, 관절 회복을 소홀히 하는 일이 계속되면 만성 통증이 자리 잡을 위험이 있다. 뒤에서 살펴보겠지만, 관절이 재생되는 데에는 근육이 회복되는 것보다 오랜 시간이 걸린다.

8 신경 회복

신경계는 회복되는 데 시간이 가장 많이 걸린다. 특히 근력 운동을 할 때 그렇다. 아쉽게도 신경 회복을 위한 보충제는 거의 없다. 신경 회복을 소홀히 하면 만성피로가 생길 수 있다.

> ⚠ 우리 몸은 저마다 요인별로 회복에 필요한 시간이 완전히 다르다. 따라서 자신의 회복 속도가 가장 더딘 요인이 무엇인지는 각자 진단해야 한다. 그런 다음 그 부분의 회복을 위해 보충제를 섭취하는 노력을 해야 한다.

근육 경련 예방 보충제 (항경련 보충제)

누구나 한 번쯤은 경련을 경험한 적이 있을 것이다. 쉬고 있을 때 경련이 일어나도 괴롭지만, 운동 중에 경련이 생기면 그야말로 재난 상황이 된다.

여러 연구에 따르면, 철인3종경기 선수들 가운데 코스를 진행하는 중이나 마친 후 경련이 일어난 경험이 있는 경우가 67%까지 되었다. 마라톤 선수나 사이클 선수의 경우에는 이 수치가 70%까지 올라간다.

이처럼 흔히 겪는 문제임에도 불구하고 아직 제대로 된 연구가 없어서, 경련은 여전히 과학적으로 규명되지 않은 분야로 남아 있다. 의료계에서도 경련을 유발하는 원인이 무엇인지에 대해 의견이 분분하다. 이렇게 강하게 근육을 수축시키는 요인들이 지극히 다양하기 때문이다. 원인을 제대로 파악하지 못하는 상황인 만큼 기적적인 해결책이 존재하리라 기대해서는 안 된다.

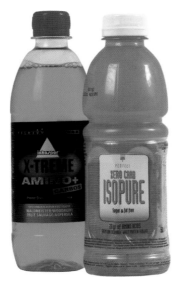

경련을 예방하는 스포츠 음료

탈수가 경련을 유발할까?

연구에 따르면 수분 보충 에너지 음료가 특히 더운 날씨에 운동할 때 유용한 것으로 입증되었다(**Jung, 2005**).

젊은 남성들을 대상으로 경련을 유발하기 위해 기온 37℃ 환경에서 반복적인 종아리 운동을 하게 했다. 수분 보충 에너지 음료를 마신 경우, 경련이 나타나기 전까지 운동한 시간이 위약을 마신 경우보다 2배 더 길었다. 하지만 연구대상 운동선수의 69%가 수분 공급이 잘 되었음에도 경련을 일으켰다고 한다. 게다가 탈수 증상을 보인 선수들 가운데 46%는 경련이 나타나지 않았다.

이처럼 수분 부족이나 전해질 결핍이 반드시 경련을 일으키는 것은 아니다. 하지만 스포츠 음료를 섭취함으로써 운동 시간이 길어지면 이것이 경련을 일으키는 요인이 된다.

나트륨과 경련

수준급 미식축구 선수들의 땀 성분을 분석하는 연구를 진행한 결과, 선수들 가운데에는 경련이 빈번하게 일어나기도 하고, 그렇지 않은 경우도 있었다(**Stofan, 2005**).

2시간 30분 동안 훈련하면서 이 두 그룹이 흘린 땀의 양은 비슷했다(약 4리터). 반면, 경련이 자주 일어나는 선수들의 경우 땀 속 나트륨 함량이 경련을 모르는 선수들보다 2배 더 많았다. 결과적으로 나트륨 손실량이 경련 그룹에서는 5g으로 추산됐지만, 비경련 그룹에서는 2.2g에 그친 것으로 나타났다. 이와 달리, 칼륨 손실량은 두 그룹 모두 비슷했다.

버저론(**Begeron, 1996**)의 연구에 따르면, 높은 수준의 어린 테니스 선수에게 소금을 공급했더니 경련 발생이 줄어들었다고 한다. 원래 이 선수는 시간당 평균 2.5리터의 땀을 흘렸지만, 시간당 1.8리터의 물만 마셨다. 나트륨 손실량은 시간당 2g이 넘었던 반면, 하루 소금 공급량은 2~4g에 불과했다. 테니스 시합 시간은 평균 2시간 정도이므로, 이 선수가 경련 때문에 기권을 자주 해야 했던 이유가 납득이 되었다. 그래서 하루 소금 공급량을 6~8g으로 늘리고 수분 공급을 충분하게 했더니 선수를 괴롭혔던 고질적인 경련 문제가 해결된 것으로 보인다.

크레아틴과 경련

흔히 크레아틴은 경련을 일으키는 요인으로 자주 지목된다. 하지만 그린우드(**Greenwood, 2003**)는 더운 날씨에 훈련하는 미식축구 선수들에게서 이와 반대되는 크레아틴의 효과를 밝혀냈다. 실제로, 크레아틴을 섭취하지 않은 선수들의 47%가 경련을 일으켰지만, 크레아틴을 섭취한 선수들의 경우 단 27%만이 경련이 생겼다.

이 연구가 흥미로운 이유는 많은 스포츠가 더우면 상의를 벗고 운동할 수 있는 것과 달리, 미식축구는 늘 보호장구로 중무장을 하고 있어야 해서 탈수가 촉진되기 때문이다.

중증 신장 질환을 앓고 있는 환자들의 경우 4주간 크레아틴을 섭취했더니 경련 발생률이 60% 감소했다(**Chang, 2002**). 또한 윌리엄스(**Williams, 2001**)의 연구에 따르면, 높은 수준의 한 미식축구 선수가 병뚜껑 2개 분량(2큰술 정도)의 식초(4장의 아세트산 참조)를 섭취하자 경련 문제가 신속히 개선되었다고 한다.

면역 교란을 최소화하라

겉에서 보면 운동은 면역 방어력을 강화하는 수단으로 인식된다. 무리하지 않는 선에서 운동을 한다면 아마도 맞는 이야기일 것이다.

하지만 여러 연구에 따르면, 전력을 다해서 고강도 운동을 하면 단기적으로 가벼운 면역억제 현상이 일어날 위험이 있다고 한다(**Malm, 2006**). 면역 균형이 회복되지 않은 상태에서 훈련하면, 면역억제 상태가 조금씩 누적되어 인체의 방어력이 지속해서 약해진다. 많은 연구 결과,

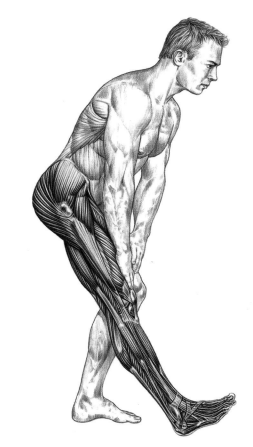

경련은 운동선수들의 공공의 적이다.

높은 수준의 선수들은 비정상적으로 감염에 취약한 것으로 드러났다.

조금 더 자세히 들여다보면 면역반응의 논리를 이해하기가 더 어려워진다. 일부 염증세포(일명 사이토카인)의 수치가 상승하기 때문이다. 본디 염증세포 수치는 항염증세포 비율과 나란히 상승하기 마련이지만, 항상 그런 것은 아니다. 그러면 사이토카인이 우리 몸을 공격해서(특히 근육을 공격하는데, 여기에는 소화계와 심장의 근육도 포함된다) 마치 감염이라도 된 것 같은 상태가 된다. 게다가 일부 면역방어 세포의 수치가 상승하면 다른 면역방어 세포가 붕괴되어 바이러스나 감염, 기타 병원체가 침입하게 만든다.

운동선수들은 보통 때보다 운동 후 1~9시간 사이에 감

염될 가능성이 더 커진다. 이렇게 면역계에 교란이 생기면 기존의 감염도 악화할 수 있다.

같은 운동을 하는 경우, 고산지대에서 할 때가 해발 높이에서 할 때보다 면역반응이 더 많이 일어난다. 특히 처음 며칠간이 더 그렇다. 고산지대에서 13일간 운동을 시작하기 3주 전과 훈련 중에 계속해서 항산화제를 섭취해도 이러한 면역반응에 영향을 주지 못했다(Hagobian, 2006). 또한 고산지대에서는 열량 소모가 더 많았지만, 선수들의 식욕은 감소하는 경향을 보였다. 이러한 두 가지 현상은 에너지 결핍으로 이어져 이 또한 면역억제 작용을 하게 된다. 이처럼 면역반응이 오르락내리락 급격하게 변동하면 좋을 게 하나도 없다.

다행스럽게도 의학 연구 결과, 일부 식품보충제가 이런 면역 체계 교란을 최소화하는 데 도움이 된다는 사실이 밝혀졌다. 이런 측면에서 훈련 후 뒤따르는 피로를 퇴치하여 운동선수들의 회복도 촉진한다.

탄수화물의 역할

가장 먼저 해야 하는 조치는 에너지 공급량, 특히 탄수화물 공급량을 소비량과 맞추는 것이다. 여러 연구에 의하면, 운동 시간이 길어질수록 탄수화물의 해결사 역할이 커진다고 한다. 운동 전 며칠간 고탄수화물 식이요법을 시행했더니 면역 장애가 감소하고 운동 후 나타나는 염증 현상도 줄어들었다(Bishop, 2001).

다른 연구에 따르면, 매우 높은 수준의 운동선수들의 경우 4시간 동안 고강도 운동을 진행하면서 탄수화물 함량 6% 음료를 섭취했더니, 면역반응과 코르티솔 증가가 완화되었다고 한다(Scharhag, 2006).

탄수화물이 면역력에 작용하는 메커니즘은 완전히 규명되지 않았다. 그러나 지금까지 알려진 바로는, 탄수화물은 면역세포에 에너지를 공급하는 에너지원 역할을 한다. 이뿐만 아니라 코르티솔(면역억제 호르몬)이 증가하지 않도록 예방하고, 혈당을 유지해서 저혈당으로 인해 면역계 교란이 일어나지 않게 하는 작용도 한다.

단백질의 역할

플래콜(Flakoll, 2004)이 진행한 연구(1장 참조)에서, 군사훈련 직후 단백질 / 탄수화물 보충제를 섭취한 병사들의 경우, 위약을 섭취한 병사들보다 감염 문제가 28% 감소했다. 내원 횟수도 33% 감소했다.

면역 시스템에서 글루타민은 두 가지 역할을 한다. 먼저, 림프구와 대식세포 같은 면역세포에는 글루타민이 중요한 연료원이 된다. 또한 글루타민은 면역촉진 작용도 한다. 그런데 앞서 2장에서 살펴보았듯이 운동은 글루타민 수치를 떨어뜨리는 경향이 있으며, 간혹 이런 현상이 지속하기도 한다. 이처럼 글루타민이 감소하면 면역 기능에 해로울 수 있다.

지구력 운동선수 200명을 대상으로 연구한 결과, 운동 시간이 길어질수록 감염 발생률이 높아지는 것으로 나타났다(Castell, 1996). 실험 대상자들에게 훈련 직후 그리고 2시간 후에 글루타민(또는 위약) 5g을 섭취하게 했다. 그러자 7일 안에 위약 비교군의 51%가 병에 걸렸다. 반면 글루타민 그룹은 19%에 그쳤다.

하지만 글루타민 보충제의 효능에 관해서는 모든 연구 결과가 일치하지는 않는다. 따라서 BCAA를 섭취하여 글루타민 감소를 완화하는 편이 더 효과적인 것으로 보인다. 수준급의 철인3종경기 선수들에게 하루 2회 훈련 전에 매번 BCAA 3g을 섭취하게 했더니 한 달 만에 감염 발생률이 1/3 감소했다(Bassit, 2000).

기타 보충제

클란시는 오버트레이닝을 했거나 고질적인 피로에 시달리는 운동선수들에게 프로바이오틱스가 효과가 있음을 보여주었다(Clancy, 2006). 그는 완전한 휴식 이후나 운동량을 크게 줄인 후에도 피로가 해소되지 않은 것을 병리학적 증상이라고 규정했다. 이를 바탕으로 감염이 반복되는 상황이 자리 잡게 되기 때문이다.

이러한 피로는 근력 운동보다는 지구력 운동에서 특히 많이 발생하는 것을 볼 수 있는데, 흔히 면역결핍으로 나타난다. 예를 들어 운동하지 않는 건강한 사람보다 감마 인터페론 생성이 저조해진다. 프로바이오틱스를 (락토바실러스 애시도필러스Lactobacillus acidophilus 형태로) 한 달간 섭취하면 감마인터페론 생성이 다시 증가한다.

아쉽게도 이 연구에서는 이러한 방법으로 피로 문제가 해결되었는지, 운동 수행능력이 향상되었는지는 알 수 없었다. 그래도 프로바이오틱스로 운동선수의 면역 체계를 유익한 방향으로 지속해서 조정할 수 있다는 사실은 분명히 보여주었다(3장 참조).

글리슨(Gleeson, 2011, 2012)과 콕스(Cox, 2010)의 연구를 통해서는 운동선수들의 면역 체계에 작용하는 프로바이오틱스의 효능이 재차 확인되었다.

면역 글로불린 결핍 역시 감염을 일으키는 또 하나의 요인이다. 이 현상은 장시간 운동 후에 흔히 나타난다. 지구력 운동선수에게 훈련 시작 1시간 전에 체중 1kg당 카페인 6mg을 섭취하게 했더니, 운동 중과 운동 후에 면역 글로불린 수치가 더 잘 유지되었다(Bishop, 2006). 연구자는 이런 현상이 나타난 원인이 카페인으로 인해 아드레날린 분비가 증가했기 때문이라고 보았다.

이뿐만 아니라 필수 지방산이 풍부한 음식을 섭취하는 운동선수들에게서는 면역 스트레스가 완화되는 것으로 보인다(König, 1997).

항산화제(베타카로틴, 비타민 C와 E) 섭취도 면역 체계를 온전하게 유지하는 데 도움을 주지만, 이 분야에서 항산화제의 역할에 대해서는 의견이 분분하다(Robson, 2003).

많은 면역세포가 병원체를 파괴하기 위해 일산화질소를 사용하기 때문에 일산화질소 분비를 증가시키는 능력을 지닌 아르기닌도 운동선수의 면역력 보존과 관련해서 앞으로 관심을 끄는 보충제다(Gonçalves, 2012).

생리불순

많은 여자선수가 생리불순을 겪고 있다. 체지방률(체질량지수)이 일정 수준 이하로 감소하면 생리가 완전히 끊기기까지 한다. 이렇게 생리가 멈춘다는 것은 성호르몬 생성에 급격한 변화가 있다는 뜻이다. 이런 교란을 일으키는 주범으로는 운동 그 자체보다는 지나치게 열량이 부족한 식단이 지목된다.

톰튼(Tomten, 2006)의 연구에 따르면, 여자 지구력 운동선수 가운데 생리에 문제가 있는 선수들은 음식을 가장 적게 먹는 선수들이라고 한다. 이 같은 열량 부족은 특히 지방 섭취가 부족하기 때문이다.

임신을 계획하는 경우가 아니라면 생리를 하지 않는다고 건강에 문제가 생긴 것은 아닌 것으로 보인다. 물론 이런 현상이 처음이라면 걱정이 되겠지만, 건강 상태를 따진다면 아마 영양실조가 더 우려스러운 상황일 것이다.

소화계가 입는 타격

장 트러블

모든 운동선수 가운데 달리기 선수들이 장 트러블에 가장 민감한 것으로 보인다. 장거리 달리기 선수의 30~65%가 여기에 해당한다고 알려졌지만, 사실 장 트러블은 모든 지구력 운동선수들에게서 나타난다. 급히 화장실에 가고 싶어지거나 설사, 장 경련, 복부 팽만감이 나타나는 것이다.

더 곤란한 것은 위장 출혈 문제다. 지구력 운동선수의 87%가 변기에 혈흔을 발견한 바 있다(Rudzki, 1995).

20km 코스를 완주한 높은 수준의 달리기 선수 16명 가운데 15명에게서는 장 병변이 발견되었다(Choi, 2001). 이 같은 장 트러블은 남성보다 여성에게서 더 많이 발생하며, 특히 생리 기간에 심해진다. 시합으로 인한 스트레스는 상태를 더 악화시킬 뿐이다. 고산지대에서 운동하게 될 경우도 마찬가지로 문제를 악화시킨다.

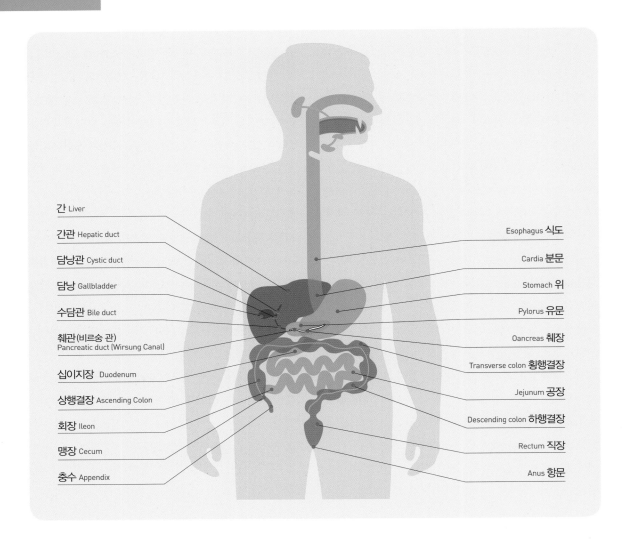

간 Liver
간관 Hepatic duct
담낭관 Cystic duct
담낭 Gallbladder
수담관 Bile duct
췌관(비르숭 관)
Pancreatic duct (Wirsung Canal)
십이지장 Duodenum
상행결장 Ascending Colon
회장 Ileon
맹장 Cecum
충수 Appendix

Esophagus 식도
Cardia 분문
Stomach 위
Pylorus 유문
Oancreas 췌장
Transverse colon 횡행결장
Jejunum 공장
Descending colon 하행결장
Rectum 직장
Anus 항문

그런데 역설적으로 의사들은 이런 장 트러블이 일어나는 이유는 운동선수의 장기를 보호하기 위해서라고 본다. 트러블 때문에 선수들이 어쩔 수 없이 운동을 중단할 수밖에 없는 상황이 되기 때문이다.

운동 후에도 안타까운 결과들이 나타날 수 있다. 장이 손상되면 소장의 소화력이 떨어진다. 이렇게 적은 양의 음식만 소화하면 이 음식이 대장에 도달했을 때 여러 문제가 생긴다. 그 결과 설사가 유발될 수 있다.

1 장 트러블의 원인

▶ 휴식 중에는 소화계로 혈액을 공급하는 것이 매우 중요하다. 운동 중에는 혈액이 소화계를 떠나 운동 중인 근육과 피부로 이동하기 때문이다. 그 결과, 소화기 혈액 공급량과 이에 따른 산소화가 80%, 심지어 그 이상까지도 감소할 수 있다.

▶ 산소가 부족했다가 운동 후에 회복되는 과정이 반복되면 장 점막에 매우 심각한 손상을 유발할 위험이 있다. 세포 파괴 이외에 자유라디칼을 통해 출혈이 나타날 수 있다.

▶ 탈수가 일어나면 혈장량이 감소하면서 산소 부족이 악화할 수 있다. 여러 연구에 따르면, 운동 중 3% 이상 체중이 감소하면 소화계 문제 발생률이 급증한다.

▶ 고열과 저혈당도 문제를 악화시킨다.

▶ 탈수 증상이 심할수록 탄수화물 흡수 속도는 떨어진

다. 그러면 에너지 음료가 소화 장애를 유발할 가능성이 커진다.

▶ 달리기 선수들은 달리기로 인해 몸이 흔들리기 때문에 사이클 선수들보다 장 트러블이 더 심하다.

▶ 연구에 따르면 마라톤 후에는 장 투과성이 증가해서 병원체의 공격이 촉진될 수 있다고 한다(**Oktedalen**, 1992).

다행히도 훈련하는 동안에는 제한되는 혈액량이 상대적으로 적다. 그래서 장 트러블 발생률도 감소한다.

2 보충제 섭취의 효능

운동 중에 탄수화물과 전해질 기반의 음료를 섭취하면 소화기로 가는 혈액량 감소를 완화할 수 있다(**Rehrer**, 2001). 트레이닝된 운동선수들을 대상으로 60분간 자전거 테스트를 할 때, 타기 전에 설탕(자당) 40g을 섭취하게 했더니 위약을 섭취한 경우보다 장 손상이 현저히 감소했다(**Jonvik**, 2018).

물을 마시는 것도 혈장량 감소(탈수)를 예방한다. 이외에도 탄수화물을 섭취하면 운동 중 저혈당을 방지할 수 있다.

> ⚠ 장 트러블로 고통받는 운동선수들은 보충제를 섭취할 때 각자에게 맞는 최적의 복용량을 정하는 것이 좋다. 실제로 물을 너무 많이(손실된 수분량만큼) 섭취하면 다른 소화 장애가 쉽게 나타날 수 있다. 좀 더 무리하지 않는 선에서(약 60%) 수분을 보충하면 감당하기가 훨씬 편해진다. 마찬가지로 탄수화물과 나트륨 농도가 일정 선 이상이 되면 새로운 소화 장애가 나타날 위험이 있다. 따라서 적은 양으로 시작해서 점진적으로 섭취량을 늘려나가야 한다.

프로바이오틱스와 프리바이오틱스(3장 참조)는 장내 미생물 발달을 촉진하여 유익하게 작용할 수 있다. 또한 자유라디칼 생성이 장 트러블을 유발하는 매개체 중 하나이므로, 규칙적으로 항산화제를 섭취하는 방법도 고려할 수 있다. 예를 들어 비타민 C 1g을 섭취하면 운동 후 병원

체가 통과하는 것을 최소화할 수 있다(**Ashton**, 2003).

심각한 소화기 장애에 시달리는 선수들의 경우, 혈중 글루타민 수치가 하락한 것으로 나타났다(**Bailey**, 2000). 글루타민 보충제를 섭취하면 문제가 더는 악화되지 않는 것 같아 보이지만, 이것은 아직 과학적으로 입증되지 않은 견해다.

옆구리 결림

옆구리 결림의 원인은 거의 알려지지 않았다. 이 분야의 과학적 연구가 매우 미진하기도 하고, 결림이 느껴지는 부위가 옆구리라 하더라도 복부 어디에서나 결림이 생길 수 있기 때문이다. 그래도 왼쪽보다는 오른쪽에서 발생하는 비율이 2배 더 높다고 한다. 이처럼 결림이 발생하는 위치가 다양하면 그 원인을 설명하기가 쉽지 않다.

결림의 원인을 두고 여러 이론이 제시되어 있지만 그 어느 것도 그다지 만족스럽지는 않다. 더군다나 심리적 요인도 작용해서, 시합 전처럼 스트레스 상황이 되면 결림이 발생할 확률이 높아진다.

운동선수들이 관심을 가져야 할 사항은 옆구리 결림을 촉진하는 요인이 무엇인지 아는 것이다. 약 1,000명의 지구력 운동선수를 대상으로 조사한 결과, 61%가 지난 한 해에 최소 1회 이상 옆구리 결림을 경험했다고 대답했다(**Morton**, 2003).

달리기나 승마를 할 때 급작스럽게 멈추거나 움직이는 동작, 상체를 곧게 유지하는 자세 등도 옆구리 결림을 유발하는 요인이다. 이와 비교했을 때 자전거는 옆구리 결림이 발생하는 비율이 13배나 더 적다. 자전거를 탈 때는 상반신을 숙이고 진동도 덜하기 때문이다. 옆구리가 결렸을 때 통증이 사라지게 하려면 상체를 앞으로 숙이라고 권하는 것도 바로 이 때문이다. 그렇다고 해서 사이클 선수들한테는 옆구리 결림이 생기지 않는다는 뜻은 아니다. **이밖에도 옆구리 결림을 유발하는 다른 요인들도 있기 때문이다.**

옆구리 결림은 선수들의 수준과는 상관없이 모두에

게 일어나지만, 훈련을 자주 할수록 발생 빈도는 줄어들 수 있다. 또한, 나이가 들수록 발생 빈도가 줄어든다(Morton, 2002). 척추에 문제가 있을 때도 옆구리 결림이 잘 생길 수 있다(Morton, 2004). 관절과 척추 문제에 관한 해결책은 162쪽을 참고하기 바란다.

옆구리 결림이 꾸준히 나타나는 운동선수들을 연구한 결과, 달리기 전에 음식을 먹거나 음료를 마시면 옆구리 결림이 더 많이 발생한다는 사실을 확인했다(Plunkett, 1999).

운동 중에 수분을 섭취하면 옆구리 결림을 발생할 가능성을 높이고, 통증, 지속시간이 증가한다. 너무 단 음료(탄수화물 10%)도 위험 발생률이 2배 높아진다. 탄수화물 농도가 10%를 넘으면 최악의 상황에 이르게 된다. 반면, 에너지 섭취량에 몸을 점진적으로 적응시키면 훈련하는 동안 옆구리 결림이 발생할 확률이 줄어든다. 따라서 탄수화물이 다량 함유된 음료나 농축 과일주스보다는 당분이 살짝 가미된 음료를 섭취하는 것이 바람직해 보인다.

운동 중에는 아무 때나 한꺼번에 많은 양을 섭취하기보다 조금씩 자주 마시는 편이 좋다. 나트륨 함량이 높은 고장성 음료도 등장성이나 저장성 음료보다 옆구리 결림을 유발할 위험을 높인다. 하지만 움직이지 못할 정도로 극심한 결림이 나타나는 경우는 탈수상태에서 운동을 시작할 때다.

옆구리 결림을 없애기 위한 비책(상체를 앞으로 숙이기, 복근 수축하기, 호흡 강도 높이기 등)은 일시적인 효과가 있을 뿐이다. 그래도 이 연구(Plunkett, 1999)에서는 벨크로로 여닫을 수 있는 가벼우면서도 넓은 허리띠를 차라고 권한다. 옆구리 결림이 나타났을 때 허리띠를 조였다가 푸는 것이다.

구강건조증 (입안마름)

운동 때문에 침 분비가 줄어드는 경우(무타액증)는 흔히 관찰된다. 구강 내 수분공급이 부족하면 결국 구강건조증으로 발달하게 된다.

입이 마르면 여러 가지로 불편해진다. 스포츠 음료나 그나마 조금 남아 있는 침도 삼키기 어려워진다. 삼키는 시간이 더 오래 걸리면서 호흡이 방해를 받게 된다. 이처럼 입안이 불편해지면 운동 수행능력 저하로 이어진다.

■ 구강건조증을 악화하는 요인
▶ 시합으로 인한 스트레스나 훈련하는 동안 스스로 압박감을 느끼면 구강건조가 순식간에 나타난다.
▶ 구강호흡은 구강 점막의 건조를 촉진한다.
▶ 침 속의 탄산수소나트륨이 줄어들면서 구강 내 pH를 중성으로 유지하지 못하게 된다. 결국, 구강 내 pH가 산성화되어 건조감이 심해진다.
▶ 탈수가 심해져도 타액 생성이 감소한다.
▶ 흡연자들의 경우 구강건조증이 나타날 위험성이 비흡연자들보다 높다.

치아 건강에 유의하라

산성 음료를 섭취하면 그 즉시 구강 내 pH가 낮아진다. 이렇게 낮아진 pH가 다시 중성으로 회복되는 데 걸리는 시간은 개인에 따라 다소 차이가 있다.

그러다 보면 pH 5.5 이하의 상태가 오래 유지될 수 있는데, 치아의 에나멜이 부식되기 시작하는 pH 수치가 바로 pH 5.5부터다. 또한, 장시간 운동하면서 당분이 함유된 음료를 마시는 것은 치아를 상하게 하는 지름길이다.

치아는 소중하므로 잘 관리해야 한다! 사전에 불소가 다량 함유된 치약으로 양치를 하면 음료수의 산성으로부터 치아를 지킬 수 있는 방어 장벽이 생긴다. 이런 실질적인 이유만이 아니더라도, 입안이 청결하고 상쾌하면 운동 수행능력에 플러스가 되기 마련이다! 운동 전에 이를 닦자.

치아에 문제가 있는 사람들도 가능하다면 규칙적으로 입안을 깨끗한 물로 헹궈서 구강 내 pH를 중성으로 만들자. 그렇게 하면 장시간 운동하는 동안 치아에 붙어 있던 당분 수치도 떨어지게 된다.

■ 건조감을 줄이려면

▶ 껌은 타액 분비를 촉진한다. 또한 긴장 완화에도 도움이 된다.

▶ 운동 전부터 물을 조금 마시기 시작해서 운동 중에도 조금씩 나눠 마시면 입안을 촉촉하게 유지할 수 있다.

▶ 물은 구강 내 pH(대략 pH 7)에 가장 가까운 음료다. 구강건조증 때문에 심각한 지장이 생긴다면 가장 먼저 섭취해야 할 음료가 바로 물이다. 시중에서 판매하는 에너지 음료는 대체로 산성이 매우 강하다(pH 3~4). 과일주스 중에서도 농축 과일주스와 비슷한 수준이다. 탄산음료는 산도가 더 심해서 pH 2~3까지 된다.

에너지 음료에 물을 섞어서 희석하는 방법으로 pH를 조절할 수 있다.

하지만 에너지 음료의 라벨에 pH가 표시된 경우는 드물다. 음료수의 pH 수치는 구강건조증이 있는 운동선수에게만 중요한 것이 아니다. 뒤에서 살펴보겠지만 이는 치아 건강과 위산 역류에도 중요하다. 산성 음료를 마시면 위산 역류가 더 심해지질 수 있다.

구토증

많은 경우, 구토의 원인은 운동 전 음식 섭취를 잘못했기 때문이다. 극한의 지구력 운동을 할 때 구토증이 나타나면 탈수와 나트륨 부족의 징조인 경우가 많다. 따라서 이런 극한 운동을 하는 동안에는 일찍부터 물을 마시는 습관을 들여야 한다.

연구에 따르면, 구토로 어려움을 겪는 어떤 극한 지구력 운동선수에게 훈련 중 수분 공급량을 2배로 늘렸더니 구토 증세가 줄어들었다고 한다(**Bowen, 2006**). 그런데 처음부터 이만한 양을 마시는 것은 어려울뿐더러 불가능했던 일이기에 한 달간 적응 기간이 필요했다. 결국, 2달 만에 운동 중에 적절한 양만큼 수분 보충하는 것이 습관으로 자리 잡았다.

위식도 역류(GERD)

운동으로 인해 악화될 위험이 있는, 상당히 흔한 질환이다. 위식도 역류가 있으면 위산이 목으로 올라와서 타는 듯한 강렬한 느낌이 든다(**Jozkow, 2006**). 이런 타는 듯한 느낌이 들면 반드시 의사에게 알려야 한다. 증상 뒤에 다른 우려스러운 문제가 숨어 있을 수 있기 때문이다.

위식도 역류는 정도 차이는 있지만 약 60%의 운동선수가 경험하는 것으로 보인다. 실제로 운동선수들은 위산이 역류해도 별다른 불편을 느끼지 못할 수 있다. 전혀 타는 느낌이 들지 않더라도 과학자들은 위산이 상당히 많이 역류하는 것을 발견했다. 그러므로 더욱 조심해야 한다. 여러 연구에서 인위적으로 위산을 역류시키자 운동 수행능력이 떨어지는 결과가 나왔기 때문이다(**Rodriguez-Stanley, 2006**).

■ 위식도 역류가 생기는 이유

위식도 역류가 생기는 것은 운동강도와 지속시간에 따라 좌우된다. 위식도 역류가 가장 잘 일어날 수 있는 운동 종목은 보디빌딩(운동 중 호흡을 참는 것과 웨이트 벨트 착용 때문에), 달리기(진동 때문에) 조정, 자전거(앉아서 하는 자세 때문에)다. 이외에도 소화계에 혈액 공급량이 감소하고 운동으로 인해 소화 속도가 떨어지는 것도 위식도 역류를 유발하는 요인이 된다.

특히 단백질과 섬유질, 지방이 풍부한 딱딱한 음식으로 구성된 식사를 하면 위식도 역류가 생길 가능성이 커진다. 오렌지 주스, 카페인(다량 섭취 시), 소금이나 알코올이 함유된 음료도 마찬가지다.

껌 씹는 것이 거북하지 않다면 위식도 역류가 일어나지 않도록 껌을 씹어보는 것도 괜찮다.

심장 질환

앞서 살펴본 여러 기능 장애들이 일시적인 것이라면, 심장과 관련된 문제는 훨씬 중대한 결과로 이어진다. 예를 들면, 마라톤 선수는 5만 명에 1명꼴로 코스를 달리다가 사망하는 것으로 알려져 있다. 이 정도까지는 아니더라도 운동선수들을 위협하는 두 가지 심장 질환이 있다.

심장 피로

다른 근육과 마찬가지로 심장도 피로해진다. 특히 장시간 운동하는 경우가 그렇다. 그 결과 운동 수행능력이 저하된다. 따라서 다음과 같이 3가지 방법으로 자원을 절약하는 것이 좋다.

▶ **탈수 예방** : 혈액의 유동성이 감소하면 심장이 더 빨리 뛴다.

▶ **운동으로 인한 혈액 점도 증가 억제** : 혈액이 유동적일수록 심장이 쉽게 일할 수 있다.

▶ **심장 내 ATP 합성 촉진** : 크레아틴과 리보스가 심장의 에너지원 역할을 하여 지구력 운동을 더 오랫동안 지속할 수 있게 도와줄 수 있다.

심장 손상

장시간 운동하는 경우 일시적으로 심장 손상을 유발하기도 한다. 다른 근육과 마찬가지로 심근 섬유도 운동을 많이 하게 되면 일부 파열될 수 있다. 이는 정상적인 과정이라서 그다지 심각한 악영향을 주지 않는 것처럼 보일 수 있다. 그러나 손상은 어디까지나 손상이기 때문에 회복되려면 시간이 걸린다. 이런 복구 과정에 필요한 것이 바로 단백질이다. 비타민과 미네랄도 손상 정도를 줄여주는 것으로 보인다(**Cavas**, 2004).

트레이닝된 운동선수들을 대상으로, 철인3종경기 가운데 가장 긴 코스인 아이언맨 코스와 그 절반 길이에 해당하는 하프 아이언맨 코스를 완주하게 한 후 그 결과를 서로 비교했더니(**Cottrell**, 2018), 각 기관의 손상 정도를 반영하는 혈중 효소 수치가 다음과 같이 증가했다.

▶ 근육 수치는 하프코스 그룹이 255%, 아이언맨 그룹이 1,592% 증가

▶ 심장 수치는 하프코스 그룹이 233%, 아이언맨 그룹이 1,798% 증가

▶ 간 수치는 하프코스 그룹이 52%, 아이언맨 그룹이 153% 증가

▶ 염증 수치는 하프코스 그룹이 80%, 아이언맨 그룹이 220% 증가

이러한 결과를 바탕으로, 운동량이 2배 증가하면 신체 손상 누적량이 정비례하는 것이 아니라 기하급수적으로 증가한다는 사실을 알 수 있다. 특히 심장 근육 차원에서 손상이 폭발적으로 늘어난다.

운동이 혈관 석회화를 촉진할까?

의학 통계에서 드러난 사실은, 당혹스럽긴 하지만 운동선수가 평생 열심히 훈련할수록 혈관 석회화가 진행될 위험이 더 커진다는 것이다(**Aengevaeren**, 2017). 이는 코카시안 백인 남성들에게서 특히 그렇다. 한 코카시안 남자 선수를 25년간 추적 관찰했더니, 같은 연령대의 운동하지 않는 사람들보다 혈관 석회화 발병 위험이 4배나 더 높은 것으로 나타났다(**Laddu**, 2017).

모든 연구가 이 문제에 관해 일치하는 것은 아니지만, 현장 경험으로 본다면 열심히 오랜 시간 훈련한 선수들에게서 혈관 석회화가 발생할 위험이 더 큰 것은 안타깝지만 사실인 듯하다(**Roberts**, 2017).

혈관 석회화의 원인은 칼슘과 인의 침착이다. 이들 미네랄이 뼈를 강화하는 대신 동맥 경화를 유발해서 장기적으로 심각한 건강상의 문제를 일으킬 수 있다. 이러한 작용은 서서히 진행되어 발견했을 때는 이미 너무 늦은 경우가 많다. 모든 병이 다 그렇듯 유전적 요인도 있다. 따라서 성실한 운동선수를 고위험군으로 간주해야 한다.

예방이 최고다

혈관 석회화는 첫 증상이 나타나기 전에 가능한 한 조기에 예방하려고 노력하는 것이 중요하다. 일단 증상이 발견되면 의학적 수단 외 다른 방법으로 대처하기에 너무 늦어버리기 때문이다.

운동을 고강도로 심하게 하면 석회화의 원인이 되는 성장인자를 유발할 수 있다(Lombardi, 2014). 평균보다 건강한 생활습관을 유지하고 있음에도 이런 현상이 나타나는 또 다른 원인은 혈관 내 만성 염증과 자유라디칼의 지속적인 공격 때문이다. 비타민 D 부족과 과다(어느 정도가 과다인지 정확히 규정할 필요가 있음) 또한 석회화를 유발하는 요인이 될 수 있다(Wang, 2018).

석회화를 막는 방법은?

비타민 K는 일종의 조절제로 작용하여 칼슘이 혈관이 아니라(혈관에 쌓이면 해로우므로) 뼈에 잘 저장되도록 돕는다(Wang, 2018; Christiadi, 2018). 반대로 비타민 K가 결핍되면 뼈 대신 혈관에 칼슘이 침착하는 역효과가 일어난다. 이렇게 되면 운동선수의 건강에 두 배로 해롭다(Van Ballegooijen, 2017).

비타민 K의 결핍 여부를 측정하기는 어렵지만, 전체 국민의 30%(낙관적 추산)에서 70%(비관적 추산)가 결핍 상태인 것으로 추정된다(Riphagen, 2017). 항혈전제 기반의 약물치료를 받지 않는 운동선수들은 비타민 K2를 비롯한 K1이 모두 들어있는 비타민 K 칵테일을 규칙적으로 섭취하는 것이 좋다.

미네랄 감소가 나타나기 쉬운 지구력 운동선수들(수영, 사이클, 마라톤 선수 등)의 경우에는 비타민 K 보충제를 섭취해야 할 필요성이 훨씬 더 커 보인다.

다른 이유로도 운동선수들의 건강에 유익한 칼륨, 마그네슘, 오메가3는 혈관 석회화를 억제하는 데에도 효능이 있는 것으로 보인다(Sun, 2017; Ter Braake, 2017; Sekikawa, 2018).

앞으로 다루어야 할 문제

앞으로 입증해야 할 문제는 칼슘 침착을 더 훌륭하게 관리하면 석회화 건염을 예방할 수 있느냐 하는 것이다. 석회화 건염은 많은 질환에서 발견되는데, 특히 어깨에서 가장 많이 발생한다.

혈액조절 장애

혈액은 운동선수에게 매우 중요한 요소다. 혈액은 산소, 영양분, 성장인자를 근육으로 운반하는 역할을 한다. 돌아 나올 때는 운동으로 생성된 노폐물과 다양한 오염원을 제거해준다. 이러한 교환작용이 최적으로 이루어지려면 혈액이 명확한 특성을 유지해야 한다. 그런데 훈련이 반복되면 이러한 특성이 변질되어 다음과 같은 문제가 생길 수 있다.

▶ 혈액의 점도 증가
▶ 적혈구 감소 촉진

이러한 문제를 해결하기 위해 혈액조절 보충제는 적혈구량을 증가시키고 모세혈관으로 잘 확산하도록 도와주는 것을 목표로 삼는다.

혈액의 점도 증가

운동 중에는 혈액의 점도가 일시적으로 증가해서 근육의 산소화, 즉 근육으로의 산소 공급이 저해된다. 레이스 후반에 무리하게 힘을 쓸수록 혈액이 근육에 공급하는 산소량은 줄어든다. 그 이유는 여러 가지다.

▶ 적혈구의 변형성이 감소하여 모세혈관을 통과해서 근육에 도달하는 데 방해를 받는다. 실제로 적혈구의 지름은 보통 모세혈관의 지름보다 크다. 따라서 모세혈관을 통과하려면 적혈구는 형태를 바꾸어야 한다. 이때 적혈구 세포막의 탄력성이 좋을수록 빨리 통과할 수 있게 된다. 하지만 운동은 적혈구의 변형성을 떨어뜨려 근육으로 산소를 공급하는 능력을 감소시킨다.

지구력 운동보다 근육 강화 운동이 이렇게 적혈구가 경직되는 문제를 훨씬 더 악화시킨다.

▶ 탈수가 일어나면 혈장의 양이 감소해서 혈액의 점도가 많이 높아진다.

▶ 체온이 상승하면 혈액의 점도도 증가한다.

▶ 혈액에 젖산이 증가하면 혈액의 점도가 높아진다.

▶ 적혈구는 필수 지방산과 철분의 농도 때문에 운동하는 동안 과도하게 생성되는 자유라디칼의 공격에 특히 민감하다. 이 공격 때문에 적혈구의 경직성이 더 커진다.

▶ 장기적으로 보면 철분 부족과 오버트레이닝도 혈액의 점도를 증가시킬 수 있다.

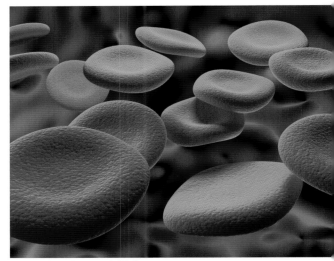
운동은 적혈구의 구조를 변경한다.

■ 혈액의 점도를 감소시킬 수 있는 보충제

우선, 물을 마셔서 탈수와 체온상승을 피해야 한다. 항산화제도 적혈구를 보호하는 역할을 할 수 있다. 트레이닝된 실험 대상자들에게 2달간 비타민 A, C, E를 섭취하게 했더니 운동을 해도 적혈구가 악영향을 받지 않은 것으로 나타났다(**Senturk**, 2005).

하지만 적혈구를 보호하는 싸움에서는 뭐니 뭐니 해도 필수 지방산(오메가3, 오메가6)이 가장 중요한 것으로 드러났다. 여러 연구 결과, EPA 1.8g + DHA 1.2g 보충제를 6주간 섭취하자 긍정적인 효과가 입증되었다(**Robin**, 2002). 감마리놀렌산(하루 2g 섭취)도 혈액을 운동선수에게 유익한 방향으로 바꾸어주는 역할을 한다.

운동선수도 빈혈이 생길까?

수준급 운동선수들의 경우 헤마토크리트 비율, 즉 적혈구 용적률(혈액을 구성하는 성분 가운데 적혈구가 차지하는 용적 또는 부피)이 상대적으로 낮게 나타날 수 있다. 이것을 보면 이 운동선수들에게는 운동 수행능력을 극대화하는 데 필요한 적혈구가 부족한 것으로 추정할 수 있다.

이렇게 적혈구가 결핍되어 있다는 것은 이들이 빈혈 상태라는 사실을 반영하기도 한다.

운동선수들의 적혈구 손실이 더 빨라진다는 것은 분명한 사실이다. 주로 다음과 같은 방식으로 적혈구가 신속히 제거된다.

▶ 달리기뿐만 아니라 많은 지구력 운동선수들에게서 적혈구가 파괴되는 용혈 현상이 확인된다. 따라서 용혈이 발생하는 주된 원인은 발이 땅에 닿을 때 생기는 반복적인 충격만은 아니다(**Robinson**, 2006).

▶ 운동 중에 나타나는 적혈구의 변형성 감소로 수명도 짧아진다. 최악의 경우, 변형으로 인해 적혈구가 파괴될 수도 있다.

▶ 위장 출혈로 혈액 손실이 생길 때이다. 위장에 출혈이 있으면 소변 중에 적혈구가 다양한 농도로 발견된다.

▶ 탈수가 출혈을 촉진한다.

▶ 산화 스트레스도 적혈구 손상을 유발할 수 있다.

하지만 앞서 3장에서 살펴본 바와 같이, 남자선수들이 빈혈 증상을 보이는 경우는 매우 드물다. 특히 지구력 훈련을 하면 혈장량이 20~30% 정도까지 증가한다. 물론 이와 동시에 적혈구 수도 증가하지만, 적혈구 용적률은 떨어진다. 이런 특정한 경우는 빈혈과 유사해 보이지만 빈혈은 아니다.

빈혈의 징후는 운동 수행능력이 정체되거나 이유 없이 떨어지고 피로가 나타나는 것이다. 운동선수들은 다리가 무거운 느낌을 종종 받는다. 그렇다고 해서 이것이 선수들이 그의 몸에서 증가하는 적혈구 손실량을 보충하는 데 도움을 줄 필요가 없다는 의미는 아니다.

이 경우 보충제를 섭취하는 목적은 다음 두 가지다.

▶ 적혈구 감소를 제한한다. 여기서 운동 중 수분 공급의 중요성을 다시 확인할 수 있다. 필수 지방산은 적혈구의 변형성을 증가시켜서 수명을 연장할 수 있다. 또한 항산화제는 자유라디칼의 공격으로부터 적혈구를 보호한다.

▶ 적혈구 생성을 촉진한다. 단독으로 섭취해서 이러한 효과가 있는 보충제는 없으므로, 여러 보충제를 혼합해서 칵테일로 섭취해야 한다. 비타민 B1, B2, B6, B12, 엽산, 철분을 함께 섭취하면 된다(철분 보충제 섭취에 주의할 점은 3장 참조).

신장과 단백뇨

단백뇨란 소변에 혈액 단백질(알부민, 글로불린 등)이 비정상적으로 존재하는 경우를 말한다. 이것은 운동으로 인해 신장의 기능에 일시적으로 이상이 생겼다는 것을 보여준다. 이러한 기능 장애는 운동선수의 소변에서 혈흔이 자주 발견되는 이유이기도 하다.

단백뇨의 원인은 다음과 같이 다양하다.

▶ 훈련 중에 혈액 공급이 감소하여 그 결과 신장으로의 산소 공급이 줄어든다.

▶ 그 결과 허혈이 생길 수 있다.

▶ 젖산이 대량 유입되어 혈중 pH 수치가 떨어지면 이 역시 신장 기능 이상을 초래한다.

▶ 고열과 특히 탈수가 이 현상을 증폭시킬 수 있다.

▶ 고도가 높아지면 이러한 신장 장애가 심해진다.

훈련 후 1시간 안에 모든 것이 정상으로 회복되어야 한다. 극단적인 탈수상태인 경우만 아니라면 운동으로 인한 단백뇨는 장기적으로 악영향을 초래하지는 않는 것으로 보인다. 단백뇨를 운동 탓으로만 돌려서는 안 된다. 단백뇨를 막을 수 없다면 최소화하는 것이 최선이다.

수분 공급에 최선을 다하라

일산화질소(NO) 부스터인 아르기닌과 오메가3가 단백뇨 발생률을 떨어뜨릴 수 있겠지만, 이런 주장은 과학적으로 입증되지 않았다. 운동하면 아미노산 필요량이 증가하는 이유 중 하나가 이렇게 신장에서 단백질이 손실되기 때문이다. 이런 손실을 예방할 수 없다면 보충을 해 주어야 한다.

기도 질환

운동 중에는 호흡량이 많이 증가하기 때문에 기도가 피로해지고, 더 나아가 손상될 것이라고 충분히 예상할 수 있다. 때에 따라서는 이런 장애가 기관지염으로 발전하여 기관지 수축(천식 참조)을 유발할 수 있다.

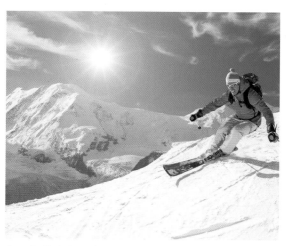

춥고 건조한 날씨는 기관지에 해롭다.

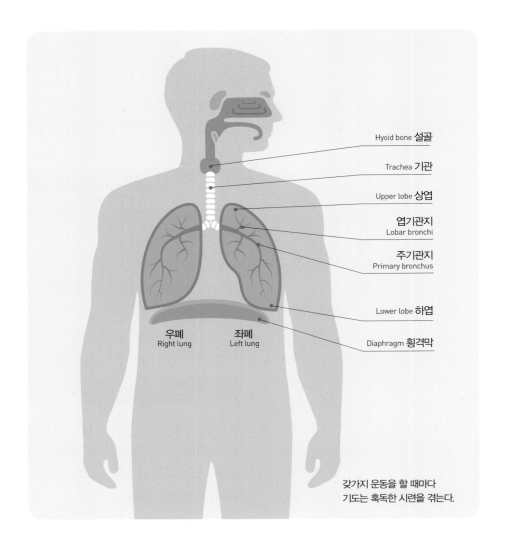

	Hyoid bone **설골**
	Trachea **기관**
	Upper lobe **상엽**
	엽기관지 Lobar bronchi
	주기관지 Primary bronchus
	Lower lobe **하엽**
	Diaphragm **횡격막**

우폐
Right lung

좌폐
Left lung

갖가지 운동을 할 때마다
기도는 혹독한 시련을 겪는다.

기관지 수축 발생률

적당한 운동은 천식 환자의 증상 완화에 도움을 준다. 하지만 기관지 수축은 운동하지 않는 사람들보다 운동선수들(특히 수영선수와 차가운 공기를 호흡하는 종목의 선수)에게서 발생 빈도가 더 높다. 건강한 운동선수의 15~25%와 천식을 앓는 선수의 90%에게서 운동 후 기관지 수축이 발견된다. 운동하지 않는 사람들 가운데에서는 5~10%만이 기관지 수축이 일어난다.

운동선수의 수준이 높을수록 호흡기질환 발생률도 높아진다. 1996년 하계올림픽에 참가했던 미국 대표선수들의 경우, 16%가 이미 천식을 앓은 경험이 있었다. 1998년 동계올림픽 때에는 미국 국가대표의 20%가 천식을 앓았다. 수준 높은 크로스컨트리 스키와 같은 일부 종목에서는 천식을 앓는 선수의 비율이 거의 55%에 육박했다. 이후 훨씬 더 체계적인 약물치료 결과, 이 수치는 약 12%로 떨어져 평균 수준을 기록했다(**Näsman**, 2018).

한편, 기관지 수축은 남성보다 여성에게 2배 더 많이 발생한다는 사실에 주목할 필요가 있다(**Soligard**, 2015).

기관지 수축으로 인해 증상이 나타날 때 이를 천식이라고 한다. 운동선수들의 경우, 운동을 마치고 5~10분 후에 나타나는 폐의 통증이나 거친 호흡, 기침은 신체 활동으로 생긴 호흡기 장애를 알려주는 신호다.

이러한 질환이 발생하는 이유는 다음과 같은 메커니즘으로 설명될 수 있다.

▶ 체온보다 차가운 공기가 다량 흡입되면 호흡기가 차가워진다.

▶ 흡입된 공기를 촉촉하게 만들기 위해 호흡기에 탈수가 일어난다.

▶ 날씨가 추우면 공기가 더 건조해져 이러한 현상이 악화한다.

▶ 코보다 입으로 호흡하면 (공기가 코를 통과하지 않기 때문에) 공기를 여과하고 따뜻하게 데우는 기능이 떨어진다. 그러면 기관지에 더 큰 부담을 주게 된다.

그 결과, 기관지에 염증이 생기고 이에 대한 반응으로 기관지 수축이 일어난다. 그러면 호흡은 더 힘들어지고, 공기 중 세균에 대한 자연 방어력이 떨어지면서 호흡기 감염이 증가하는 원인이 된다.

공기의 질도 분명 중요한 역할을 한다. 수영선수들이 이런 질환에 특히 잘 노출되는 이유 가운데 하나가 바로 수영장에서 나는 염소 냄새 때문이라고 볼 수 있다(수영 챔피언의 44%가 기관지 수축을 경험했다). 운동으로 인해 전신의 면역 체계가 손상되면 이런 증상이 악화할 위험이 있다.

지구력 운동에서는 조금이라도 호흡이 방해되면 운동 수행능력에 막대한 영향을 준다. 이런 이유로 인해 수준 높은 운동선수들 가운데 기관지 확장제를 처방받는 경우가 많다. 치료 목적의 처방전 없이 기관지 확장제를 복용하면 도핑 검사에서 양성으로 나타나게 된다.

워밍업이 중요한 이유

여러 연구에 따르면, 운동 전 워밍업이 기관지 수축을 예방하는 아주 중요한 역할을 하는 것으로 입증되었다. 워밍업을 잘 하면 경우에 따라서 기관지 수축이 나타나는 시간을 40분에서 3시간까지 지연시킬 수 있다.

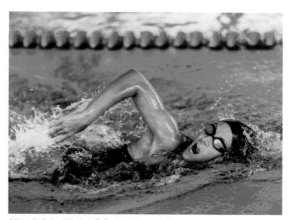
염소 냄새가 기관지 수축을 유발할 수 있다.

보충제 섭취의 효능

어느 정도 효력이 입증된 보충제는 항산화제와 오메가 3다. 연구대상자들에게 운동 시작 1시간 전에 비타민 C 2g을 섭취하게 했더니 20명 가운데 9명에게서 보호 효과가 나타났다(Cohen, 1997).

이것으로 이보다 앞서 발표된 두 연구 결과가 검증되었다. 환자들에게 리코펜 30㎎을 경구 섭취하게 했더니 55%에게 도움이 된 것으로 나타났지만(Neuman, 2000) 이보다 최근에 실시한 연구에서는 이런 작용이 확인되지 않았다(Falk, 2005).

운동하지 않는 사람들의 경우에는 초유가 이런 증상을 완화해줄 수 있다(Brinkworth, 2003). 바우만의 연구 결과, 기관지 수축이 일어나기 쉬운 운동선수들을 대상으로 시스테인이 풍부한 유청 단백질 30g을 4~8주간 규칙적으로 섭취하게 했더니 기관지 수축 발생률이 감소한 것으로 나타났다(Baumann, 2005). 이처럼 유청이 긍정적인 효과를 낼 수 있는 것은 유청 단백질이 산화 스트레스로부터 우리 몸을 보호하는 방어력을 키워주기 때문이다.

높은 수준의 지구력 운동선수 가운데 기관지 수축으로 고통받는 선수들에게 3주간 EPA 3.2g + DHA 2.2g을 섭취하게 한 후, 그 효과를 평가했다. 그 결과, 오메가 3 덕분에 이들의 기관지 수축 정도가 80% 감소했다. 트레이닝되지 않은 사람들에게 같은 처방을 적용하자 기관지 수축 정도가 64% 감소하는 결과가 나왔다. 덕분에 기관지 확장제를 복용할 필요성을 31% 낮춰주었다. 이 논문에 따르면, 생선 기름이 이런 작용을 하는 이유는 항염증 효과 때문이라고 한다(**Mickleborough**, 2006).

> ⚠ 기관지 수축이 일어나면 일산화질소 생성이 국지적으로 감소한다. 따라서 아르기닌과 같은 일산화질소 부스터를 섭취하면 효과가 있을 수 있지만, 이러한 작용은 아직 과학적으로 입증되지는 않았다.

두통

일부 운동선수들은 운동 중이나 후에 편두통이 나타나기도 한다. 선수들 사이에 접촉이 없는 종목에서도 두통을 느끼는 선수들이 있다.

두통 발생률은 남성보다 여성이 더 높은 것으로 보인다. 어떤 경우에는 운동이 두통을 유발하는 요인이 되기도 하지만, 또 어떤 경우에는 이미 취약한 상태였던 것이 운동 때문에 악화하기도 한다(**Nadelson**, 2006). 이러한 특성을 보면 두통의 원인이 다양하다는 것을 알 수 있다.

운동선수들의 두통에 관한 통계는 거의 없지만, 선수들 가운데 35%에게서 두통이 나타난다고 볼 수 있다. 이렇게 수치가 높은 이유는 선수 간 접촉이 있는 종목들(예를 들어 격투기)에서는 두통이 있는 경우가 50%나 되는데 이런 종목 선수들도 통계에 포함되어 있기 때문이다. 일반인의 경우를 보면, 주기적으로 편두통이 발생하는 비율은 약 17%에 불과하다.

그런데 역설적으로 운동은 편두통을 완화하는 데 도움이 된다. 그 이유로 제시된 것 가운데 하나가 운동이 일산화질소(NO) 생성을 증가시키기 때문이다(**Narin**, 2003). 따라서 일산화질소 생성을 촉진하는 아르기닌을 섭취하면 이런 현상이 증폭될 수 있다.

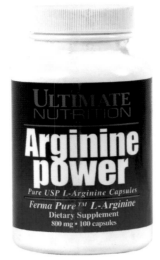

아르기닌은 운동선수의 건강에 도움이 될까?

■ 두통의 주요 원인

▶ **근육 내 생성된 산**: 이 산은 혈액으로 신속히 들어가서 혈액을 산성화한다. 운동 직후에 머리를 바닥에 두고 누우면 이러한 산의 효과가 느껴진다. '더러워진' 혈액이 다량으로 뇌에 쏠리면서 금세 두통이 생길 수 있기 때문이다. 그런데 이렇게 기술한 이유는 어디까지나 이 생리적인 현상을 명확하게 설명하기 위해서지, 이런 행동을 하라고 권장하는 것이 아니다. 이런 행동은 더 심각한 문제를 일으킬 수 있으므로 실제로는 삼가야 한다.

▶ **잘못된 혈당 관리**: 저혈당이 생기기 쉬운 사람들에게 운동 전과 운동 중에 에너지 공급이 충분히 이루어지지 못하면 저혈당이 촉진될 수 있다.

▶ **탈수증**

▶ **다량 생성된 사이토카인과 프로스타글란딘(지방산 유도체 물질)**: 그 결과, 감염과 유사한 증상들이 나타나서 두통을 유발할 수 있다.

▶ **뇌의 신경전달물질 분비 문제**: 운동 중 뇌의 신경전달물질 분비가 불균형을 이룰 경우 두통이 생길 수 있다. 예를 들어 세로토닌이 빠르게 방출되면 피로감을 느끼게 되고 두통까지 이어질 수 있다.

▶ **잘못된 워밍업:** 근육으로 혈액을 급작스럽게 재분배하면 뇌에 상해를 입힐 수 있다. 항상 천천히 점진적으로 단계를 높여가야 한다.

두통에 대한 대처법

▶ 운동 전과 운동 중에 탄수화물 음료를 섭취하면 사이토카인 생성을 감소시키고 저혈당과 탈수를 방지할 수 있다.

▶ 생선 기름을 꾸준히 섭취하면 사이토카인과 프로스타글란딘 분비가 억제된다.

▶ 훈련 직전과 훈련 중에 단백질, 그중에서도 BCAA를 섭취하면 피로와 세로토닌으로 유발되는 두통을 완화하는 데 도움이 된다.

신체 접촉이 있는 스포츠에서 두통의 원인은 매우 다양하다. 사실, 이런 종목에서는 두통을 피하기가 어려울 것이다. 선수들이 부딪히면서 충격이 발생하면 자유라디칼이 형성되기 때문이다. 그래서 이 경우 항산화제가 유용할 수 있다.

동물을 대상으로 한 연구 결과를 근거로 크레아틴(팀 스포츠에서는 보통 괄시하는 보충제다) 섭취가 효과적이라는 것을 보여준다. 설리번(Sullivan, 2000)의 연구에 따르면, 미리 크레아틴을 섭취한 쥐의 경우 충격으로 인한 두개골 손상 정도가 절반으로 감소했다고 한다. 항산화제와 크레아틴의 일반적인 효능은 아주 미미하겠지만, 두통에서는 둘 다 섭취할 만하다.

어찌 되었건 두통이 있다면 운동 시간을 늘리는 것을 권하지 않는다. 조금이라도 의심스러울 때는 즉시 멈추자. 특히 운동 초반에 두통이 나타나면 중단하는 게 좋다.

물론 운동을 마칠 시간이 되었을 때 생기는 두통은 전신의 피로 때문이라고 볼 수 있다. 전력을 다해서 운동한 경우라면 두통이 생겨도 비정상은 아니다. 다만, 이 경우라면 운동을 멈춘 후에 금세 증상이 사라져야 한다. 만일 운동을 멈춘 다음에도 두통이 오래 지속된다면 의사와 상담하는 것이 좋다.

근육통

운동을 처음 시작할 때, 또는 휴식기를 보낸 후 다시 훈련을 시작할 때 직면하게 되는 가장 큰 문제가 바로 근육통이다. 이 통증은 정말로 많은 방해가 되기도 한다.

하지만 다행스럽게도 대부분의 근육통은 일시적으로 나타났다 사라진다. 먼저 근육통이 무엇인지 파악한 후 이런 근육통을 완화하거나, 더 나아가 예방할 수 있는 보충제가 있는지 살펴보도록 하겠다.

근육통이란 무엇인가?

1 젖산의 흔적

근육통에 관해서는 한 가지만큼은 확실하다. 근육통이 생기는 것은 근육에 젖산이 가득하기 때문만은 아니라는 것이다. 근육통이 젖산 때문이라는 주장은 용도 폐기된 지 이미 오래다. 하지만 안타깝게도 이런 통설이 여전히 자리 잡고 있다. 스포츠계뿐만 아니라 보충제 시장에서도 말이다.

최악의 경우 극한 운동을 한 다음에는 근육통이 사라지기까지 1시간이 걸린다. 하지만 그 이상 걸리는 일은 거의 없다. 일반적으로 근육과 혈액에서 젖산의 흔적은 20분도 되지 않아 사라지기 때문이다. 그런데 근육통은 운동을 끝낸 후 24~48시간 후에 나타난다.

운동한 지 하루, 이틀이나 지나서 휴식 상태에 있는 근육에 도대체 왜 젖산이 다시 찾아오겠는가? 게다가 젖산으로 인해 유발된 통증은 타는 듯 강렬한 느낌으로, 근육통의 욱신거리는 통증과는 전혀 다르다.

2 미세외상의 흔적

근육통은 근섬유에 유발된 미세외상이 원인일 가능성이 가장 크다는 것이 과학계의 정론이다. 우리가 느끼는 통증은 사실 근육에 난 많은 작은 '상처'에서 느껴지는 고통이다.

그렇다면 운동을 마친지 한참이 지났는데도 이런 작은 상처들이 그렇게 오랫동안 아프게 느껴지는 이유는 무엇일까? 이 수많은 미세외상은 운동하는 중에 생기는 것이 아니라 운동을 끝낸 다음에 생기기 때문이다.

근육이 예사롭지 않게 수축과 이완을 반복하면 세포 내 칼슘이 유출된다. 근육의 수축을 명령하는 것이 바로 이 칼슘이다. 일단 이 임무를 완수하고 나면 칼슘은 외부와 단절된 칼슘 저장소로 들어간다. 그런데 고강도로 근육을 사용하다 보면 이 칼슘 주머니의 견고한 벽이 손상될 수 있다. 그 결과, 안에 들어있던 칼슘이 누출되어 서서히 퍼져나가서 마침내 근육통을 느끼게 되는 것이다. 운동한 시점과 근육통을 느끼는 시점이 차이가 나는 이유가 바로 이 때문이다.

> ⚠️ 자칭 보충제라고 하는 제품들 가운데에서 근섬유의 젖산 제거를 촉진하는 방법으로 근육통을 해소해준다고 주장하는 것만큼은 조심해야 한다.

가짜 통증

어떤 사람들은 근육통을 전혀 느끼지 않는다고 한다. 일반적으로 여성은 남성보다 근육통을 덜 느끼는 것으로 알려졌다. 그런가 하면 근육통에 극도로 예민한 사람들도 있다. 하지만 근육통을 느끼지 않는다고 해서 근육이 쑤시지(손상되지) 않는다는 의미는 아니다.

모든 통증 감각이 그렇듯, 근육통도 간혹 착각을 일으킨다. 근육통이 맞는지 확인하는 가장 좋은 방법은 한밤중이나 아침에 일어날 때 스스로 테스트해보는 것이다. **그냥 가만히 있을 때는 통증이 없는 것처럼 느껴지더라도, 근육을 마사지하거나 다시 운동시키면 통증이 생길 수 있다.** 이처럼 통감으로 근육통을 측정하는 방법은 매우 불확실해서 다양한 보충제의 효과를 평가하는 데도 애로가 있다. 더군다나 보충제는 운동하지 않는 사람들을 대상으로 시험을 하는 경우가 보통인데, 이 점도 문제다. 이런 사람들은 조금만 운동해도 막대한 근육 손상이 생기기 때문이다. 이런 경우에는 항염증제를 복용하더라도 근육통을 완화하기가 매우 어렵다.

따라서 연구자들에게는 숙제가 더 늘어나는 셈이다. 이러한 상황을 고려하면, 대부분의 연구가 근육통 보충제는 효과가 없다는 결론을 내리거나 모순되는 효과가 있는 것으로 주장하는 이유를 알 수 있다.

근육통, 의외의 부위에서 생긴다

흔히 생각하는 것과 달리, 수축성 있는 근섬유 자체에서 느껴지는 근육통은 미미한 수준에 불과하다. 사실 근육통은 근육의 겉면을 싸고 있는 근막에서 주로 발생한다. 통증에 매우 민감한 수용체가 위치한 곳은 근육 안이 아니라 바로 이 근육막이다. 평균적으로 근막에는 근육의 수축성 부위보다 약 6배에 달하는 신경이 분포해 있다(따라서 신경 작용이 6배 더 민감하다).

이러한 사실을 규명하기 위해 과학자들은 극도로 정확하게 통증 유발 물질을 주사하는 방법을 사용했다. 근육 강화 운동을 한 다음 며칠 후에 통증 유발 물질을 근막에 주사했더니 통증이 10배나 증가했지만, 근육에 주사했더니 통증이 비슷한 수준을 유지했다.

근막에서 통증이 느껴진다는 것은 운동으로 인한 손상이 있다는 뜻이다. 따라서 근육통이 사라지려면 이 부분의 손상이 회복되어야 한다. 이것은 말 그대로 근육의 재생이나 성장과는 전혀 무관하다.

하지만 운동으로 인해 근섬유가 손상되었기 때문에 이를 재건하고 강화해야 한다는 것은 틀림없는 사실이다. 다만, 근육통이 있을 때 가장 큰 통증을 유발하는 부위는 수축성 조직이 아니다. 이에 대해 더 자세한 내용이 궁금하다면 《근육운동가이드 프로페셔널Ⅱ》를 참고하기 바란다.

단백질의 보호 작용

앞에서 언급한 플래콜(Flakoll, 2004)(1장 참조)의 연구에 따르면, 군사훈련 직후 단백질 보충제를 섭취한 해병들은 근육통이 26% 완화되었다고 한다. 이는 단백질을 조기에 섭취하면 결국 근육이 더 뛰어나게 적응한다는 것을 보여주는 결과다.

연구에 의하면 트레이닝되지 않은 남성들이 2주간 HMB 3g + KIC(알파·케토 이소카프론산) 3g 복합제를 매일 섭취하자 근육통이 줄어들었다고 한다(**Van Someren**, 2005). 위약을 섭취한 경우에는 외상을 유발하는 운동 후에 이화작용 표지 수치가 2배 상승한 데 반해, 이 복합제를 섭취하자 이화작용 표지가 증가하지 않았다고 한다. 반면, 다른 연구에서는 HMB만 단독으로 6일간 섭취했는데 아무런 효과도 나타나지 않았다(**Paddon-Jones**, 2001).

남녀 젊은이들에게 BCAA 5g을 섭취하게 했더니 운동 4일 후에 근육통과 근육의 피로가 동시에 완화되었다(**Shimomura**, 2006). 이것은 12일간 근력 운동선수들에게 아침, 저녁으로 BCAA 10g을 섭취하게 한 연구 결과로도 검증되었다(**Howatson**, 2012).

한 연구에서는 달리기 선수들에게 21km를 완주한 뒤, 마지막 역주를 하게 했다. 그런 다음 2시간 동안 휴식을 취한 뒤 다시 똑같은 테스트를 반복했다. 휴식시간에 두 그룹은 탄수화물 음료(6% 또는 10% 함량)를, 한 그룹은 탄수화물(8%) + 유청 단백질(2%) 복합제를 섭취하게 했다. 두 번째 테스트에서 이들의 운동 수행능력은 세 그룹 모두 비슷한 것으로 나타났다. 반면, 근육통은 탄수화물만 섭취한 그룹들보다는 탄수화물 + 단백질을 섭취한 그룹이 느끼는 통증이 절반이나 적었다(**Millard-Stafford**, 2005).

기타 보충제에 대한 평가

21일간 카르니틴 3g을 섭취하였더니, 운동하지 않는 사람들에게서 외상 유발성 운동을 끝낸 직후 나타나는 근육통과 근육의 이화작용이 줄어들었다(**Giamberardino**, 1996).

이러한 결과는 근육 강화 운동을 하는 사람들을 대상으로 한 연구에서도 확인되었다(**Volek**, 2002). 3주간 L-카르니틴 L-타르타르산염 2g을 섭취하게 했더니 운동으로

인한 근육 손상이 거의 반으로 감소했다. 이후 며칠간 근육통도 감소했다. 이러한 카르니틴의 효능은 카르니틴의 혈관 확장 작용으로 인해 혈액순환이 향상되었기 때문이다.

실제로 최근의 여러 연구 결과, 외상을 유발하는 운동 후에 근육 손상이 뒤따르는 부분적인 원인이 해당 근육 내 혈액순환이 방해받기 때문으로 밝혀졌다. 따라서 외상 후 혈액순환이 정상적으로 이루어지면 근육 손상이 크게 완화된다.

블루머(**Bloomer**, 2004)는 항산화제가 여성에게는 어느 정도 효과가 있다는 것을 보여주었다. 하지만 이런 결과는 남성에게서는 확인되지 않았다(**Shafat**, 2004). 그래도 항산화제를 섭취한 남성들에게서는 몇몇 근육 요소들이 향상된 결과가 나왔지만, 근육통에는 아무런 영향도 주지 않은 것으로 나타났다.

톰슨(**Thompson**, 2001)은 비타민 C가 긍정적인 효과가 있다고 했는데, 이런 주장은 다른 연구에서도 확인되었지만 그렇다고 모든 연구에서 검증되지는 않았다. 오히려 비타민 C를 매일 1g씩 섭취하면 회복 속도가 느려질 수 있다고 밝힌 연구도 있다(**Close**, 2006). 항산화제의 효력에 관한 역설은 앞서 3장에서 살펴본 바 있다.

축구선수들에게 10일간 포스파티딜세린 750mg을 섭취하게 했으나 코르티솔 상승도, 근육통도 완화되지 않았다. 반면에 오히려 운동 수행능력 감소와 연관이 있는 것으로 나타났다(**Kingsley**, 2005). 대표적으로 브로멜라인과 같은 소화효소를 섭취하면 근육통이 감소한다고 하는데, 이 역시도 모든 연구 결과가 일치하지는 않는다(**Miller**, 2004).

트레이닝되지 않은 남성들을 대상으로 근육통 예방을 위해 콘드로이틴황산염(아래 내용 참조)의 효능을 테스트한 연구가 있다(**Braun**, 2005).

근육 강화 운동 14일 전에 실험 대상자들에게 매일 콘드로이틴황산염 3.6g을 섭취하게 했다. 하지만 근육통이나 근육 손상에 대해 어떤 가시적인 효과도 나타나지 않

았다. 그럴더라도 근육을 보호하기 위해 콘드로이틴을 섭취한다는 생각이 무의미한 것은 아니다.

이 연구의 문제점은 콘드로이틴 섭취 기간을 더 길게 연장하지 않은 점이다. 실제로 연골에 관한 여러 연구를 보면 콘드로이틴이 꽤 긴 잠복기를 거친 뒤에 작용하는 것으로 나타나기 때문이다.

아무튼 기억해야 할 것은 운동할 때 탈수가 일어나면 근육 분해가 악화할 위험이 있다는 점이다(Cleary, 2004). 이때에도 원활한 수분 공급이 요구되지만, 그렇게 한다고 해서 근육통 문제가 다 해결되는 것은 아니다.

결론

근막은 콜라겐이 풍부한 결합조직으로 이루어져 있다. 따라서 근육통이 근막 손상과 밀접하게 관련되어 있다면, 콜라겐 공급량을 늘리는 것이 바람직하다는 뜻이다. 이는 근육 외에도 힘줄, 인대, 관절에도 적용된다.

관절 장애를 예방하려면

관절통은 모든 운동선수에게 해당할 수 있는 문제다. 운동선수들이 항염증제를 많이 소비하는 이유도 이 때문이다.

2000년 시드니 올림픽에 참가한 캐나다 국가대표선수들에게 실시한 후앙(Huang, 2006)의 설문조사에 따르면, 선수들이 가장 많이 사용한 약품 1위가 비스테로이드성 항염증제(예를 들어 아스피린)였다. 캐나다 국가대표 체조선수들은 100%가 올림픽 준비 기간에 항염증제를 사용했다고 대답했다. 이런 항염증제의 장점은 신속하게 작용해서 통증을 덮어준다는 것이다. 높은 수준의 챔피언급 선수들은 다른 선택의 여지가 없는 경우가 대부분이다.

하지만 여러 연구에 따르면 항염증제가 인대, 힘줄, 관절, 근육에서 조직의 재생을 둔화시킨다고 한다(Almekinders, 1995; Brandt, 1987). 이런 부작용 외에도 항염증제는 관절의 손상을 심지어 촉진할 수 있다. 따라서 운동선수들이 항염증제를 대신할 천연 대체재를 찾는 것은 당연한 일이다. 물론 가장 좋은 것은 병이 생기기 전에 예방하는 것이다.

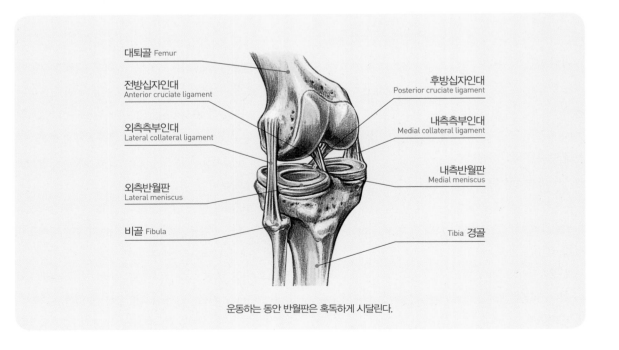

대퇴골 Femur
전방십자인대 Anterior cruciate ligament
외측측부인대 Lateral collateral ligament
외측반월판 Lateral meniscus
비골 Fibula
후방십자인대 Posterior cruciate ligament
내측측부인대 Medial collateral ligament
내측반월판 Medial meniscus
Tibia 경골

운동하는 동안 반월판은 혹독하게 시달린다.

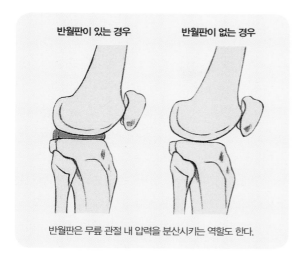

반월판이 있는 경우　　　　반월판이 없는 경우

반월판은 무릎 관절 내 압력을 분산시키는 역할도 한다.

관절 혹사 사례

많은 운동에서 달리기는 기본이다. 베테랑급 지구력 운동 선수들을 대상으로 다양한 달리기가 무릎 관절에 미치는 영향을 측정했다(**Kessler, 2006**). 그랬더니 숲속에서 5km를 달리면 부위별로 연골 용적이 다음과 같이 감소한 것으로 나타났다.

▶ 무릎뼈 연골의 6.6%
▶ 넓적다리뼈 연골의 3.6%
▶ 반월판의 5%

이 수치는 달리는 거리가 늘어날수록 커졌다. 20km를 달린 후, 연골용적 감소량은 다음과 같다.

▶ 무릎뼈에서는 8%
▶ 넓적다리뼈에서는 6%
▶ 외측반월판에서는 7.7%
▶ 내측반월판에서는 10%

반월판은 균일하게 변형되지 않아서 몸의 균형을 틀어지게 만드는 경향이 있다. 이처럼 몸이 비대칭 상태가 되면 무릎뿐만 아니라 골반과 허리에도 문제가 생길 위험이 있다. 이러한 충돌은 관절의 안정성과 연골의 완충 작용을 저해한다.

관절이 원래 용적을 회복하지 못한 상태에서 훈련을 너무 자주 반복하면 결국 통증이 생기게 된다. 따라서 관절 보충제가 효과적이려면 회복 촉진 능력이 있어야 한다.

글루코사민

1 글루코사민이란 무엇인가?

글루코사민 황산염은 글리코사미노글리칸의 전구체로, 콜라겐 다음으로 두 번째로 중요한 연골, 힘줄, 인대의 구성 성분이다. 우리 몸에서는 당과 아미노산인 글루타민(84쪽 참조)으로부터 글루코사민을 만들어낸다. 글루코사민을 섭취하는 기저에는 반복된 운동으로 관절이 혹사당했을 때는 체내 글루코사민 생성량이 필요량을 충족시키기에 많이 부족해진다는 추론을 전제로 한다.

2 글루코사민 작용 메커니즘

시험관 조건의 연구에서는 글루코사민이 관절연골의 분해를 억제하면서 생성을 촉진할 수 있는 것으로 알려졌다. 또한, 주요한 관절 영양소이자 윤활제인 히알루론산 생성도 촉진할 수 있다. 의학적 차원에서 글루코사민은 주로 관절염을 완화하는 데에 사용된다.

3 글루코사민의 효과에 대한 과학적 평가

풀섭(**Poolsup, 2005**)은 수많은 연구를 세밀히 검토한 뒤 글루코사민의 효능에 대한 종합적인 결론을 내렸다. 이에 따르면, 글루코사민은 관절증의 진행을 늦추고 관절염에 동반되는 통증을 감소시키면서 관절의 운동성을 촉진한다고 한다. 또한, 위약만큼 부작용을 유발하지 않는다고도 한다.

가장 중요한 연구 가운데 하나는, 200명 이상의 무릎관절염 환자들을 대상으로 3년간 위약을 섭취했을 때와 하루 한 번 글루코사민 1,500mg을 섭취했을 때의 효과를 비교한 것이다(**Reginster, 2001**). 그 결과, 글루코사민을 섭취한 그룹은 통증과 가동성 같은 주관적 요소가 24% 향상되었지만, 위약을 섭취한 그룹은 9% 악화된 것으로 나

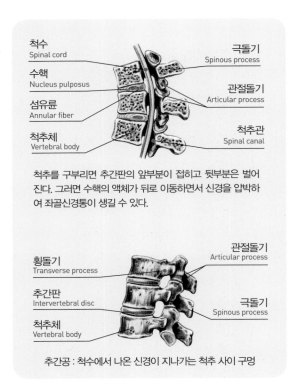

척수 Spinal cord
극돌기 Spinous process
수핵 Nucleus pulposus
관절돌기 Articular process
섬유륜 Annular fiber
척추관 Spinal canal
척추체 Vertebral body

척추를 구부리면 추간판의 앞부분이 접히고 뒷부분은 벌어진다. 그러면 수핵의 액체가 뒤로 이동하면서 신경을 압박하여 좌골신경통이 생길 수 있다.

횡돌기 Transverse process
관절돌기 Articular process
추간판 Intervertebral disc
극돌기 Spinous process
척추체 Vertebral body

추간공 : 척수에서 나온 신경이 지나가는 척추 사이 구멍

민을 섭취한 17명 가운데 8명이 덕분에 생활의 질이 향상되었다고 대답했다.

이렇듯 글루코사민이 효과가 있다는 결론을 내리는 연구들이 있지만, 모두가 그런 것은 아니다. 글루코사민의 효과가 다양하게 나타나는 이유는 글루코사민을 경구 섭취해서는 관절 내 글루코사민 수치를 높이는 것이 어렵기 때문으로 보인다(**Biggee**, 2006). 글루코사민 흡수율이 90% 정도 된다 하더라도 실제로 관절에서 찾을 수 있는 것은 불과 0.4%뿐이기 때문이다.

이러한 문제를 해결하기 위해 글루코사민 크림이 등장했다. 무릎관절염이 대상자들에게 8주간 한 그룹은 글루코사민 + 콘드로이틴 + 캠퍼(장뇌)로 구성된 크림을, 다른 그룹은 위약을 바르게 했다(**Cohen**, 2003). 그 결과, 크림을 사용한 그룹은 매주 시간이 지날수록 통증이 점차 완화되었다. 위약군에 비해 통증은 절반 이상의 큰 폭으로 감소했다.

◼4 운동선수를 위한 글루코사민의 효능

스포츠계에서는 글루코사민을 비롯한 많은 보충제가 사람보다 먼저 경주마에 널리 사용된 후, 사람에게도 사용되기 시작했다. 관절통 환자들에게 긍정적인 효과가 나타나면서 글루코사민 섭취가 일반화되었지만, 관절염으로 이어지는 관절 분해 메커니즘과 운동선수들이 주로 겪는 관절 손상 메커니즘이 같다는 증거는 어디에도 없다.

글루코사민이 노화와 관련된 관절의 퇴화를 완화할 수 있다면, 같은 동작을 많이 반복하며 혹사당한 연골도 보호해줄 수 있지 않을까? 이런 주장은 타당한 것 같지만, 운동선수들을 대상으로 글루코사민과 대부분의 관절 보호제의 효과를 입증한 과학적 연구는 드물다.

무릎이나 허리 통증을 겪는 군인들을 대상으로 한 연구에 따르면, 16주간 글루코사민 1.5g + 콘드로이틴 1.2g을 섭취했더니 부위별 통증이 감소한 것으로 나타났다(**Leffler**, 1999). 이렇게 증상은 개선되었지만, 신체적 수행능력 향상으로 이어지지는 못했다.

타났다.

이외에도 관절강 크기처럼 비교적 객관적인 요소도 측정되었다. 원래, 관절 사이의 공간이 좁을수록 관절과 연골의 퇴행이 심해진다. 그러다가 결국에는 뼈가 관절과 맞닿아 마찰하게 된다. 위약을 섭취한 그룹에서는 이 공간이 3년 동안 평균 0.31㎜ 감소했다. 반면, 글루코사민을 섭취한 그룹에서는 거의 안정적인 상태를 유지했다(0.06㎜만 감소). 위약 비교군에서는 대상자의 30%는 심각한 정도(0.5㎜ 이상 감소)의 관절강 퇴화를 겪었으나, 글루코사민 그룹에서는 그보다 절반인 15%에 불과했다.

이처럼 결과에서 차이가 드러남에 따라 글루코사민이 연골에 근본적으로 작용한다고 추정할 수 있다. 마찬가지로 3년간 시행된 파벨카(**Pavelka**, 2002)의 연구 결과도 위의 결과와 매우 유사했다.

글루코사민은 요통에도 효과가 있는 것으로 나타났다(**Tant**, 2006). 운동을 하지 않는 요통 환자들을 대상으로 12주간 글루코사민을 섭취하게 했다. 그 결과, 글로코사

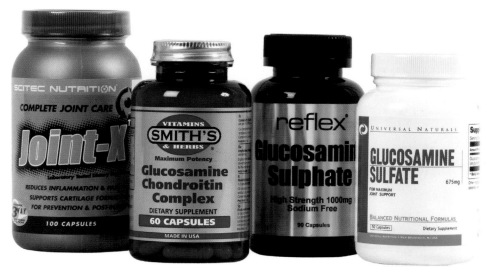

보충제로 관절 회복을 촉진할 수 있을까?

무릎 통증이 있는 수준급의 운동선수들을 대상으로, 한 그룹은 위약을, 다른 그룹은 글루코사민 1.5g을 28일간 매일 섭취하게 했다. 그 결과, 위약 비교군보다 글루코사민 그룹에서 넙다리뼈의 동작 범위가 40% 더 빠르게 회복되었다(**Ostojik**, 2007).

주 6회 2시간씩 훈련하는 베테랑급 축구선수들의 연골에 운동이 미치는 영향을 정밀하게 연구했다(**Yoshimura**, 2009).

운동하지 않는 같은 나이의 남성들과 비교했을 때, 축구선수들은 다음과 같았다.

▶ 관절 콜라겐 분해 수치가 약 300% 높았다.

▶ 관절 콜라겐 재생 속도는 43%밖에 증가하지 않는 것으로 나타났다.

▶ 이화작용 : 동화작용 비율이 2배나 더 높았다.

이 비율은 0을 기록하는 것이 이상적이다. 그러면 관절이 완벽하게 재생된다는 것을 뜻하기 때문이다. 운동하지 않는 그룹의 경우, 이 수치가 0.067로, 퇴화가 아주 느리게 진행되고 있는 편이었다. 축구선수 그룹의 경우, 0.135를 기록했는데, 이는 관절염을 앓고 있는 75세 환자와 같은 수준이다.

따라서 운동선수들의 경우 관절 콜라겐의 턴오버 주기는 매우 빨라지지만, 이화작용이 크게 촉진되어 회복력은 결핍 상태가 나타난다. 그렇게 되면 장기적으로는 통증이 나타날 수밖에 없다.

5 글루코사민 1.5g과 3g의 차이는?

위의 연구(**Yoshimura**, 2009)에서는 일단 섭취량을 이렇게 두 가지로 정한 다음, 3개월간 이 축구선수들에게 다음과 같이 섭취하게 했다.

▶ 1그룹은 매일 저녁 글루코사민 염산염 1.5g

▶ 2그룹은 매일 아침, 저녁으로 1.5g

3개월 후, 이화작용 : 동화작용 비율이 다음과 같이 감소했다.

▶ 1.5g 섭취한 1그룹은 15%

▶ 3g 섭취한 2그룹은 25%

이러한 개선은 관절의 이화작용 폭이 감소했기 때문으로 풀이된다. 또한, 정도는 미미하나 관절의 재생이 촉진된 것으로 해석될 수 있다.

예상한 바대로 글루코사민 섭취를 중단하자 연골 분해 수치가 보충제 섭취 전 수준으로 다시 높아졌고, 콜라겐 재합성 속도는 예전의 낮은 수준으로 돌아갔다. 하지만 1.5g 그룹에서는 몇 주 정도만 연골 분해 수치가 다시 올라가는 현상이 지속되었다. 또한, 3g 그룹에서는 섭취를 멈춘 후에도 두 달간 글루코사민의 효능이 유지되었다.

이 연구에서 또 주목해야 할 부분은 글루코사민의 효과가 몇 주가 지나면서 서서히 두드러진다는 점이다. 3개월 동안 진행된 연구에서 글루코사민의 효능은 정체되어 있지 않은 것으로 보인다. 이는 글루코사민이 단기적 치료 용도보다는 장기적으로 섭취하는 것이 더 유리하다는 뜻이다.

이러한 결과는 축구선수들을 대상으로 매일 글루코사민 2g을 섭취하게 한 연구 결과에서도 확인되었다(**Tsuanta**, 2018).

6 글루코사민, 어떻게 섭취해야 할까?

많은 운동선수가 통증이 이미 자리 잡은 뒤에야 관절을 걱정하기 시작한다. 그런데 글루코사민의 작용은 섭취 후 몇 주, 더 나아가 몇 달은 지나야 나타난다. 따라서 통증을 빠르게 완화하는 데에는 글루코사민이 그다지 효과적이지 않다.

여러 연구 결과에서 알 수 있듯, 글루코사민은 손상된 연골을 재건하기보다는 연골의 분해를 효과적으로 예방한다. 따라서 관절에 문제가 생긴 후에 뒤늦게 관절 걱정을 하지 않는 것이 중요하다.

따라서 관절 회복을 촉진해서 관절에 문제가 생기지 않도록 글루타민을 예방 차원의 보충제로 섭취하는 것이 더 현명해 보인다. 글루코사민 섭취량은 훈련량에 따라 정할 수 있으며, 섭취 기간은 관절이 혹사당하는 기간 만큼 섭취하면 된다.

글루코사민에는 여러 종류가 있다. 그중에서 가장 많이 사용되는 것이 글루코사민 황산염, 글루코사민 염산염, N-아세틸글루코사민이다.

> ⚠️ 글루코사민 1,500mg은 글루코사민 황산염 1,500mg과 같은 양이 아니다. 글루코사민 황산염에서 황산염이 약 1/3을 차지하고 있기 때문이다. 여러 제품의 가격을 비교할 때 이 점에 유의해야 한다. 또한, 1회분에 포함된 정확한 글루코사민 함유량을 확인하기 바란다. 글루코사민이 500mg이라면 글루코사민 황산염 750mg은 되어야 한다. 한편, 글루코사민 보충제는 대개 갑각류의 껍질을 원료로 합성되는 경우가 많으므로, 해산물 알레르기가 있는 사람은 반드시 주의해야 한다.

호퍼(Hoffer, 2001)의 연구에 따르면, 황산염이 글루코사민의 일부 효과에 도움이 되기 때문에 글루코사민 황산염을 선택하는 것이 가장 좋다고 한다.

관절염에 관한 연구에서는 흔히 글루코사민 섭취량을 하루 1,500mg으로 적용한다. 이상적인 방법은 하루 섭취량을 3회분으로 나누어 500mg씩 섭취하는 것이다. 하지만 앞서 살펴본 바와 같이, 고강도 훈련을 하는 운동선수들의 경우에는 1.5g보다는 3g을 섭취하는 것이 더 효과적이다.

콘드로이틴

위에서 살펴보았듯, 글루코사민은 글리코사미노글리칸의 또 다른 전구체인 콘드로이틴과 병용할 수 있다(**Cohen**, 2003). 콘드로이틴황산염은 연골의 구성 성분 중 하나다.

콘드로이틴의 효능에 관한 가장 중요한 연구(**Mathieu**, 2002)에서 관절염 환자 300명을 대상으로 2년간 한 그룹은 콘드로이틴을, 다른 그룹은 위약을 섭취하게 했다. 하루 1회 콘드로이틴 800mg을 경구 섭취하게 하고 2년 후 연골 크기를 측정했더니, 위약 비교군에서는 평균 연골 두께가 약 5% 손상된 것으로 드러났다. 반면, 콘드로이틴 그룹에서는 이런 손상이 예방되었다. 글루코사민과 마찬가지로 콘드로이틴도 실제로 기본 작용을 하는 것으로 보인다.

이 연구를 비롯한 여러 연구에서 콘드로이틴의 효과를 일부 보여주고 있지만, 콘드로이틴을 섭취해도 삶의 질이 전혀 향상되지 않는다고 하는 연구 결과도 그만큼 많다. 특히 운동선수들의 경우, 콘드로이틴 섭취에 대해서는 글루코사민의 경우보다 더 논란의 여지가 있다. 여러 가지 불확실성이 존재하기 때문이다.

▶ 콘드로이틴은 글루코사민보다 과학적인 평가가 제대로 이루어지지 않았다.

▶ 경구 섭취한 콘드로이틴의 흡수율은 글루코사민보다 낮다.

▶ 콘드로이틴은 글루코사민보다 매우 비싸다.

글루코사민과 콘드로이틴의 작용 메커니즘은 비교적 유사한 것으로 보인다. 그래서 글루코사민에 콘드로이틴을 추가해 용량을 늘린다고 해서 반드시 시너지 효과가 있는 것은 아니다.

> **결론**
>
> 일단은 글루코사민을 우선순위에 두는 것이 현명해 보인다. 주머니 사정이 허락하거나 정말 필요하다고 느껴진다면, 때에 따라 콘드로이틴을 추가할 수 있을 것이다.

MSM

MSM 또는 식이유황(메틸-설포닐 메테인)은 황이 다량 함유된 보충제다. MSM은 계란과 같이 황이 풍부한 식품에 소량 존재한다. 우유, 커피 등에도 함유되어 있다. 하지만 이런 식품에는 효과를 낼 만큼 충분한 양이 들어있지 않다.

MSM의 긍정적인 효과뿐만 아니라 부작용에 대해서는 아직 콘드로이틴보다 연구가 진행되지 않았다. 통증에 대해서는 MSM이 글루코사민보다 신속하게 작용하는 것으로 보이나, 통증에 근본적인 작용을 하는 것은 아니다. MSM은 관절 '재생' 매개체 역할을 하기보다는 주로 항염증제와 항산화제로 작용하는 듯하다(**Nakhostin-Roohi,**

2011).

MSM의 단기적 효과는 입증했으나 장기적 효과나 무해성은 밝히지 못한 연구도 있다(**Kim**, 2006). 또 다른 연구에 따르면, 12주간 하루 3회 MSM 1.125g을 섭취했으나 관절 통증에는 미미한 효과만 나타났다고 한다(**Debbi,** 2011). 글루코사민에 추가해서 MSM을 섭취하면 글루코사민의 항관절염 작용을 촉진하여 글루코사민의 효과를 증가시키는 것으로 보인다(**Usha**, 2004).

이렇듯 현재로서는 MSM에 관한 정보나 연구가 아직은 부족하므로, 특히 경구 섭취하는 것에 대해서는 신중하기 바란다. MSM 기반의 외용 크림이 나와 있기는 하지만, 과학 실험 결과 과연 MSM이 피부를 통해 흡수되는지는 회의적이다.

동물성 젤라틴

역사적으로 젤라틴은 최초로 '처방된' 관절 보충제다. 12세기 문학작품에서 이미 관절에 좋다고 추천되어 있기 때문이다.

젤라틴은 이른바 '생물가'가 낮은 단백질이다. 이렇게 생물학적인 품질이 낮다고 평가되는 이유는 트립토판이 들어있지 않은 데다 메티오닌 함유량도 미미하기 때문이다(이 두 아미노산은 필수 아미노산이다). 반면, 글리신(전체 아미노산의 27%), 프롤린(16%), 하이드록시프롤린(14%), 글루타메이트(12%), 아르기닌(10%)은 풍부하다.

간혹 젤라틴이 관절 보호제에 첨가되는 경우, 이는 글리신과 프롤린, 하이드록시프롤린이 풍부한 덕분이다. 젤라틴의 장점은 가격이 저렴하고 식자재 상점에서 kg 단위로 구입할 수 있다는 것이다.

젤라틴은 돼지의 껍데기와 뼈 같은 콜라겐 물질에서 나오는 단백질이다. 젤라틴의 아미노산 구성이 특별한 이유가 바로 여기 있다. 이 아미노산들은 특히 우리 관절을 구성하는 콜라겐의 전구체 역할을 한다.

동물을 대상으로 실험한 결과, 젤라틴 섭취 후 이 아미노산들이 상당 부분 관절에서 발견되는 것을 확인했다.

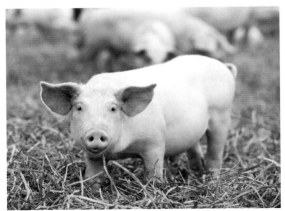
젤라틴 원료 가운데 최고는 동물성 원료다.

따라서 젤라틴의 긍정적인 효과를 기대하지만, 실제로는 그렇지 못하다.

관절염 환자 300명에게 24주간 한 그룹은 젤라틴 10g을, 다른 그룹은 위약을 매일 섭취하게 했다(**Moskowitz, 2000**). 전체 환자를 보면, 젤라틴은 위약보다 우월한 작용은 전혀 하지 않았다.

관절염 병증이 제일 가벼운 환자들의 경우에는 위약이 젤라틴보다 더 뛰어난 것으로 나타났다. 반면, 중증 환자들에게서는 젤라틴이 훨씬 더 효과적이었다. 이런 개선 효과는 섭취를 중단한 후로도 8주간 지속되었다. 이를 근거로 젤라틴이 근본적인 작용을 하는 것으로 추정할 수 있다.

운동선수들을 대상으로 진행된 소규모 연구(**Pearson, 2000**)에서는, 무릎 통증이 있는 젊은 선수들에게 8주간 한 그룹은 젤라틴 10g을, 다른 그룹은 위약을 매일 섭취하게 했다. 그 결과, 위약 비교군은 증상이 조금도 향상되지 않았지만, 젤라틴 그룹은 아픈 무릎의 운동성이 증가했다.

연구를 통해 공인된 것으로 보이는 젤라틴 섭취량은 하루 10g으로, 한 번에 섭취하거나 여러 번 나누어 섭취할 수 있다. 저렴한 가격을 고려했을 때 젤라틴의 이런 잠재적 효능을 포기하는 것은 안타까운 일이다.

가수분해 콜라겐

가수분해 콜라겐은 젤라틴 기반이지만 화학적으로 전소화 과정을 거쳤기 때문에 쉽게 흡수된다. 따라서 운동선수들에게는 젤라틴보다 잠재적으로 더 효과적이다.

■ 콜라겐도 결핍될 수 있을까?

콜라겐 단백질은 전체 체내 단백질의 약 30%를 차지하며, 주로 힘줄, 근막, 인대, 피부의 형태로 존재한다. 따라서 단백질을 식품으로 섭취할 때에는 당연히 이런 특수성을 반영해야 하지만, 사람들은 보통 콜라겐 단백질을 굉장히 등한시한다. 심지어 운동선수들조차 그렇다.

이론상으로 우리 몸은 다른 단백질에서 필요한 콜라겐을 자체 합성하여 전체 필요량을 충족시킬 수 있다. 그래서 외부에서 콜라겐을 섭취하는 것이 별 효과가 없을 수도 있다.

하지만 여러 연구 결과, 콜라겐을 섭취하면 피부 상태가 개선되고 손톱이 자라는 속도가 빨라지는 것이 확인되었다. 이런 변화가 생긴 것을 보면, 외부에서 콜라겐을 공급해주지 않으면, 체내에서 콜라겐을 절약하려는 경향이 있음을 알 수 있다. 체내에는 모든 조직의 콜라겐 수요를 다 충족시킬 만큼 콜라겐이 충분하지 않기 때문이다.

그런데 이런 효과가 모든 사람에게 해당하는 것일까? 아마도 그렇지 않을 것이다. 콜라겐 필요량이 모두 충족되는 사람들도 있을 테니 말이다.

많은 사람의 경우, 특히 운동선수들은 그렇지 않다. 실제로 운동이 회복기의 콜라겐 필요량을 많이 증가시키기 때문이다. 그래서 콜라겐이 부족하면 회복이 느려지고, 건염과 같은 질환이 생기며, 관절 통증이 반복적으로 나타나고, 근육통이 장기화한다.

콜라겐 단백질을 보충하지 않으면 회복이 지연되거나 불완전해져서 상처나 일시적인 가벼운 통증이 생길 수 있다. 그러면 이런 증상이 건염으로 발전해서 지속해서 우리를 괴롭힐 위험성이 있는 것이 문제다!

탄성에너지의 축적과 회복에 작용하는 모든 신체 활동

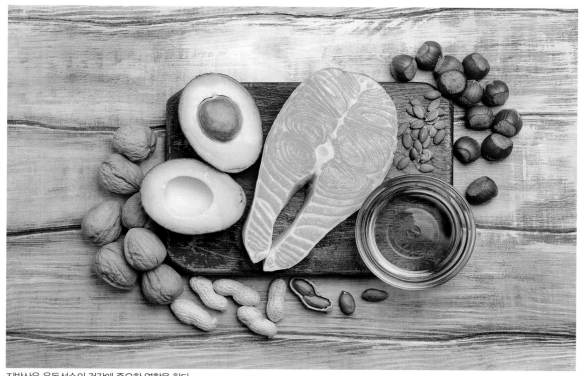

지방산은 운동선수의 건강에 중요한 역할을 한다.

은 근육뿐만 아니라 콜라겐 구조체(전형적인 예가 힘줄, 근육 힘줄 이음부, 근섬유를 결합하는 모든 세포외 기질이다)에 부담을 준다. 마치 고무줄을 너무 세게 잡아당기면 끊어지듯, 과도한 운동은 콜라겐 섬유 내부에 미세손상을 일으킨다.

콜라겐 섬유는 근섬유보다 혈액 공급이 적기 때문에 복원되는 데 시간이 더 오래 걸린다. 게다가 콜라겐 재생에 필요한 전구체는 식품에서는 거의 공급받지 못한다(직접적인 콜라겐 공급원은 육류가 유일하다).

사고를 제외하고 마모성 상처가 생기는 이유는 콜라겐 세포의 미세손상이 불완전하게, 아주 천천히 치유되기 때문이다. 이렇게 되면 구조적 약화로 결국에는 기능에 장애가 될 정도로 통증이 생긴다.

인체의 재생을 도우려면 탄성조직의 미세손상으로 더 많은 콜라겐이 필요한 것을 고려해 하루 5g 또는 10g의 가수분해 콜라겐을 섭취하기를 권한다. 중단하지 않고 규칙적으로 섭취하면 관절에 통증이 발생할 확률을 낮출 수 있다.

그렇다고 해서 여타 단백질 대신 가수분해 콜라겐을 섭취하라는 말은 아니다. 콜라겐 내 아미노산은 근육의 수축성 요소에 훨씬 덜 관여하기 때문이다. 이러한 이유로 단백질 공급원을 일반적인 단백질과 콜라겐 보충제로 이원화할 필요가 있는 것이다.

결론

일반 단백질과 마찬가지로 콜라겐 단백질도 운동을 시작할 때부터 섭취해야 한다. 생각보다 훨씬 많은 양의 콜라겐 단백질이 몸에 필요하기 때문이다. 통증이 생길 때까지 기다리지 말고 미리 콜라겐 보충제를 섭취하자.

지방산

오메가3(3장 참조)가 풍부한 생선 기름은 관절에 가벼운 염증이 생기지 않게 하는 간단한 방법인 것 같다. 올리브유(Berbert, 2005)나 비타민 E(Tidow-Kebritchi, 2001)를 추가하면 오메가3가 관절에 미치는 긍정적인 효과를 증대시킬 수 있다.

현재 여러 연구에서 일반적으로 적용하는 하루 섭취량은 2~10g이다. 감마리놀렌산 형태의 오메가6(3장 참조)도 효과를 나타낼 수 있다(Zurier, 1996). 아스피린 같은 항염증제와는 달리, 오메가3와 오메가6는 효과가 지연되어 작용한다. 따라서 글루코사민과 마찬가지로 이들 지방산도 병을 낫게 하기보다는 예방하는 데 더 효과적이다. 당장 기적이 일어나기를 기대해서는 안 된다. 관절을 위해서라면, 필수 지방산을 보충하는 일은 어쨌든 운동선수들에게 중요하다.

세틸화 단일 포화 지방산

세틸화 단일 포화 지방산에 대해서는 아직 알려진 바가 거의 없다. 그래도 다수의 과학 출판물에 따르면, 이 지방산이 최소한 관절염으로 인한 통증에는 효과가 있는 것으로 알려져 있다.

세틸화 단일 포화 지방산을 함유한 크림으로 마사지하면 일반 오일로 하는 것보다 통증을 완화하는 데 더 효과적이다(Sharan, 2011). 무릎관절염 환자들의 경우, 이 지방산을 함유한 크림을 발랐더니 30분 후에 통증이 감소하고 가동성이 증가했다고 한다(Kraemer, 2004). 이렇게 크림의 효과가 빨리 작용하는 것으로 보아 주로 통증을 공략한다는 것을 알 수 있다. 근본적인 작용이라면 이렇게 빨리 나타날 수 없기 때문이다.

여기서 짚고 넘어가야 할 점은 위약 비교군에서도 30분 후에 통증이 완화되었다는 사실이다. 물론 완화된 정도는 덜했다. 그래도 이런 결과를 보면 통증 해소에 마사지가 효과적이라는 것을 알 수 있다. 크림 사용 후 30일이 지났을 때도 위약보다 크림이 더 효과가 있음을 여전히 확인

할 수 있었다. 장기적으로 이 지방산은 염증 현상을 감소시킬 수 있지만, 아직 사람을 대상으로 관절 재생 작용에 관한 연구는 진행된 바 없다.

세틸화 단일 포화 지방산은 경구 섭취용으로도 나와 있다. 4년 이상 무릎관절염을 앓는 환자들에게 68일간 이 지방산을 섭취하게 했더니(아침에 1g + 저녁에 1g), 위약군과 비교했을 때 무릎을 접는 기능은 향상되었지만 펴는 기능은 나아지지 않았다(Hesslink, 2002). 따라서 관절 문제를 해소하기 위해 세틸화 단일 포화 지방산에만 의지하는 것은 현명하지 않다.

발열 크림

여름보다 겨울에 부상이 발생할 확률이 더 높다. 따라서 예방 목적에서 운동선수들은 계절에 따른 기온 차이를 상쇄해야 한다. 여기서 나온 아이디어가 바로 발열 크림을 바르는 것이다.

보통 발열 크림은 캠퍼(장뇌)나 멘톨을 기반으로 한다. 여러 연구 결과, 발열 크림을 바르면 근육 온도를 약간 상승시키고 근육의 혈액순환을 증진하는 것으로 나타났다(Hong, 1991). 근육을 움직여야 하는 능동적 워밍업과 달리, 발열 크림을 사용하는 것은 수동적 워밍업으로 분류된다. 효과 면에서 보면 능동적 워밍업이 수동적 워밍업보다 뛰어나다. 하지만 수동적 워밍업은 워밍업을 전혀 하지 않는 것보다는 운동을 앞둔 근육과 관절을 잘 준비시킨다. 또한, 수동적 워밍업은 능동적 워밍업을 용이하게 하고 그 효과를 강화한다. 특히 겨울에는 깨우기 힘든 관절에 발열 크림을 바르는 것이 좋다.

> ⚠️ 발열 크림은 약간의 국지적 마취 작용도 한다(Taniguchi, 1994). 이런 작용을 한다는 사실을 알고 있어야 근육이나 관절 부상을 촉진하지 않을 수 있다. 캠퍼 같은 물질은 경구 흡수되면 유독성이 있다는 사실도 명심해야 한다. 특히 아이들에게 해롭다. 따라서 어린아이가 있다면 크림 튜브를 아무데나 두지 말고 매번 바른 뒤에는 세심히 손을 닦아야 한다.

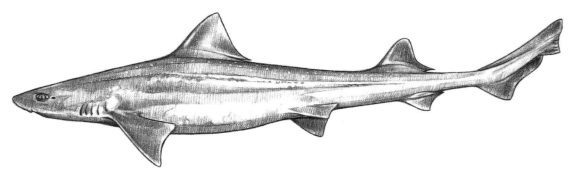

관절 문제를 해결하기 위해 상어 연골이 많이 애용된다.

규소

최근 규소(실리카)의 인기가 급상승하고 있다. 특히 미국보다 유럽에서 반응이 좋다. 규소는 접합조직 형성에 중요한 작용을 하여 관절과 뼈를 견고하게 하는 데 일조한다. 규소는 맥주나 바나나와 같은 식품을 통해 주로 공급된다(**Jugdaohsingh,** 2002). 연구에 따르면, 선수들은 운동 때문에 소변을 통한 규소 손실량이 증가하는 것으로 밝혀졌다(**Nasolodin,** 1987). 규소 보충제는 크림 제형이나 음료 형태로 나와 있다.

과학 저널에 발표된 연구 가운데 운동선수를 대상으로 규소의 효능을 뒷받침하는 연구는 아직 보지 못했다. 반면, 경주마를 대상으로 한 연구는 있다. 8주간 경주마에게 규소 보충제를 경구 섭취하게 한 결과, 혈장 규소 수치와 경기력이 상승했다고 한다. 이렇게 운동 수행능력이 향상된 이유는 부상 횟수가 줄었기 때문으로 보인다(**Wallace,** 2006).

운동선수들의 경우, 운동에 동원되는 관절 부위에 운동 전과 후에 국지적으로 규소 크림을 발라주면 회복이 촉진되는 것으로 보인다. 그러나 이것은 어디까지나 확인된 사실일 뿐이지 과학적으로 입증된 것은 아니다.

관절 보호제로 추천하는 기타 보충제

훈련, 단백질 과다 섭취, 저열량 식단으로 인해 혈액의 산도가 너무 높아지면 통증이 잘 나타난다. 혈중 pH 수치를 다시 높이면 이러한 산성의 폐해를 억제할 수 있다.

요통 환자들에게 4주간 구연산칼슘 400㎎ + 구연산칼륨 220㎎ + 구연산나트륨 375㎎ + 구연산마그네슘 20㎎을 매일 섭취하게 했다(**Vormann,** 2001). 그 결과,

▶ 혈중 pH 수치가 7.45에서 7.47로 올라가 염기화되었다.

▶ 이 보충제를 섭취한 환자들 가운데 92%가 증상이 호전되는 경험을 했다.

▶ 통증이 49% 감소했다.

항산화제도 관절 통증에 좋다고 많이 추천되고 있다. 그 이유는 관절 내 자유라디칼 수치가 상승하는 것과 연골 퇴화 속도 사이에 큰 상관관계가 존재하기 때문이다(**Heliovaara,** 1994). 이것은 운동선수들이 항산화제를 섭취하는 또 다른 이유이기도 하다.

하지만 훈련량이 많은 경우에는 항산화제만 믿어서는 안 된다. 다음과 같은 보충제들도 마찬가지다. 메티오닌과 시스테인 같은 황화 아미노산, 상어 연골, 아보카도 추출물, 대두 추출물 등은 몇몇(전부가 아니라 일부) 연구에서 어느 정도 효능이 입증되었지만, 여기에만 의존해서는 안 된다.

근육 부상 예방하기

운동선수에게는 관절 부상 다음으로 근육 통증이 중요한 문제다. 근육 통증을 예방하려면 회복을 잘 하고, 워밍업도 잘 하는 것이 가장 중요하다.

그렇다면 보충제는 어떤 역할을 할 수 있을까? 4개월 동안 높은 수준의 미식축구 선수들을 대상으로 더운 날씨에 훈련할 때 부상 발생률을 관찰했다(Greenwood, 2003). 선수들 가운데 한 그룹은 크레아틴 보충제(처음 5일간은 체중 1kg당 0.3g, 나머지 115일간은 0.03g/kg)를, 다른 그룹은 위약을 섭취하게 했다. 그 결과,

▶ 근육 부상이 발생한 경우가 위약 비교군에서는 66%였지만, 크레아틴 그룹에서는 19%에 불과했다.

▶ 근육 긴장 문제가 나타난 경우는 위약 비교군에서는 50%에 달했지만, 크레아틴 그룹에서는 19%에 그쳤다.

▶ 위약 비교군에서는 69%가 부상(신체적 접촉으로 인한 것이 아닌 부상)을 입었으나 크레아틴 그룹에서는 27%만이 부상을 입었다.

▶ 결국, 몸에 문제가 있어서 적어도 한 번 훈련에 불참한 선수들의 비율을 보면, 위약 비교군은 69%였던 반면 크레아틴 그룹은 45%였다.

이러한 크레아틴의 효능이 나타나는 원인 가운데 하나는 크레아틴이 근육의 '순응도'(정확한 설명은 아니지만, 경직성의 감소 정도를 뜻한다고 할 수 있다)를 향상하기 때문이다. 크레아틴이 근육 재생을 촉진하는 역할을 하는 것도 이러한 결과가 나오는 데 기여한 것으로 보인다.

연구에 따르면(1장 참조), 신체훈련 직후 단백질 / 탄수화물 보충제를 섭취하면 위약을 섭취한 경우보다 관절이나 근육 장애가 37% 감소한다고 한다(Flakol, 2004). 이처럼 단백질 / 탄수화물이 유익한 효과를 발휘할 수 있는 것은 회복의 질이 향상되기 때문이다.

신경 회복 : 중요하나 마땅한 부스터가 없는 분야

신경 회복은 근력 운동을 제한하는 주요 요인들 가운데 하나다. 훈련을 거듭해도 운동 수행능력이 정체되거나 점점 퇴보한다면, 그 원인은 근육보다는 근육의 수축력을 좌우하는 신경계에 있다.

실제로 고강도 훈련은 근육 세포만 손상시키는 게 아니라 운동에 동원되는 신경망에도 똑같은 영향을 미친다. 그래서 신경망을 복구해야 하는데, 그러려면 엄청나게 많은 시간이 걸린다. 더 자세한 내용은《근육운동 가이드 프로페셔널 Ⅱ》를 참고하기 바란다. 그나마 다행스럽게도 우리에게는 신경망을 재건하는 데 매우 효과적인 몇 가지 성분이 있다.

수면은 신경 회복을 위해 가장 중요한 시간

운동과 대립점에 있는 것이 바로 수면이다. 근육 강화 운동이 신경계를 피로하게 하고 손상시킨다면, 수면은 이런 신경계의 재생을 촉진한다.

그러나 역설적으로 운동선수들은 수면장애가 가장 심한 사람들에 속한다. 운동선수들의 경우, 일반인들보다 수면장애 발생률이 더 높은데, 물론 이것은 평균치를 따진 것이라 그 안에는 커다란 격차가 감춰져 있다. 푹 잘 자는 사람들이 소수인 반면, 대부분은 잠을 잘 자지 못하는 경향을 보이기 때문이다. 특히 근력 운동선수들이 수면 문제를 많이 겪는다. 체중이 많이 나갈수록 수면무호흡증이 나타날 위험이 커지기 때문이다.

수면 부족은 운동 수행능력 저하뿐만 아니라 선수들의 부상 요인도 된다(von Rosen, 2017). 따라서 잠을 잘 잘 수 있게 도와주는 보충제가 회복을 촉진하는데, 그 가운데서도 특히 신경 회복에 가장 효과적이다.

회복 호르몬, 멜라토닌

흔히 멜라토닌이라고 하면 수면에 작용하는 것으로만 여긴다. 하지만 이 호르몬에는 우리 몸에 밤이 되었다고 알

리는 기능만 있는 것이 아니다. 멜라토닌은 운동선수의 건강에 훨씬 더 많은 영향을 끼친다.

하지만 멜라토닌 섭취 후 20분 만에 잠이 깨서 다시 잠들지 못하는 일이 생기지 않으려면, 섭취하는 타이밍과 섭취량을 매우 신중하게 개인별로 맞춰서 조절해야 한다. 모든 보충제가 그렇듯, 섭취량은 처음에는 적은 양으로 시작해서 점진적으로 서서히 높이는 것이 좋다.

운동선수들은 멜라토닌을 수면 호르몬이라고만 생각해서는 안 된다. 잠을 오게 하거나 말거나, 멜라토닌은 신경 재생에 영향을 주기 때문이다.

> ⚠️ 이 책에 보충제로 소개된 다른 성분들과는 달리 멜라토닌은 호르몬이다. 그러므로 멜라토닌 섭취는 분명히 도핑과 비슷하게 볼 수 있다. 하지만 멜라토닌은 금지약물에 속하지 않는다. 게다가 연질캡슐 1개 용량이 2㎎을 넘지 않으면 멜라토닌은 합법적으로 얼마든지 자유롭게 판매될 수 있다.
> 따라서 멜라토닌을 섭취하는 것이 윤리적인지 아닌지는 개인이 알아서 판단할 문제다. 또 한 가지 명확하게 짚고 넘어갈 점이 있다. 멜라토닌은 적절하게 잘 조절해서 섭취하면 부작용이 일어나는 일이 거의 없다는 것이다.

■ 신경 회복: 멜라토닌의 핵심 역할

멜라토닌은 신경망 재생에 특화된 줄기세포의 증식을 촉진하면서(동화작용) 신경계를 온전하게 보호한다(항이화작용)(Quian, 2018). 잠을 잘 자는 것은 훈련을 잘 하는 것 이상으로 중요하다. 둘 중 하나라도 원활하지 못하면 둘 다 망치기 때문이다(Swinbourne, 2018).

멜라토닌은 근육 회복에도 작용한다(Maarman, 2018; Leonardo-Mendoça, 2017). 이러한 작용은 수면과 무관한 신경계와 근육에 직접 작용한다. 집중훈련을 하는 축구선수들의 경우, 이틀에 한 번 멜라토닌을 섭취하면 훈련과 훈련 사이에 회복이 더 빨라진다. 이렇게 재생이 촉진된 것은 근육의 이화작용이 억제되고 산화 스트레스가 약해졌기 때문이다(Farjallah, 2018).

■ 운동이 멜라토닌에 미치는 영향

일반적인 통념과는 달리, 어떤 선수들에게는 운동이 멜라토닌 분비를 교란하는 경향이 있다(Biggins, 2017).

그렇다면 이것을 어떻게 알 수 있을까? 운동하지 않을 때보다 운동을 할 때 잠자기가 더 힘들다면 이런 경우라고 생각하면 된다(Swinbourne, 2018). 게다가 오버트레이닝의 주요 지표 가운데 하나가 바로 수면의 질이 저하되는 것이다(Cadgiani, 2018).

마찬가지로 저녁 운동은 멜라토닌 분비를 억제하기 때문에 수면을 교란할 위험이 더 크다(Carlson, 2018).

■ 멜라토닌의 부작용

멜라토닌은 부작용을 찾기가 어렵다. 반대로 멜라토닌 결핍은 많은 질환을 유발하는데, 특히 퇴행성 신경질환을 촉발하는 요인이 된다. 실제로 멜라토닌은 '신경 청소'를 하고 뇌의 재생에 기여하기 때문이다.

멜라토닌은 항염증 효과가 있지만, 주로 면역계에서는 전염증성 작용도 한다(Hardeland, 2018). 면역세포가 우리 몸을 공격하는 병원성 물질을 파괴하도록 돕는 것이 바로 이 전염증성 작용이다. 따라서 유익한 작용이기는 하지만 자가면역질환의 경우에는 증세를 악화하는 요인이 될 수 있다.

■ 천연 멜라토닌 공급원이란

잠을 잘 자지 못하고 그래서 신경 회복이 비정상적으로 더디다면 두 가지 보충제가 효과적일 수 있다. 하나는 멜라토닌 합성에 필요한 전구체 역할을 하는 트립토판(2장 참조)이며, 또 하나는 몽모랑시 체리 추출물이다.

멜라토닌을 약물로 복용하는 것보다 이 체리 추출물을 섭취하는 것이 훨씬 더 자연스럽게 멜라토닌 결핍분을 보충하는 방법이다.

숙면으로 회복을 돕는 몽모랑시 체리

몽모랑시 체리('사워 체리'라고도 하며 영어로는 '타트 체리'라고도 부른다) 보충제는 분말이나 액상 제형(가격이 더 비싸다)이 있다.

■ 누구에게 좋은가?

이 보충제는 고강도 운동으로 인해 수면이 교란된 베테랑급 지구력 또는 근력 운동선수들에게 주로 추천한다.

■ 기대하는 효능은?

몽모랑시 체리는 산화 스트레스와 근육통을 억제하고 숙면을 도와주는 회복용 보충제다(**Kelley**, 2018; **Vitale**, 2017; **Kuehl**, 2010).

이 체리가 어떤 사람들에게는 잠을 더 오랫동안 깊게 잘 수 있게 도와주는 것이 사실이지만, 그 작용 메커니즘은 아직 규명되지 않았다(**Losso**, 2018; **St-Onge**, 2016). 한동안은 이 체리에 함유된 천연 멜라토닌이 숙면을 돕는다고 생각했지만, 아마도 이것이 주요 작용 메커니즘, 혹은 최소한 유일한 작용 메커니즘은 아닌 것으로 보인다(**Howatson**, 2012).

몽모랑시 체리는 수면을 교란하는 몇몇 면역세포와 염증세포의 수를 감소시키거나(《근육운동가이드 프로페셔널 Ⅱ》참조) 트립토판이 멜라토닌으로 전환되는 것을 도와준다. 이뿐만 아니라 일산화질소 부스터로도 작용하여 지구력을 증진하고, 혈압을 낮추는 데 도움을 줄 수 있다(**Keane**, 2018).

이러한 작용 메커니즘을 보면, 이 보충제를 섭취하는 선수의 나이가 젊을수록 뚜렷한 효과를 보지 못하는 이유를 아마도 알 수 있을 것이다(**McCormick**, 2016). 반면, 나이가 많은 선수들은 젊은 선수들보다 잠을 잘 자지 못하고 염증 물질과 산화 물질을 더 많이 생성하기 때문에, 이들에게는 몽모랑시 체리 추출물이 더 효과적일 수 있다.

■ 하루 섭취량은?

여러 연구에 따르면, 분말형은 500㎎~1g, 액상형은 1/4리터가 권장된다. 가격이 비싸서 섭취하는 데 부담이 되는 게 아니라면, 섭취량을 굳이 이렇게 낮게 제한할 필요는 없어 보인다. 이보다 섭취량을 2~3배 높여서 테스트해보는 것도 이 보충제의 효과가 우수한지 확인할 수 있는 한 가지 방법이 될 수 있다.

■ 몽모랑시 체리 요법을 해야 할까?

특히 수면에 대한 효능을 체감하고 있다면, 섭취를 중단할 필요는 없어 보인다.

> ⚠ 몽모랑시 체리 분말에 말토덱스트린 형태로 당분이 얼마나 첨가되어 있는지 주의해서 살펴보아야 한다. 이것은 쓸데없는 열량을 공급하는 것밖에 되지 않기 때문이다. 물론, 이렇게 하면 헐값의 제품을 첨가해서 아주 고가의 물질을 희석할 수 있으므로 제조업체의 중간 마진은 높일 수 있다.
> 일반적으로 최소 10%의 말토덱스트린이 첨가되어 있는데, 아주 자세히 들여다보지 않는 한 제품 라벨의 성분 표시에는 명확하게 눈에 띄지 않는다.

신경 회복에 좋은 그 밖의 보충제

강도 높은 훈련을 고되게 하는 경우 운동 후에 긴장이 잘 풀리지 않을 때가 있다. 긴장 상태가 유지되면 신경은 그만큼 더 피로해진다. 또한, 긴장하고 있는 동안에는 당연히 신경계가 재생되지 못한다.

여러 과학 연구에 따르면, 동물 대상 실험 결과 피돌산(아미노산의 일종)이 신경계와 뇌의 긴장 완화에 도움을 주는 것으로 나타났다(**Teste**, 2005). 이렇듯 긴장을 완화하는 특성을 지닌 피돌산을 특히 마그네슘(마그네슘 피돌산)이나 아연과 함께 복용하면 숙면을 도와서 신경 재생을 촉진할 수 있다.

또한, 글리신, 콜린, 세린 같은 보충제나 마테차도 다른 주요 재생제를 보완해줄 수 있다. 키위 추출물도 보충제

형태로 농축해서 섭취하면 숙면과 신경 회복에 도움을 줄 수 있다(**St-Onge**, 2016).

테아닌도 이완을 촉진하여 신경 회복을 가속할 수 있다(136쪽 참조).

소중한 자산인 뼈를 보호하라

근육을 사용하면 부분적으로 그 부위만 강화되듯, 골량도 운동에 사용된 관절 주변에서 주로 발달한다. 예를 들면 오른손잡이 테니스 선수는 오른팔 골밀도가 증가하고, 달리기는 주로 다리에 작용한다.

운동을 하면 골밀도가 증가하면서 골격에 유익한 작용을 한다. 특히 근력 운동이 그렇다. 이에 반해 지구력 운동은, 특히 극한 운동일수록 뼈를 강화하기보다 오히려 약화할 위험이 있다.

베넬(**Bennell**, 1996)은 그 이유가 될 수 있는 여러 가지 실마리를 다음과 같이 제시했다.

▶ 부적절한 칼슘 공급량

▶ 칼슘 손실량 증가

▶ 너무 적은 에너지 공급량

▶ 뼈에 유익한 점이 거의 없는 호르몬 변화

여기서는 열량 공급을 증가시키는 것 외에도 3가지 보충제, 즉 칼슘, 비타민 D, 단백질의 역할이 눈에 띈다.

한 연구에서 대학교 농구선수들을 2년간 추적 관찰했다(**Klesges**, 1996). 그 결과, 1회 훈련할 때마다 땀을 통한 칼슘 손실량이 422㎎에 달하는 것으로 나타났다.

이렇게 손실량이 증가하자 한 시즌 동안 골 내 미네랄이 6% 감소하는 결과로 이어졌다. 대퇴골에서는 10% 이상 손실되었다. 하지만 하루 칼슘 공급량을 2g으로 높이자, 미네랄 감소가 예방되고 뼈가 강화되었다. 그런데 칼슘을 보충하자 근육량도 증가했다. 이런 결과는 칼슘이 상피소체호르몬 PTH(2장 참조) 분비를 억제하는 작용을 하기 때문이다.

높은 수준의 남자 철인3종경기 선수들을 대상으로, 1시간 동안 최대 산소소비량의 80% 강도로 지구력 운동을 할 때 운동 직전과 운동 중간에 액상형 칼슘 보충제를 섭취하게 했더니, 운동 중에 시작되어 그 이후로 지속되는 골 장애 발생률이 감소했다(**Guillemant**, 2004).

골격을 강화하기 위해 칼슘이 최적으로 작용하려면 비타민 D가 필요하다. 그런데 많은 운동선수가 비타민 D 결핍 상태에 있다(**Constantini**, 2010). 이 '햇볕 비타민'은 뼈를 보호하는 역할만 하는 것이 아니라, 근육 통증을 완화하는 데도 도움을 주고, 근력도 발달시킨다(**Hamilton**, 2011; **Larson-Meyer**, 2010).

발라드의 연구에 따르면, 근육 강화 운동과 심혈관 강화 운동 프로그램에 참여하는 남녀 젊은이들을 대상으로 6개월 동안 단백질 공급량을 체중 1㎏당 1.1g에서 2.2g으로 증가시켰더니, 단백질 공급량 1.1g을 계속 유지한 그룹보다 골밀도가 훨씬 더 강화되는 결과가 나타났다고 한다(**Ballard**, 2005).

SUPPLEMENTS
FOR DIET

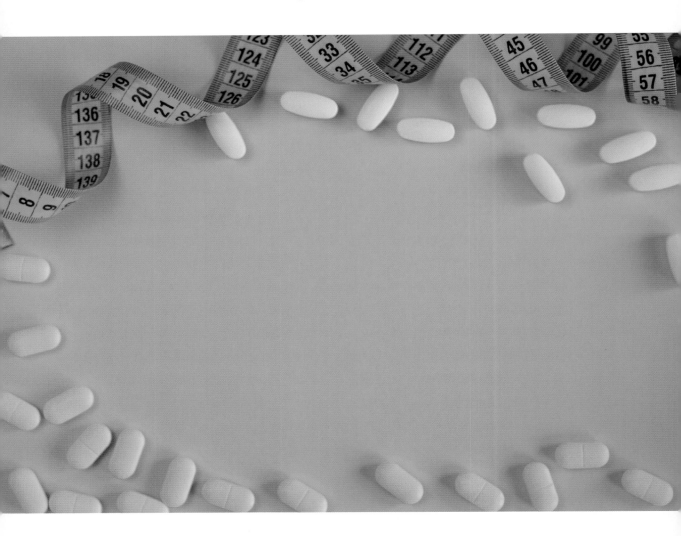

다이어트
보조제

미국의 통계자료에 따르면, 남성의 약 30%와 여성의 45%가 체중 감량 때문에 늘 골머리를 앓고 있다고 한다. 이들이 다이어트를 위해 선택할 수 있는 보충제는 다음과 같다.

▶ 발열 작용을 촉진하는 부스터
▶ 식욕 감퇴제
▶ 지방 동원제
▶ 신진대사 조절제

다이어트, 현실을 직시하라

먼저, 스스로를 되돌아보자. 내가 과잉 섭취한 칼로리가 몸에 쌓인 지 5년, 10년, 20년이 지났는가? 그렇다면 1~2주 만에 모든 것을 바로잡기란 불가능하다는 사실을 깨달아야 한다. 기적과 같은 묘약을 기대하는 사람들은 소위 혁명적인 다이어트 보조제나 다이어트 식이요법을 판매하는 업자들의 먹잇감이 되기 쉽다.

지방 감량이라는 목표를 향해 달려가는 이들 앞에 대자연은 수많은 장애물을 설치해놓았다. 다이어트 보조제의 목표는 이런 장애물을 건너뛰기 쉽게 도와주는 것이다(물론 효과 있는 보조제를 말한다). 이 말은 어떤 보조제도 여러분을 대신해서 과업을 처리해줄 수는 없다는 뜻이다. 그저 도와줄 수만 있을 뿐이다.

체중과 맞서 싸울 자신의 오른팔이 정확한 다이어트 지식이라면, 왼팔은 바로 굳건한 의지다. 그 어떤 보충제도 인간에게 의지를 심어줄 수는 없다. 늘 명심하기 바란다.

모든 다이어트법은 처음에는 효과가 있다

반드시 알아두어야 할 사실이 있다. 모든 다이어트법은 처음에는 체중 감량 효과가 있다. 그런데 체중 감량과 지방 감량을 혼동해서는 안 된다. 체중이 줄었다고 해서 전부 다 비축된 지방이 용해된 결과는 아니다.

열량을 제한하면 기계적으로 체중이 감소하게 되어 있다. 그 이유는 열량을 제한하면 다음과 같은 두 가지 작용이 일어나기 때문이다.

▶ 소화계가 점차 비워진다.
▶ 근육 내에서 수분을 붙잡아 두고 있는 글리코겐 저장량이 감소하기 때문에 체내 수분 보유량이 줄어든다.

다이어트 시작 후 처음 몇 주가 지나면, 그때부터 일이 틀어지기 시작한다.

체중 감량의 두 가지 단계

지방 감량은 두 가지 단계로 진행된다.

▶ 먼저, 몸속 지방이 동원되어야 한다. 다시 말해, 지방이 몸속 저장소(지방세포) 밖으로 나와야 한다. 베타-아드레날린 수용체에 작용하여 지방을 동원하는 임무를 맡은 것은 아드레날린과 노르아드레날린(두 호르몬은 카테콜아민계에 속한다)이다.
▶ 이렇게 나온 지방산이 혈액에 들어가 순환하면 근육과 간 조직이 이 지방산을 붙잡아 연료로 사용한다. 지방산은 이를 '소모하는' 조직에 일단 붙잡혀 들어가면 산화, 즉 에너지로 변환된다.

여러 의학 연구에 따르면 동원된 지방 가운데 실제로 산화되는 양은 1/3 미만이라고 한다. 2/3에 해당하는 나머지 지방산은 원래 있던 곳, 즉 지방조직으로 되돌아간다. 따라서 다이어트를 제한하는 요인은 지방의 산화 과정에 있다.

다시 말해, 인체가 탄수화물이나 단백질보다 지방을 연료로 사용하는 능력이 관건이다. 인체에서 부족한 에너지를 보충하기 위해 체내 지방을 잘 사용하지 못하게 되면 피로와 식욕 증가가 뒤따르게 된다.

실제로 여러 연구에서는 인체의 산화 능력과 식욕이 역관계에 있다고 주장한다. 산화 능력이 높을수록 식욕이 떨어진다는 것이다. 이와 반대로 지방을 태우는 데 어려움이 있으면, 지방 저장 효율이 높아지고 식욕이 증가한다. 유산소 운동을 규칙적으로 하면 근육의 산화 능력이 점진적으로 증대되어 그만큼 다이어트가 촉진된다.

다이어트로 인한 건강상의 *6가지 문제*

다이어트는 과체중을 해결하는 방법이지만, 동시에 건강에 문제를 일으키기도 한다. 그중 6가지 중요한 문제를 소개한다. 바로 이러한 문제를 해결하는 것이 다이어트 보조제의 역할이다.

1 신진대사 감소

다이어트로 인해 에너지가 부족해지면, 금세 열량 소모량이 감소된다. 그러면 우리는 신진대사가 감소했다고 한다. 에너지 소비를 줄이기 위해 인체가 사용하는 방법은 갑상선 호르몬 생성을 제한하는 것이다. 이렇게 갑상선 기능 수치가 떨어지면 체온이 내려간다. 이것은 마치 난방비를 절약하기 위해 보일러 온도를 낮추는 것과 같다. 구체적으로, 추위에 더 민감해진 것으로 이를 체감할 수 있다.

SU.VI.MAX 연구에 따르면, 프랑스인들의 갑상선 기능은 다이어트를 하지 않더라도 이미 아주 활발한 상태가 아니라고 한다. 보충제 가운데는 신진대사를 재활성화할 수 있다고 홍보되는 것이 몇 가지 있다. 주로 발열 작용을 촉진하는 자극성 약용 식물들이다.

2 지방 소모량 감소

노르아드레날린과 아드레날린은 베타- 아드레날린 수용체에 작용하여 지방조직에서 지방을 배출시킨다. 그런데 다이어트가 진행될수록 이 두 지방 분해(지방 동원) 호르몬의 분비가 줄어든다. 이때 아드레날린보다 노르아드레날린이 더 큰 영향을 받는 것으로 보인다.

단 4주간의 다이어트에도 이 두 카테콜아민계 호르몬이 크게 줄어드는 것으로 관찰되기도 한다. 이렇게 상태가 악화하면 피로로 나타난다. 다이어트와 함께 운동하는 것이 카테콜아민계 호르몬을 다시 분비시키는 한 가지 방법이다. 발열 촉진제 섭취도 이들 호르몬의 분비를 촉진하는 것이 목표다.

3 식욕 증가

피로와 짜증이 자리 잡으면 먹고 싶은 욕구가 커진다. 그러면 걷잡을 수 없는 상황에 놓이게 된다. 대부분 다이어트가 실패로 끝나는 원인이 바로 여기에 있다. 그 결과, 체중이 크게 늘고 죄의식을 갖게 된다. 사실 다이어트를 한답시고 몸을 너무 혹사한 탓이다.

몇몇 보충제는 이런 허기를 줄여주는 데 도움이 된다. 단, 몸에 무리가 되지 않는 합리적인 다이어트를 하는 경우에만 효과가 있다.

에너지 결핍을 지방 연료로 보충하는 능력이 저하된 것뿐만 아니라 식욕이 증가한 원인도 미량영양소 부족 때문이다. 이런 이유로 인해 비타민과 미네랄 보충제 섭취를 고려해볼 수 있다.

4 제지방량 감소

표준적인 남성들이 21일간 열량 공급량을 40% 줄인 다이어트를 실시한 결과, 체중이 약 4kg 감소한 것으로 보고되었다(**Friedlander,** 2005). 이때 체중 감소분의 절반 가까이는 근육과 골량으로 이루어졌다. 기초대사량은 10% 줄었다. 일반적으로 남성보다 여성의 제지방 감소량이 더 많다. 근육이 손실된 직접적인 원인은 열량이 감소하고 지방 활용 능력이 저하되기 때문이다.

다이어트를 하는 동안 골량이 손실될 위험이 생기는 이유는 다음과 같이 여러 가지로 설명할 수 있다(**Shapses,** 2006).

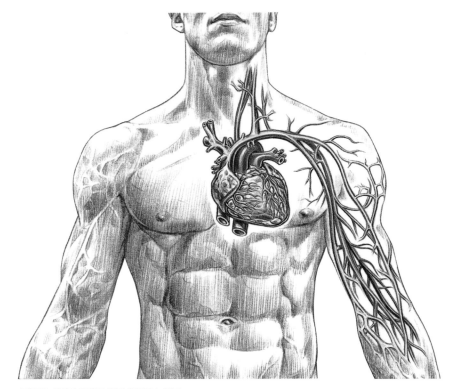

과체중은 심혈관 질환의 발병 위험을 높인다.

▶ 골격 형성을 촉진하는 호르몬 분비가 줄어드는 경향을
보이기 때문이다.

▶ 뼈를 파괴하는 호르몬의 생성이 늘어나기 때문이다.

▶ 칼슘 공급량이 감소하기 때문이다.

▶ 칼슘을 흡수하는 소화력이 떨어지기 때문이다.

 칼슘과 단백질을 섭취하면 제지방량 보존에 도
움이 된다.

5 산-염기 불균형

다이어트를 하는 동안 지방조직에서 지방산이 대량으로
빠져나오면 혈액이 산성화한다. 고단백 다이어트 식단은
효과 면에서는 최고지만, 그러면서 혈액 속에 산을 쏟아
넣는다. 탄수화물 공급량이 줄어들면 이런 현상은 더욱
촉진된다. 다이어트로 인해 혈중 산-염기 균형이 바뀌게

되는 것이다.

실제로 산성 환경에서는 근육의 용해는 촉진되는 반면,
지방의 배출은 둔화한다. 이때 탄산수소나트륨(2장 참조)을
추가 섭취하면 혈중 pH 수치가 균형을 회복하여, 근육과
뼈의 이화작용이 최소화되고 지방의 용해가 가속화된다.

6 심혈관 장애

과체중은 흔히 심혈관 질환 발병 위험과 연관되어 있다.
이 경우, 저열량 다이어트가 그 해법이 될 수 있다. 그러
나 역설적으로 다이어트는 혈장 내 호모시스테인(황화 아
미노산의 일종으로 심혈관 질환의 위험인자) 농도를 상승
시킬 수 있다.

다이어트 중에 3가지 비타민(엽산, 비타민 B12, 비타민
B6)을 섭취하면 호모시스테인 수치의 상승을 예방하고 감
소 방향으로 전환할 수 있다(Henning, 1998).

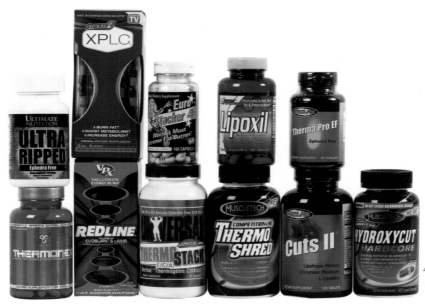

수많은 다이어트 보충제 가운데
가장 효과적인 것은 무엇일까?

자극성 발열 촉진 보충제

다이어트를 할 때 가장 애용되는 보충제 종류다. 자극적 특성이 인기의 요인이기도 하지만, 간혹 이 때문에 부작용이 생기기도 한다.

　명심해야 할 것은 발열 작용을 촉진하는 보충제는 규칙적인 운동을 병행할 때 더욱 효과적이라는 사실이다. 그이유 중 하나가 베타- 아드레날린 수용체의 밀도가 증가하고 알파-2 아드레날린 수용체가 감소하기 때문이다(뒤의 내용 참조).

카페인

카페인은 순수 카페인이나 약용 식물(가령, 과라나에는 카페인이 3~8%, 혹은 그 이상 함유되어 있다) 형태로 섭취할 수 있다. 사람의 경우, 카페인 200mg을 섭취하면 3시간에 걸쳐 기초대사량이 (따라서 열량 소모량이) 7% 증가한다(**Koot**, 1995). 카페인은 체온도 상승시키기 때문에, 이것이 에너지 소비량 증가의 부분적 원인이 된다.

　카페인은 지방을 동원하는 데 도움을 주며, 이렇게 동원한 지방 가운데 일부를 산화하는 데에도 기여한다. 남녀 불문하고 카페인은 고령자보다는 젊은 층에서 체중 감량 효과가 높고, 운동을 하지 않는 사람들보다는 운동선수들에게 다이어트 효과가 더 많이 나타난다.

　12년간 약 3만 명을 추적 관찰한 결과, 살면서 카페인 섭취량이 증가한 사람들이 감소한 사람들보다 체중 증가량이 적다는 것을 밝혀냈다. 이런 결과는 젊은 남성들과 과체중 여성들, 특히 과체중이면서 흡연자인 여성들에게서 두드러지게 나타났다(**Lopez-Garcia**, 2006).

마테

마테 혹은 예르바 마테에는 카페인과 유사한 물질인 마테인이 풍부하다. 체중 감량 효과를 지닌 많은 자극제가 맥박을 빠르게 하는 효과가 있는 것과는 달리, 마테는 심박수를 감소시키는 경향이 있다는 장점이 있다.

　마테 1.5g을 섭취하면 에너지 소비량 가운데 지방의 비중이 높아지지만, 총열량 소모량이 늘어나는 것은 아니다(**Martinet**, 1999). 반면, 과라나(카페인 함량 4%) 2.7g을 섭취하면 열량 소모량은 증가하지만, 산화되는 지방의 비중은 감소한다. 따라서 마테와 과라나, 이 두 약용 식물 사이에는 상호보완성이 존재한다.

건강한 사람들에게 마테(336㎎) + 과라나(285㎎)를 섭취하게 했더니 위가 비워지는 시간이 53% 길어졌다. 그 결과, 소화 속도가 느려지고 먹고 싶은 욕구가 줄었다 (**Andersen**, 2001). 이러한 조합으로 하루 3회 매 끼니 전에 마테와 과라나 복합물을 45일간 섭취하게 하자 체중이 5㎏ 감량되었다. 이에 반해 위약 비교군에서는 체중이 300g 감량되었다. 섭취 기간을 1년으로 연장하자, 지방 소모량은 증가하지 않았으나 체중이 안정화되었다.

녹차

녹차는 그 효능이 약한 카페인과 매우 비슷하다. 특히 녹차의 다이어트 효과는 카페인 덕분이기도 하다. 차가 녹색을 유지할 때는 홍차와는 달리 발효가 되지 않은 상태다. 카페인 함량은 녹차(건조 추출물 100g당 2.6g 미만)가 홍차(100g당 3.5g 이상)보다 조금 적다. 하지만 카테킨 함유량은 녹차(100g당 12g)가 홍차(100g당 2g)보다 현저히 더 많다. 녹차의 발열 촉진 작용과 체중 감량 효과를 이끄는 주요 물질은 카테킨으로 알려져 있다.

인체 대상 실험에서 아침, 점심, 저녁에 녹차를 섭취하여 카페인 150㎎ + 카테킨 375㎎을 공급했더니 24시간

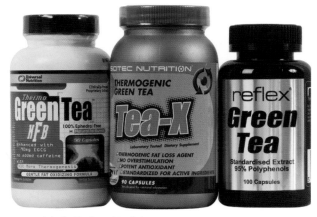

차의 새로운 면모: 체중 감량

동안 열량 소모량이 4% 증가했다(**Dulloo**, 1999). 반면, 같은 실험 대상자들에게 카페인만 150㎎ 섭취하게 했더니 열량 소모에 아무런 작용도 일어나지 않은 것으로 나타났다.

이 결과는 카테킨의 독보적인 작용을 입증하는 것이다. 카페인을 섭취해서 녹차와 같은 작용을 끌어내려면 600㎎~1g 정도는 섭취해야 한다. 반면, 카테킨과 카페인 사이에는 시너지 효과가 존재하는 것으로 보인다. 그래서 녹차와 과라나 복합물처럼 카페인과 카테킨을 함께 섭취하게 하는 보충제들이 많이 나와 있다.

경도 비만 환자들의 경우, 카테킨이 풍부한 녹차를 3개월간 섭취한 결과 평균적으로 체중이 4.6% 감량되었다 (**Chantre**, 2002). 여러 연구에서 입증된 바에 따르면 이렇게 감량이 우선으로 일어나는 부위는 허리둘레로, 위의 연구에서는 4.5%가 줄었다. 하지만 다이어트를 하는 과체중 여성들의 경우에는 녹차를 섭취해도 위약 비교군보다 체중 감량이 촉진되지 않았다(**Diepvens**, 2005). 그 이유는 녹차를 마셨을 때 식욕이 증가했기 때문으로 보인다.

광귤 (비터 오렌지 꽃)

광귤 또는 *시트러스 오란티움*Citrus aurantium에는 지방 감량에 작용하는 여러 가지 활성 성분이 함유되어 있다. 그 중 가장 주요한 성분은 시네프린(아드레날린과 유사한 분자)이다. 이외에도 옥토파민(노르아드레날린과 유사한 분자)도 함유되어 있다.

이러한 성분들을 바탕으로 광귤은 심장과 혈압에 영향을 준다. 따라서 심장에 문제가 있는 사람은 섭취를 피해야 한다. 광귤의 다이어트 작용과 건강에 미치는 잠재적 위험을 평가한 연구가 부족하므로, 광귤을 섭취할 때는 신중하게 살펴야 한다.

우리가 음식을 먹으면 섭취한 열량 가운데 일부는 열 형태로 소비된다. 따라서 이렇게 소비되는 양이 많을수록 날씬한 몸매를 유지하기가 쉽다. 그런데 여성의 경우에는 이러한 발열 작용이 남성보다 25% 적게 일어난다. 여성

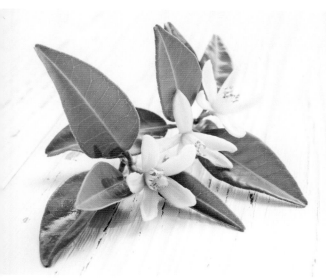

광귤은 주의해서 사용해야 한다.

은 섭취한 열량의 9% 미만만을 발열에 소모하는 반면, 남성은 11%를 소모한다. 광귤을 섭취하면(시네프린 26㎎을 공급하게 되어) 여성의 열량 소모량이 남성과 같은 수준으로 증가할 수 있다.

반면, 남성의 경우에는 식사 때 광귤을 섭취하면 열량 소모가 촉진되지 않는다. 식사 외 시간에 광귤을 섭취하면 여성보다 남성에게서 열량 소모량이 2배 더 많아진다. 따라서 여성은 광귤을 식전에 섭취해도 좋지만, 남성은 이 약용 식물을 식사 외 시간에 섭취하는 것이 유리하다.

콜커(Colker, 1999)는 하루 열량 1,800칼로리만을 섭취하는 사람들을 대상으로 6주간 광귤 975㎎ + 카페인 528㎎ + 세인트존스워트 900㎎ 복합물을 섭취하게 했을 때 나타난 결과를 평가했다. 이 기간에 운동은 45분간 주 3회 실시하게 했다. 그 결과, 위약 비교군에서는 체중 변화가 거의 없었던 데 반해 이 복합물을 섭취한 그룹은 지방이 3㎏ 감량되었다. 위약 비교군은 다이어트로 인해 열량 소모량이 3% 감소했지만, 복합물 섭취 그룹은 열량 소모량이 3% 증가했다. 연구자들에 따르면 아무런 부작용도 확인되지 않았다고 한다.

포스콜린

*콜레-우스 포스콜리*Coleus forskoli라는 식물에서 추출한 포스콜린은 cAMP(고리형 아데노신 일인산) 수치를 상승시키는 효소의 활동을 촉진한다. 지방조직에서 지방산이 나오도록 명령하는 것이 바로 cAMP다. 포스콜린의 작용에 관한 연구는 거의 발표된 바가 없다.

과체중인 실험 대상자들에게 12주간 하루 2회 *콜레-우스 포스콜리*(포스콜린 10% 함유) 250㎎을 복용하게 했다(Godard, 2005). 그 결과 평균 지방 감소량이 위약 비교군에서는 500g에 불과했던 반면, 포스콜린 그룹에서는 4.5㎏을 기록했다. 포스콜린은 단독으로 섭취하는 경우는 드물고, 다른 약용 식물과 혼합해서 섭취한다.

요힘빈

다이어트에 대한 저항력이 강한 지방 침착물의 특징은 베타- 아드레날린 수용체의 농도가 약하고 지방 동원을 억제하는 수용체의 농도가 강하다는 것이다. 지방 동원을 억제하는 수용체는 주로 두 가지 종류다. 알파-2 아드레날린 수용체와 아데노신 수용체다.

지방 분해를 촉진하려면 적절한 보충제를 섭취해서 이들 수용체를 차단하는 것이 바람직하다. 규칙적인 운동과 식이요법만으로도 알파-2 수용체의 보호 효과를 완화하는 경향이 나타날 수 있다. 하지만 사람에 따라서 이것만으로는 만족하지 못하는 경우도 있다. 그래서 까다로운 부위를 목표로 삼는 보충제들이 인기가 있는 것이다.

이런 보충제들 가운데 대표주자가 바로 알파-2 수용체 억제력이 있는 요힘빈이다. 카페인의 경우에는 아데노신 수용체를 차단하는데, 알파-2 수용체에도 작용하는 것으로 추정된다.

요힘빈은 아프리카에서 자생하는 요힘베 나무껍질에서 추출된다. 이 추출물에는 알파-2 수용체와 상호작용하는 활성 물질인 요힘빈이 1~4% 포함되어 있다. 특히 허벅지 윗부분, 엉덩이처럼 살이 잘 빠지지 않는 까다로운 부위에서 지방 동원이 촉진된다.

여러 연구에 따르면, 몸속 깊은 곳에 있어서 미용 측면에서는 덜 거슬리는 지방 침착물보다는 눈에 가장 잘 보이는 피하지방 속에 알파-2 수용체가 2배 더 많이 있다고 한다(Vikman, 1996). 요힘빈은 지방을 동원하고 산화하는 호르몬인 노르아드레날린의 분비도 촉진한다.

지방조직에 혈액을 공급하는 혈관의 확장제로 작용하는 요힘빈은 지방 분해를 촉진한다. 실제로 지방저장물질 속 혈류량이 많을수록 지방저장물질에서 지방산을 많이 배출할 수 있기 때문이다. 반대로, 혈액 공급이 가장 저조한 지방 침착물이 지방을 가장 많이 포착하고 가장 빠르게 발달한다(Galitzky, 1993). 이뿐만 아니라 요힘빈은 식

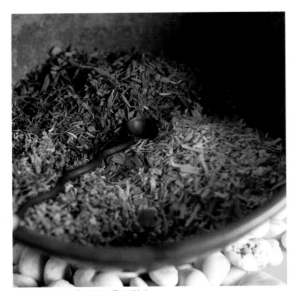

요힘빈의 목표물은 까다로운 부위다.

욕 감퇴제로도 작용할 수 있다.

요힘빈은 인슐린 분비를 증가시키는 경향도 있다. 특히 음식과 함께 섭취할 때 그렇다. 그런데 인슐린은 지방을 동원하고 사용하는 것을 억제하기 때문에 지방 감량 효과를 저해한다. 이런 이유로 요힘빈은 주로 운동 전 공복에 섭취하길 권한다(McCarty, 2002). 실제로 요힘빈은 운동에 따른 열량 소모를 증가시키는데, 이는 아마도 발열 촉진 작용 때문으로 보인다.

연구 결과에 따르면, 하루 열량 섭취량을 1,000칼로리로 제한한 식이요법을 3주간 진행하는 동안 하루 4회 요힘빈 5mg을 섭취했더니 체중이 3.5kg 줄었다고 한다. 이에 비해, 식이요법 + 위약을 섭취한 경우에는 체중 감소량이 2.1kg에 그쳤다(Kucio, 1991).

* 우리나라에서 요힘빈은 그 효과를 인정하지 않으며, 식약처에서 허가되지 않은 성분이므로 유의해야 한다(편집자주).

비자극성 발열 촉진 보충제

칼슘

유제품에 특히 많이 함유된 미네랄이다. 20년 전만 해도 칼슘과 체지방률을 관련지어 생각한 사람은 거의 없었다.

칼슘이 지방축적에 근본적인 작용을 할 수 있다는 가능성을 열면서 사람들의 이목을 칼슘에 집중시킨 계기가 된 것이 바로 지멜의 연구다(**Zemel, 2000**). 이 연구에서는 먼저 지방세포에 칼슘이 축적되면 지방세포의 용해에 제동이 걸려 지방세포가 비대해지는 능력이 강화된다는 사실에 주목했다. 그런데 역설적으로 칼슘을 적게 섭취하면 지방세포 속 칼슘이 증가한다. 반대로 칼슘 공급량이 늘면 지방세포 내 칼슘 농도는 감소한다.

지멜은 이러한 역설을 칼슘이 호르몬에 미치는 영향으로 설명했다. 즉, 칼슘 공급이 적으면 상피소체호르몬(부갑상선호르몬, PTH)과 칼시트리올(1.25-디하이드록시비타민 D3) 수치가 상승하는데, 이 두 호르몬의 증가가 지방세포 내 칼슘 증가의 원인이 될 수 있다. 하지만 칼슘을 섭취하면 역효과가 나타나서 PTH와 칼시트리올 수치가 감소한다. 지방세포 내 칼슘 수치도 다시 떨어진다. 지방세포의 용해가 촉진되는 반면, 지방세포의 성장은 억제된다.

나중에 살펴보겠지만, 칼슘은 식이 섭취한 지방의 흡수도 억제할 수 있다. 지멜은 1990년에 발표된 고혈압에 관한 한 연구 결과를 보고 매일 칼슘을 (400~1,000㎎) 공급하면 1년에 걸쳐 약 5㎏의 지방을 감량할 수 있다는 사실에 처음으로 주목했다. 이후 그는 실험 대상자들에게 저열량 식이요법을 똑같이 적용하면서 다양한 양의 칼슘을 공급하는 방식으로 여러 차례 연구를 진행하여 이러한 결과를 확인했다.

그 결과, 칼슘을 많이 섭취하면 (특히 허리둘레의) 지방이 많이 감량되고 제지방량이 잘 유지될 수 있는 것으로 나타났다(**Zemel, 2005**). 반면, 운동하지 않는 사람들의 경우, 하루 칼슘 공급량이 800㎎ 이상이 되어야 칼슘의 유익한 작용이 정점에 이르는 것으로 보인다(**Thompson, 2005**).

연구에 따르면, 과체중인 사람은 달고 기름진 음식을 선호하기 때문에 다른 사람들보다 칼슘을 적게 섭취하는 경향이 있다고 한다(**Lelovics, 2004**). 마그네슘 섭취도 마찬가지다. 따라서 칼슘은 마그네슘과 함께 섭취해야 불균형이 일어나지 않는다는 것이 논문의 결론이다.

■ 칼슘의 실제 효율성

그러나 지멜이 내린 결론과 이를 마케팅에 이용한 유업계에 대한 반대 의견이 점차 많아지고 있다(**Lanou, 2005**). 여기서 짚고 넘어가야 할 점은 비만 / 칼슘에 대한 지멜의 연구가 바로 이 유업계의 재정 지원을 받아 이루어졌다는 사실이다.

12년에 걸쳐 남성 연구대상자들의 체중 변화를 추적 관찰한 연구 결과, 체중 변화와 칼슘 공급량 사이에 아무런 관계도 발견하지 못했다. 다만, 전유를 많이 섭취하는 사람들은 우유 속 유지방으로 인해 체중이 증가했다(**Rajpathak, 2006**).

이러한 논란을 새롭게 조명한 연구도 있다(**Melanson, 2005**). 하루 칼슘 공급량을 500㎎에서 1.4g으로 늘린다고 지방 산화 속도에 영향을 더 많이 주지 않는다고 한다.

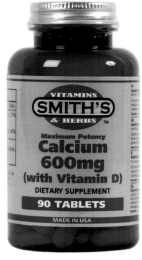

다이어트용 칼슘은 유행에 대한 편승 효과일까?

하지만 운동과 함께 음식 섭취를 줄여서 에너지 소모량보다 섭취량이 적을 때에는, 칼슘 공급량을 늘리면 지방을 더 잘 사용하게 된다. 칼슘은 다이어트를 하는 동안에는 체중 감량에 어떤 영향도 미치지 않았다. 반면, 열량을 제한하는 동안 칼슘을 섭취했던 사람들의 경우에는 다이어트 3개월 후에 안정적인 체중을 유지하기가 유리했다.

■ 칼슘과 골량 감소

이러한 논란을 넘어, 칼슘은 다이어트를 할 때 흔히 나타나는 증상인 골량 감소를 억제하는 데에 매우 중요한 역할을 한다. 칼슘 보충제를 섭취하면 이러한 골량 감소가 완화되거나 예방될 수 있다.

비만 여성들을 대상으로 3개월간 한 그룹은 하루 1g씩 칼슘 보충제를 섭취하면서 식이요법을 하고 다른 그룹은 칼슘 섭취 없이 식이요법만 하게 했다(Jensen, 2001). 그 결과, 칼슘 보충이 골 용해를 억제한 것으로 나타났다. 이

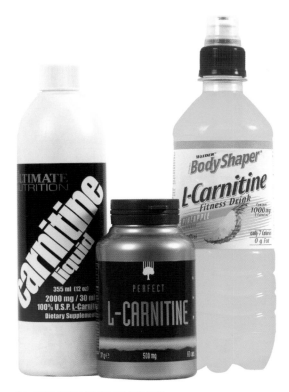

카르니틴을 먹으면 정말로 살이 빠질까?

에 따라 **다이어트를 하면 칼슘 필요량이 증가한다**는 결론이 도출되었다.

실제로, 과체중인 폐경기 여성들을 대상으로 한 연구에 따르면 다이어트 중에는 식이 섭취한 칼슘의 흡수율이 저조한 것으로 나타났다. 그 결과, 하루에 칼슘을 1g만 섭취한 실험 대상자들은 칼슘 필요량을 제대로 충족시키지 못했다(Cifuentes, 2004). 이들의 칼슘 필요량을 충족시키려면 하루 공급량을 1.8g까지 높여야만 했다.

구굴스테론

인도에서 자생하는 식물에서 추출한 수액이다. 쥐를 대상으로 실험한 결과, 구굴스테론에는 갑상선 자극 효과가 있는 것으로 보인다(Tripathi, 1988). 구굴스테론이 사람의 갑상선 기능과 다이어트 중 지방 감량에 미치는 영향에 관해서는 연구된 바가 거의 없다.

과체중(평균 체중: 80kg)인 사람들을 대상으로, 한 달간 250mg 연질캡슐 3~4개를 하루 3회 섭취하게 했으나 저열량 식이요법의 다이어트 효과가 증폭되지는 않았다(Bhatt, 1995). 반면, 체중 90kg 이상인 사람들만 비교했더니 구굴스테론의 작용이 드러났다. 구굴스테론 보충제를 섭취했느냐에 따라 2kg 이상 차이가 나타났다.

또 다른 연구에서는 구굴스테론(750mg)과 인산염(다음 내용 참조)이 다량 함유된 보충제를 6주간 섭취하면 과체중인 사람들에게 어떤 효과가 있는지를 평가했다. 이 실험 대상자들은 식이요법과 함께 운동 프로그램도 병행했다. 그 결과, 위약 비교군에서는 지방 감량이 1.4kg에 불과했지만, 구굴스테론 그룹에서는 4kg을 기록했다(Antonio, 1999). 다이어트로 인한 피로도 위약 비교군보다 구굴스테론 그룹이 덜 느끼는 것으로 나타났다.

하지만 구굴스테론이 갑상선 호르몬 생성에 미치는 영향에 대해서는 의견이 분분한 것으로 보인다. 게다가 갑상선 호르몬 분비를 촉진하는 효과는 이 연구에서만 명확하게 나타났을 뿐이다. 따라서 구굴스테론의 작용 메커니즘은 앞으로 규명되어야 하는 숙제로 남아 있다.

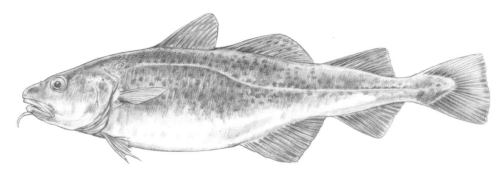

대구에는 오메가3가 풍부하다.

무기 인산염

인산칼륨과 인산칼슘이 포함된 미네랄 소금 혼합물. 4주
간 다이어트를 하는 비만 여성들에게 무기 인산염이 어떤
영향을 미치는지 연구한 바에 의하면, 인산염을 섭취하면
다이어트로 인한 대사량 감소를 예방할 수 있는 것으로
나타났다(**Nazar**, 1996). 이러한 효과가 나타난 것은 갑상
선 기능이 거의 감소하지 않았기 때문이다.

반면, 인산염을 섭취해도 체중 감량이 촉진되는 결과로
이어지지는 않았다. 아마도 인산염의 긍정적인 작용이 나
타나려면 연구 기간이 더 길었어야 했던 것 같다. 인산염
은 비만이 아닌 사람들에게는 갑상선 기능에 영향을 주지
않는 것으로 보인다(**Jaedig**, 1994). 따라서 인산염의 유
용성은 상대적으로 제한적이다.

체지방 감량에서 L-카르니틴의 역할

카르니틴은 체지방 산화에 있어서 매우 중요한 역할을 한
다. 지방이 에너지로 전환될 수 있도록(지방을 태울 수 있
도록) 지방 분자를 조직 안으로 운반해주는 것이 바로 카
르니틴이다. 문제는 외부로부터 공급된 카르니틴이 이런
현상을 가속해서 체중 감량을 촉진할 수 있느냐 하는 것이
다.

다이어트를 하지 않는 과체중 상태의 실험 대상자들에
게 10일간 L-카르니틴 3g을 섭취하게 했더니 연료로 사
용된 지방의 비중이 약간 증가했다(**Wutzke**, 2004). 그런
데 중요한 점은 이것이 실제 체중 감량으로 변화해야 한
다는 것인데, 이 점에서는 여러 연구 결과가 매우 상반되
게 나타난다.

빌라니의 경우, 과체중 여성들을 대상으로 운동 프로그
램(주 4회 30분씩 산책하기)과 함께 8주간 하루 2회 L-카
르니틴 2g을 섭취하게 했으나, 체지방 감량은 조금도 촉
진되지 않은 것으로 드러났다(**Villani**, 2000).

반면, 비만 상태에 있는 사람들의 경우 이와 다른 결
과가 나왔다고 보고한 연구 결과가 있다(**Schaffhauser**,
2000). 비만한 실험 대상자들에게 4주간 식이요법(하루
섭취 열량 1,200칼로리)과 운동을 병행하면서, 한 그룹은
L-카르니틴 3g을 다른 그룹은 위약을 섭취하게 했다. 그
결과, 카르니틴 그룹의 체중 감소량이 30% 더 많은 것으
로 드러났다.

높은 수준의 농구선수들을 대상으로, 8주간 훈련 3시
간 전에 액상형 L-카르니틴 2g을 섭취하게 하자 체지방률
이 2.5% 감소했다(**Zajac**, 2001). 이에 반해, 위약을 섭취
한 선수들은 지방축적 수치가 변하지 않았다. 카르니틴은
체지방률이 제일 높은(17~20%) 선수들에게 가장 효과가
좋았던 반면, 체지방률이 제일 낮은(8~12%) 선수들에게
는 효과가 없었다. 이렇게 체지방이 감소한 결과, 카르니
틴 그룹의 운동 수행능력이 위약 비교군보다 크게 향상되
었다.

조금이라도 에너지 섭취량을 제한할 경우, 특히 이런 식이요법에 약간의 운동을 병행하면 소변을 통한 카르니틴 배출량이 증가한다. 초저열량 다이어트를 하는 경우 특히나 식단에 육류가 빠져 있다면, 카르니틴 수치가 떨어질 위험이 있다. 이처럼 공급이 최적으로 이루어지지 않을 때야말로 보충제 섭취의 효능이 가장 뚜렷하게 나타나는 법이다.

하지만 카르니틴을 섭취하는 것만으로 체중이 감량될 것이라고 믿어서는 안 된다. 카르니틴은 잘 해야 식이요법과 운동으로 노력하는 것을 보조하는 역할만 할 수 있다. 반면, 카르니틴 보충제를 섭취하면 갑상선 수치에 악영향을 끼치는 작용이 일어날 수 있다. 이렇게 되면 체중 감량이 용이해지지 않는다. 카르니틴에 대해 더 자세히 알고자 한다면 1장을 참조하자.

필수 지방산

필수 지방산의 공급은 원래 무척 중요하지만(3장 참조), 다이어트를 하는 동안에는 더욱 중요하다. 다이어트를 하면 오메가3 필요량이 증가한다. 우리 몸에서 오메가3를 우선적으로 사용해 에너지로 변환시키기 때문이다 (**Phinney**, 1990).

쿠에의 연구에 따르면, 정상적으로 음식을 섭취하는 실험 대상자들에게 3주간 매일 생선 기름 6g을 섭취하게 했더니 체지방 감량과 산화가 촉진되었다(**Couet**, 1997). 예전에 발표된 연구에서도 다불포화지방산의 비율이 증가하면 체지방을 연료로 사용하는 것이 촉진된다고 이미 밝혀진 바 있다(**Jones**, 1988).

운동하지 않는 사람들을 대상으로, 6주간 오메가3 4g(EPA 1.6g + DHA 800㎎)을 섭취하게 한 결과, 체지방량이 감소하면서 제지방량이 약간 증가했다. 이러한 변화가 일어나게 된 원인은 오메가3 섭취 후 코르티솔 수치가 하락했기 때문으로 보인다(**Noreen**, 2010).

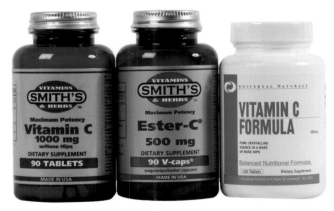

항산화제는 체중 감량에 중요한 역할을 한다.

CLA

CLA(공액리놀레산, 3장 참조)는 쥐를 대상으로 한 실험에서 지방을 제거하는 데 놀라운 효과를 보인다. 지방 저장물질을 비운 뒤 지방세포까지 파괴하기 때문이다. 심지어 영양 과다인 경우에도 체중 증가를 예방한다.

물론 사람에게서도 어느 정도 효과가 있다는 연구 결과도 몇몇 있지만, 안타깝게도 대부분의 연구 결과는 그렇지 않다(**Haugen**, 2004).

라르슨의 경우, 식이요법 후 체중이 감량된 지 얼마 되지 않은 비만 환자들에게 한 그룹은 CLA 3.4g을, 다른 그룹은 위약을 섭취하게 하여 CLA가 미치는 영향을 분석했다(**Larsen**, 2006). 그 결과, 다시 늘어난 체중과 체지방 수치를 비교했을 때 두 그룹 사이에 아무런 차이도 발견되지 않았다.

이렇게 사람에게 CLA가 효과가 없는 이유에 대해 여러 가설이 제시되어 있다. 그중 하나가 CLA 보충제에는 좋은 이성체, 즉 가장 효력이 강한 CLA 하위범주 물질이 함유되어 있지 않기 때문이라는 것이다(**Gaullier**, 2002). 게다가 CLA를 장기간 섭취하면 그 결과 콜레스테롤이나 인슐린 교란 같은 부작용이 생길 수도 있을 것으로 보인다.

체지방 감량과 항산화제의 역할

식이요법에 운동을 병행하면 더욱 효과적이다. 몸에 무리가 되지 않는 운동을 하면 항산화 방어력이 강해지기 때문이다. 이와 관련해서 2년간 1,000명을 추적 관찰한 연구 결과가 있다. 이들은 저마다 저지방 저열량 다이어트를 하거나 운동을 했으며, 두 가지를 병행하기도 했다 (**Dunn**, 2006). 그 결과,

▶ 규칙적으로 무리하지 않으면서 유산소성 운동만 한 경우보다는 식이요법만 한 경우가 체중 감량에는 더 효과적이었다.

▶ 남성들은 운동으로 체중을 줄이는 데 성공했다.

▶ 이런 경향은 여성에게서는 현저히 적게 나타났다.

▶ 식이요법은 운동과 병행했을 때 더 효과적이었다.

▶ 여성들의 경우, 식이요법 / 운동의 시너지 효과가 확인되었다. 즉, 단순히 식이요법 효과와 운동 효과를 더한 것 이상으로 체중이 감량되었다.

최근에 발표된 여러 연구 결과에 따르면, 운동선수들의 경우 자유라디칼을 적게 발생시키는 것이 운동에 대한 발열 반응을 향상하는 데 중요한 역할을 하는 것으로 밝혀졌다. 이와 비교했을 때, 과체중인 사람들은 자유라디칼 생성량이 평균보다 많기 때문에 발열 반응이 약한 것으로 나타났다(**Bell**, 2006). 이 같은 발견은 명백히 입증되지는 않았으나, 항산화제를 섭취하면 식이요법 효과가 촉진될 수 있다고 추정할 수 있다.

비타민 C

비타민 C는 다이어트 효능이 있는 항산화제의 표본이다. 비타민 C가 부족한 사람들은 산책하는 동안 체지방 산화작용이 30% 감소한다(**Johnston**, 2005). 이들은 비타민 C 수치가 정상인 사람들보다 피로도 빨리 나타난다. 비타민 C를 섭취하면 근육의 작업 효율이 14% 증가한다.

비만한 사람들의 경우, 6주간 비타민 C 3g을 섭취하게 했더니 체중이 2.5kg 감량되었다. 이는 위약을 섭취했을 때 단 6g만 감량된 것과 대조적이다(**Naylor**, 1985). 비타민 C는 항산화작용 외에도 근육 내 카르니틴 수치를 조절하는 작용도 하는 것으로 보인다. 비타민 C 수치가 떨어진 경우, 카르니틴이 혈액에서 근육으로 잘 이동하지 못하는 것으로 보인다(지방에 대한 카르니틴의 작용이 일어나는 곳이 바로 근육이다).

나린진

대부분의 감귤류, 특히 귤 속에 들어있는 항산화 성분이다. 나린진은 일부 의약품의 흡수를 돕기 위해 사용된다. 간혹 카페인의 기능을 향상하기 위해 카페인에 첨가되기도 한다.

나린진과 카페인의 상호작용에 관한 연구에서 건강한 사람들을 대상으로, 일부는 카페인 200mg만 섭취하게 하고 일부는 카페인과 함께 나린진(200mg)도 섭취하게 했다. 카페인을 섭취하자 4시간 동안 휴식기 에너지 소모량이 10% 증가했다. 그런데 카페인과 나린진을 병용한 경우에는 에너지 소모량이 이보다 현저히 적게 증가했다. 따라서 두 물질은 긍정적이기보다는 부정적으로 상호작용하는 것으로 보인다(**Ballard**, 2006).

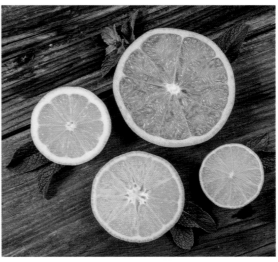

대부분의 감귤류에는 항산화 성분이 들어있다.

다른 연구에서는 콜레스테롤 수치가 과도하게 높은 사람들에게 매일 나린진 400㎎을 섭취하게 하자 콜레스테롤 수치가 14% 감소하고 약간의 항산화 작용이 일어났다고 한다. 반면, 콜레스테롤 수치가 정상인 사람들에게서는 항산화 기능이 조금도 발견되지 않았다(**Jung**, 2003).

식욕 감퇴제

아스파르탐

아미노산 기반의 이 감미료(L-아스파르트산 L-페닐알라닌 디펩티드 메틸에스테르)는 체내에서 아스파르트산, 페닐알라닌, 메탄올로 변환된다. 시중에 나와 있는 감미료는 아스파르탐 3%와 당분인 말토덱스트린 97%로 구성되어 있다.

예전에는 주로 아스파르탐이 설탕 대용으로 사용되었다. 그러면서 많은 유해성 논란이 일어났다. 아스파르탐은 특히 뇌에 암과 여러 종류의 종양을 유발하는 것으로 알려졌다. 하지만 아스파르탐은 광범위한 유독성 평가를 거쳤으며 건강에 문제를 일으키지 않는다는 의견도 있다(**Butchko**, 2002).

반면, 어떤 사람들에게는 알레르기 반응을 일으키는 경우가 있는 것으로 보인다. 페닐알라닌은 신경전달물질인 노르아드레날린의 전구체. 따라서 페닐알라닌을 과다 공급하면 노르아드레날린이 과잉생성되는 원인이 될 수 있다. 아스파르트산염은 직접 신경전달물질로 작용할 수 있으나 뇌에는 진입하지 못하는 것으로 보인다. 따라서 아스파르트산염을 아주 다량 섭취하지 않는 한 뇌 기능을 교란할 위험은 적은 것으로 보인다(**Fernstrom**, 1994).

명심해야 할 것은 아스파르탐이 식품, 특히 음료수에서 설탕 대용으로 많이 사용되고 있다는 것이다. 하지만 치아 건강과 췌장, 체중을 생각하면 설탕도 위험하지 않다고 볼 수는 없다.

아스파르탐에 관한 가장 큰 오해는 열량이 없다는 것이다. 하지만 앞서 살펴보았듯, 이 감미료는 아미노산과 여기에 첨가된 당분으로 구성되어 있다. 따라서 아스파르탐은 거의 설탕만큼 열량이 높다. 이런 오해가 생긴 이유는 아스파르탐이 설탕보다 단맛이 거의 200배 더 강하기 때문이다. 설탕보다 아주 적게 사용하므로 열량 공급량이 적은 것이다.

> ⚠️ 모든 감미료에 아스파르탐만 함유된 것은 아니다. 가열할 때 사용하기 위해 아스파르탐 + 아세설팜칼륨이 혼합된 감미료도 있다. 여기서는 아스파르탐을 식욕 억제 용도로 사용하고자 하는 것이므로, 이런 혼합물은 고려 대상이 아니다. 수크랄로스도 마찬가지다.

■ 아스파르탐과 식욕

아스파르탐을 섭취하면 식욕이 감소하는 경향이 있다(**Rolls**, 1991). 이런 현상은 그리 놀라운 것이 아니다. 페닐알라닌이 식욕을 억제하는 호르몬인 콜레시스토키닌(CCK) 분비를 촉진하기 때문이다. 그런데 여러 연구에 따르면 페닐알라닌보다 아스파르탐이 CCK에 더 효과적으로 작용하는 것으로 나타났다(**Rogers**, 1991).

이제는 식욕 감퇴제로 페닐알라닌을 사용하지 않는다. 가격이 저렴한 아스파르탐이 등장했기 때문이다. 대다수가 아스파르탐을 섭취한 후 식욕이 줄었다고 느끼지만, 모두가 다 그런 것은 아니다. 아스파르탐의 작용은 빨리 느껴지기 때문에, 섭취 후 자신이 어느 편인지 쉽게 판단

글루타메이트(글루탐산)를 주의하라

모든 아미노산이 식욕을 떨어뜨리는 것은 아니다. L-글루탐산나트륨(MSG)는 여러 요리에 들어있는 아미노산이다. 동물을 대상으로 한 여러 연구에 따르면, MSG와 여타 글루타메이트 발생 성분들은 식욕을 크게 자극하는 것으로 나타났다(**Hermanussen**, 2006). 따라서 특히 다이어트를 할 때는 반드시 피해야 하는 성분이다.

할 수 있을 것이다.

아스파르탐은 다이어트를 하는 동안 체중 감량뿐만 아니라 체중을 안정적으로 유지하는 데에도 도움을 준다. 비만 여성들을 대상으로 19주간 저열량 다이어트를 한 후 아스파르탐을 섭취하자 체중이 다시 증가하는 양이 감소했다(**Blackburn,** 1997). 아스파르탐이 풍부한 음식을 섭취한 사람들은 1년 후 체중이 2.6kg 다시 증가했지만, 아스파르탐을 섭취하지 않은 사람들은 그 2배나 증가했다. 2년이 지나자 아스파르탐 그룹은 체중이 4.6kg 회복된 데 비해, 다른 그룹은 체중이 그 2배나 증가했다.

HCA

하이드록시시트린산은 HCA로 더 많이 알려져 있다. HCA는 인도 요리에 많이 쓰이는 식물인 *가르시니아 캄보지아* Garcinia Cambogia의 껍질 추출물이다.

이론상으로 HCA는 탄수화물이 지방으로 변환되어 저장되는 것을 억제한다. 또한, 식욕을 감퇴시키는 신경 전달물질인 뇌 속 세로토닌 수치를 상승시킬 수도 있다. HCA가 하는 가장 중요한 작용이 바로 이러한 식욕 억제 작용이다. 실제로 쥐에게 위약을 먹이거나, HCA를 먹이거나, 인위적으로 두 그룹의 먹이 공급량을 똑같게 하면 양쪽의 체중 감소량은 똑같다.

동물 실험에서는 HCA가 체성분에 긍정적인 영향을 주는 것으로 밝혀졌지만, 인체 실험에서는 상반된 결과가 나타난다. 예를 들어 과체중인 사람들이 12주간 하루 1g씩 HCA를 섭취하면 위약을 섭취한 경우보다 체지방이 더 많이 감소한다(**Hayamizu,** 2003). 하지만 가장 신뢰할 만한 연구에서는 HCA의 긍정적인 효과가 조금도 입증되지 않았다(**Heymsfield,** 1998).

연구에 따르면, 트레이닝되지 않은 남녀 모두와 운동선수들에게 5일간 HCA를 섭취하게 하면 체지방의 산화작용과 지구력이 증대되는 결과가 나왔다(**Lim,** 2003a, 2003b, 2002). 반면, 다른 연구에서는 공복이거나 운동 중이거나 이런 효과가 확인되지 않았다(**Kriketos,** 1999).

*가르시니아 캄보지아*에는 HCA가 약 50% 함유되어 있다. 따라서 HCA를 1.5g 공급하려면 가르시니아는 하루 3회 1g씩 섭취하는 것이 권장된다. HCA와 함께 음식을 섭취하면 HCA의 흡수율이 60%나 떨어진다. 이런 이유로 인해 적어도 식사 30분 전에 섭취하기를 권한다.

후디아

*후디아 고르도니*Hoodia Gordonii는 아프리카 칼라하리 사막에서 자라는 식물로, 산족(남아프리카 수렵채집민족, 부시맨)은 먹고 마실 것이 거의 없어도 이 식물을 섭취하면 경계심을 유지하며 정신을 차릴 수 있다고 한다.

*후디아*는 상대적으로 새로 등장한 보충제다. 그래서 그 효과에 관한 임상시험은 거의 진행된 것이 없다. 현재까지 발표된 유일한 연구는 실험용 쥐를 대상으로 한 *후디아* 활성 추출물의 작용에 관한 것이다(**MacLean,** 2004).

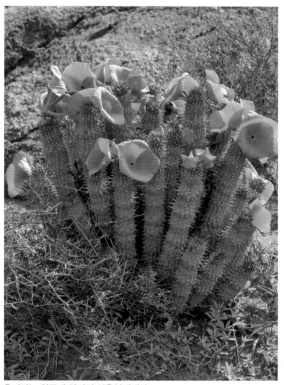

후디아는 최근에 알려진 식욕억제제다.

쥐에게 열량을 제한하자 뇌 속 ATP(에너지) 수치가 30~50% 감소하였는데, *후디아*를 섭취하게 했더니 ATP 수치 감소가 억제되었다.

이렇게 *후디아*는 뇌 속 에너지 비율을 높은 상태로 유지하여 뇌를 속임으로써 섭취된 음식의 양을 잘못 인식하게 만들 수 있다. 결과적으로 식욕이 40~60% 감소하며, 이에 따라 허기가 예방되는 것이다.

*후디아*를 홍보하는 대부분 자료는 공신력 없는 연구 결과를 근거로 삼고 있는 경우가 대부분이다. 과체중 환자들에게 15일간 *후디아*를 섭취하게 한 후 그 영향을 분석한 것이다. 실험 결과, 하루 1,000칼로리만큼 에너지 공급량을 자발적으로 줄이게 되어 체지방이 감소한 것으로 나타났다. 하지만 *후디아*의 효능과 무해성은 아직 과학적으로 입증되지 않았기에 앞으로 풀어야 할 숙제로 남아 있다.

식초

연구에 따르면, 흰 빵 형태의 탄수화물 50g에 식초를 첨가하면 혈당과 인슐린 상승량이 감소하고, 그 결과 포만감이 증가하는 것으로 나타났다(**Ostman**, 1995). 따라서 음식을 먹을 때 양념 삼아 식초를 첨가하는 것도 괜찮은 방법이다.

니코틴

니코틴은 익히 잘 알고 있는 성분이라 굳이 소개할 필요도 없을 것이다. 물론 어떤 경우에도 니코틴을 식이 보충제로 섭취하지는 않는다. 하지만 간과해서는 안 되는 사실이 있다. 흡연을 통해 니코틴이 식욕 조절제로 무척 애용되고 있으며, 담배를 끊으면 대개 체중이 증가한다는 것이다.

윌리엄슨의 보고에 따르면, 1년 이상 금연을 하자 평균 체중이 남성은 약 3kg, 여성은 4kg 증가했다고 한다(**Williamson**, 1991). 13kg 이상 체중이 증가한 경우도 남성은 10%, 여성은 13%로 나타났다. 하루에 피우는 담배

수가 많을수록 체중 증가량이 많았다.

이렇듯 금연이 체중 증가에 영향을 미치는 주된 이유는 식욕이 증가했기 때문이다. 이 과정에서 어떤 메커니즘이 작용하는지는 여전히 규명되지 않은 상태다. 니코틴이 식욕 억제 호르몬인 렙틴의 분비에 변화를 주거나 렙틴에 대한 뇌의 감수성을 변경하기 때문일 수 있다.

담배를 피울 때는 커피를 같이 마시는 경우가 많다. 카페인을 섭취하면 니코틴의 발열 작용과 식욕 억제 효과가 강화된다(**Jensen**, 2005-2003).

로페즈-가르시아는 12년간 연구 관찰한 결과 담배가 카페인의 체지방 감소 효과를 촉진한다는 사실을 밝혀냈다(**Lopez-Garcia**, 2006). 이런 작용은 특히 과체중 여성들에게서 두드러졌다. 니코틴은 아드레날린과 노르아드레날린 분비를 증가시킨다.

이 두 호르몬의 분비는 카페인에 의해서도 증가한다. 남성들의 경우, 이들 호르몬 분비가 가장 많이 증가한 때는 운동 전에 카페인을 섭취하고 니코틴을 흡입한 경우다. 그런데 역설적으로 니코틴의 이러한 특성 때문에 수준급 운동선수들이 니코틴을 많이 찾는다. 예를 들어, 남성들에게 니코틴 패치를 붙이고 최대 산소소비량의 75% 강도로 자전거 코스를 달리게 했더니, 운동 수행능력이 17% 증가했다(**Mundel**, 2006 a). 이러한 행위는 전적으로 도핑에 해당한다. 하지만 니코틴은 거의 흥분제로 인식되지 않고 있다.

식이섬유

식이섬유는 건강에 중요한 역할을 한다. 특히 소화계에 중요하다. 식이섬유의 하루 최소 공급량은 25g이다. 하지만 SU.VI.MAX 연구 결과, 식이섬유 평균 공급량은 남성의 경우 21g, 여성의 경우 17g에 불과한 것으로 나타났다. 연구대상자들 가운데 최소 권장섭취량인 25g 이상을 섭취하는 경우는, 남성은 21%, 여성의 7%에 그쳤다.

다이어트를 하면 식이섬유의 중요성은 더 커진다. 섭취

하는 음식량이 줄어들면 식이섬유 섭취 역시 감소할 위험이 증가하기 때문이다. 그래서 식이섬유를 보충제로 직접 섭취하는 방안이 생겨났다.

여기서는 시중에 나와 있는 식이섬유 가운데 가장 인기 있는 세 가지를 선정했다. 이 중 한 가지를 선택해서 섭취하면 된다. 다양한 종류의 식이섬유를 추가한다 해도 섭취량만 증가할 뿐 누적 효과는 없는 것으로 보인다. 식이섬유는 장의 기능에 중대한 영향을 미친다.

> ⚠️ 식이섬유를 처음 섭취하기 시작하면 변비나 설사, 가스가 유발될 수 있다. 따라서 적은 양부터 시작해서 점차 용량을 늘려가는 것이 좋다.

프락토올리고당

프락토올리고당(FOS)은 프리바이오틱스(3장 참조) 작용을 하는 식이섬유다. 아침, 저녁으로 FOS를 8g씩 섭취하면 남성과 여성 모두에게서 위약을 섭취했을 때보다 에너지 공급량이 5% 감소한다. 이는 FOS가 소화할 때 생성되는 식욕 억제 호르몬의 분비를 증폭시키는 작용을 하기 때문이다.

글루코만난

곤약만난이라고도 하며, 요리에서 곤약 뿌리를 가루 내어 사용하기도 한다. 글루코만난은 용해되는 식이섬유로, 물과 만나면 부피가 17배나 늘어난다. 따라서 음식물이 장을 통과할 때 중요한 역할을 한다. 이렇게 부피가 늘어나는 효과가 있어서 글루코만난이 식욕을 감소시킬 것으로 기대할 수도 있다.

하지만 안타깝게도 글루코만난이 체중 감량에 미치는 실질적인 효과를 평가한 연구는 거의 없다. 글루코만난과 관련된 연구들은 주로 저열량 다이어트와 병행하는 경우다. 예를 들어 저열량 식이요법과 함께 글루코만난 1~4g을 섭취하면 체중과 체지방 감량이 촉진된다고 한다(**Keithley**, 2005; **Birketvedt**, 2005; **Walsh**, 1984).

구아검

구아검은 많은 식이 보충제에서 점도를 증가시키는 용도로 사용되는 식물성 식이섬유다. 글루코만난과 비교했을 때 구아검의 장점은 가격이 3배 더 저렴하다는 것이다.

2주에 걸쳐 구아검을 식사대용의 반유동식에 첨가했더니 식욕과 먹고 싶은 욕구는 줄어들었지만, 체중 감량은 촉진하지 않았다(**Kovacs**, 2001). 구아검이 다이어트를 지속하는 데에만 겨우 도움을 주었기 때문이다.

대다수 연구가 구아검이 체중 감량에 미치는 영향을 입증하지 못한 것으로 보인다(**Pittler**, 2001). 그 이유는 구아검 섭취 방법이 최적이 아니었기 때문이다.

■ 구아검 섭취 방법

개인적으로는 구아검을 섭취한 뒤 위에서 부풀리는 것보다는 미리 불린 다음 섭취하는 방법을 선호한다. 그리고 단백질 보충제나 식사대용의 단 음식과 함께 섭취하기를 권한다.

먼저, 커다란 용기에 물 3~5리터를 붓는다. 여기에 섭취할 보충제를 넣어 섞은 다음, 구아검과 아스파르탐 1작은술이나 1큰술을 첨가한다. 이 경우 아스파르탐은 감미료로 사용하는 것이다. 다른 용도라면 아스파르탐은 이만한 양의 물에 희석해서 사용된다. 이 상태로 30분간 냉장고에 넣어두고 구아검이 용기를 가득 채울 정도로 충분히 불린다.

보충제 혼합물을 차가운 상태로 섭취하는 것도 다이어트에 유리하다. 차가운 보충제가 일단 위에 도달하면 인체가 이것을 데우기 위해 에너지를 소비하게 되기 때문이다. 아스파르탐 섭취량에 변화를 주면서 실제로 식욕 억제 작용을 하는 것 같은지 직접 실험해보아도 좋다. 단맛이 강할수록 식욕이 감소하게 될 것이다.

구아검과 아스파르탐 사이에는 CCK 수치와 관련해서 시너지 효과가 존재하는 것으로 보인다. 여러 연구 결과에 따르면, 아스파르탐과 마찬가지로 구아검도 이 식욕 억제 호르몬 CCK의 분비를 촉진한 것으로 나타났다

(**Heini,** 1998). 일종의 누적 효과가 생길 수 있다. 도저히 식욕을 통제할 수 없을 것 같을 때 즉시 이 혼합물을 만들어 섭취해보기 바란다.

구아검의 가장 큰 장점은 포만감을 지속시켜주면서도 열량이 많지 않다는 것이다. 이때 베이스로 사용하는 보충제의 향을 다양하게 바꿔가면서 섭취해야 쉽게 질리지 않을 수 있다.

열량 흡수 억제제

빠르게 흡수되는 지방과 탄수화물은 많은 열량만 공급하는 것이 아니라, 신진대사도 변화시켜 지방축적을 촉진한다. 따라서 이들 영양분의 흡수를 방해할 방법을 찾는 것이 당연해 보인다.

이런 아이디어에 솔깃해지는 이유는 몸매나 건강에 영향을 주지 않으면서 '금단의' 음식을 마음껏 먹을 수 있기 때문이다.

하지만 아쉽게도 열량 흡수를 감소시킨다고 여겨지는 보충제들이 실제로는 효과가 없다. 이런 보충제를 섭취하는 것만으로는 비약적인 체중 감량이 보장되지 않는다. 차라리 음식을 먹을 때 지방과 탄수화물을 과하게 섭취하지 않도록 주의하는 편이 확실히 더 효과가 있다. 반면, 몇몇 '차단제'는 저열량 다이어트의 효과를 높이는 데 도움을 줄 수 있다.

지방 흡수 차단제

키토산

키토산은 갑각류의 등껍질에서 추출한 성분으로, 식이섬유처럼 작용하기 때문에 소화계에서 흡수되지 않는다. 그래서 소화관을 통과한 뒤에 자연히 배출된다.

이론상으로 키토산은 식이 섭취한 지방에 들러붙어서 지방이 흡수되는 것을 방해한다. 몇몇 연구에서는 키토산을 섭취하면 체중이 감량되는 것으로 나타났으나

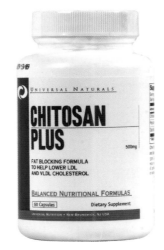

키토산을 섭취하면 별 노력 없이도 날씬해질 수 있을까?

(**Zahorska-Markiewicz,** 1995), 모든 연구 결과가 그렇지는 않다(**Mhurchu,** 2005). 연구에 따르면, 키토산이 지방을 '옭아매는' 능력은 무시해도 좋을 만큼 미미한 정도에 불과한 것으로 드러났다. 가령, 키토산을 1년 이상 섭취해야 1kg을 감량할 수 있다고 한다(**Gades,** 1995).

칼슘

지방 흡수 억제작용에 관해서는 칼슘이 훨씬 더 흥미로워 보인다. 연구 결과, 단백질 공급량이 과하지 않고 적절한 사람들에게 매일 칼슘 500mg을 섭취하게 했더니 대변을 통한 지방 배출량이 2배로 증가한 것으로 나타났다. 그러나 하루 배출량이 14g, 즉, 약 125칼로리에 불과한 탓에 이러한 유익한 작용은 미미한 수준에 그쳤다(**Jacobsen,** 2005).

녹차

연구에 따르면 녹차도 지방 분해 효소인 리파아제의 활성을 억제하여 지방의 흡수를 막는 작용을 할 수 있다고 한다(**Juhel,** 2000). 또한 녹차에 함유된 카테킨이 체지방 감소에 도움을 주는 것으로 알려져 있다.

탄수화물 흡수 차단 / 지연제

노팔 선인장

이 부류에 속하는 보충제 가운데 대표주자인 노팔은 멕시코 선인장 줄기의 과육 추출물이다. 노팔은 탄수화물의 소화를 지연하거나 감소시킬 수 있어서 당뇨가 있는 경우에 권한다(**Frati-Munari**, 1989). 이런 작용 방식 때문에 노팔은 저혈당을 유발하지 않는다.

당뇨가 있을 때 노팔을 섭취하면 체중 감량 효과를 얻을 수 있다. 그러나 당뇨가 없는 사람들의 경우, 혈당 반응 감소가 체중 감량으로 이어진다는 것은 가설에 불과하다. 특히 노팔만 단독으로 섭취해서는 거의 효과가 없다고 봐야 한다.

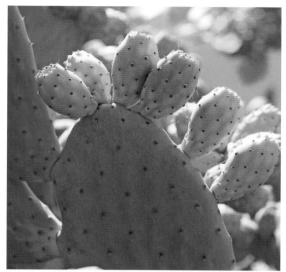

노팔은 탄수화물을 차단하는 역할을 한다.

덩굴강낭콩

*파세올루스 불가리스*Phaseolus vulgaris L., 즉 강낭콩 추출물은 타액과 췌장에서 생성되는 효소인 알파-아밀라아제를 억제하는 역할을 한다. 이 효소의 임무는 복합 탄수화물을 단순 탄수화물로 잘게 쪼개어 장에서 소화될 수 있게 만드는 것이다. 그래서 이 효소를 억제하면 복합 탄수화물의 흡수가 방해된다. 물론, 열량 공급을 줄이는 것이 목표다.

강낭콩 추출물을 8주간 섭취했더니(점심 식사 때 3g, 저녁 식사 때 3g) 체중이 1.7kg 감량되었다. 반면, 위약을 섭취한 경우에는 감소량이 750g에 그쳤다(**Udani**, 2004). 실험 대상자들(주로 여성들)은 식이섬유가 풍부한 저지방 다이어트를 따라야 했다. 또한 복합 탄수화물을 적어도 100~200g 섭취하게 했다. 탄수화물만 섭취해서는 이런 종류의 보충제가 무용지물이었다.

반면, 알파-아밀라아제 천연 차단제인 강낭콩 추출물을 섭취한 뒤에도 복합 탄수화물 흡수가 억제되지 않았다(**Bo-Linn**, 1982). 이러한 결과는 다른 연구에서도 확인되었다(**Carlson**, 1983).

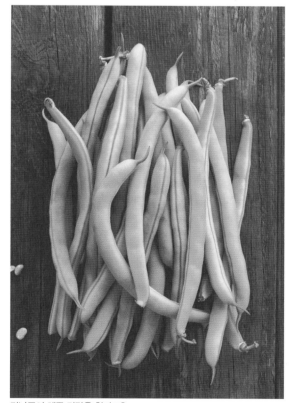

강낭콩이 체중 감량을 한다고?

강낭콩 추출물 보충제는 탄수화물의 흡수를 차단하기보다는 단지 지연시키는 것으로 보인다(**Layer,** 1986). 이것도 좋은 효과이지만, 이 경우 반드시 체지방 감소로 이어지지는 않는다.

당살초 (짐네마)

*짐네마 시베스트리스*Gymnema sylvestris는 인도가 원산지인 식물로, 주로 단 음식에 식욕이 과도하게 당기지 않게 한다고 알려져 있다(**Ye,** 2001). 과학적으로 당살초의 이런 작용은 동물 실험에서는 입증되었으나, 인체를 대상으로는 실험되지 않았다.

당살초 잎을 섭취한 후 혈당이 떨어진 것으로 나타났는데, 아마도 탄수화물의 소화 흡수가 감소했기 때문으로 보인다. 따라서 당살초의 다이어트 효능은 여전히 이론적인 수준에 머물러 있다.

당살초만 단독으로 사용해서는 의미 있는 결과를 얻을 가능성이 거의 없다. 다이어트 효과가 있으려면 활성 물질 표준 함량 24%의 보충제로 섭취량이 하루 400~600mg은 되어야 한다.

국소용 크림

다이어트의 고질적인 문제는 몸의 모든 부위에서 살이 빠지더라도 정작 몸매를 다듬고 싶은 부위는 빠지지 않는 경우가 많다는 것이다. 표적으로 삼는 부위를 잘 공략하기 위해 문제가 되는 부위에 국소적으로 살 빼는 작용을 하는 성분을 바르고 싶은 마음이 드는 것도 당연하다.

아미노필린, 요힘빈, 카페인 기반 크림은 어느 정도 효과가 입증되었다(**Greenway,** 1995). 28일간 카페인 기반 크림을 발랐더니 허벅지 둘레가 최소 1cm 줄어드는 효과가 나타났다고 한다(**Tholon,** 2002). 반면, 12주간 35명의 여성에게 아미노필린 크림을 바르게 했지만 단 3명에게서만 셀룰라이트가 감소했다는 연구 결과도 있다(**Collis,** 1999).

이런 종류의 크림에는 여러 가지 문제가 있다.

▶ 사용을 중지하면 금세 다시 살이 붙는다.

▶ 이렇게 살이 다시 찌는 것으로 보아, 처음에 살이 빠졌던 이유가 체지방이 줄어들어서가 아니라 국소적으로 수분이 빠졌기 때문으로 추정된다.

▶ 지방세포를 공략하는 것 외에도 수분 크림을 꾸준히 바르면 피부가 다시 팽팽해지고 두꺼워져서 셀룰라이트가 가려진다.

▶ 하지만 크림 바르는 것을 중단하면 다시 셀룰라이트가 보인다.

▶ 이런 크림의 효과가 연구를 통해 입증되지는 않았다.

▶ 이런 종류의 크림은 가격이 비싼 편이라서 가성비가 낮다.

▶ 사용자 중 일부에서는 피부 트러블이나 알레르기가 나타날 수 있다.

식사대용식품

대부분 보충제는 음식에 추가하는 것이지만, 식사대용식품은 그 명칭에서도 알 수 있듯 일반 음식을 대체하는 것이다. 이러한 점에서 식사대용식품은 다른 보충제와 접근 방식과 논리가 다르다.

식사대용식품에는 체중 감량 효과가 있는 활성 성분도 함유되어 있지 않다. 기적을 부르는 요소는 전혀 들어있지 않은 것이다.

■ 식사대용식품의 주요 기능

식사대용식품의 주요한 기능은 다이어트를 엄격하게 실천하게 해주는 데 있다. 특히 영양 섭취에 관한 기본지식이 없는 경우에 열량 공급을 더 잘 통제할 수 있게 해주는 단순한 역할을 한다.

일반식 대신 식사대용식품만 먹으면 에너지 공급량을 스스로 제한할 수 있다. 마음대로 수량을 늘릴 수 있는 일반식은 스스로 조절하기가 더 어렵기 때문이다.

이런 종류의 식사대용식품이 음식 공급량을 통제하는 데 유용하다는 사실을 보여준 연구가 있다(Hannum, 2006). 8주 동안 과체중인 남성들을 대상으로, 한 그룹에는 사전에 정해진 저열량 식단대로 조리한 음식을 (하루 2회) 제공해서 섭취하게 했다. 다른 위약 비교군에는 같은 열량의 식단을 따르도록 하되 미리 조리된 음식을 제공하지 않았다. 그 결과, 대용식 그룹이 위약 비교군보다 체중이 2.3kg(대부분이 체지방) 더 많이 감량되었다.

이렇게 두 그룹 사이에 차이가 생긴 이유는 대용식 덕분에 실험 대상자들이 음식을 더 엄격하게 제한했기 때문이다. 만약 두 그룹이 서로 같은 열량을 섭취했다면 체중 감소량도 같아야 한다. 하지만 장기적으로나 단기적으로나, 대개 대용식을 섭취했을 때 체중이 많이 감량되었다.

예를 들면, 과체중이거나 비만한 사람들(특히 여성들)에게 3개월 동안 저열량 다이어트(하루 섭취 열량을 1,200~1,500칼로리로 제한)를 하게 했다(Ditschuneit, 1999). 하루 섭취 열량은 세 끼 식사(아침, 점심, 저녁) + 간식 2회(오전 10시, 오후 4시경)로 나누어 섭취했다.

1그룹 50명은 일반식을 먹었고, 2그룹 50명은 세 끼 중 두 끼를 수프나 디저트 같은 음용 가능한 대용식으로 대체했다. 그 결과,

▶ 대용식 그룹의 체중이 7kg 감량되었다.

▶ 반면, 일반식 그룹은 1.3kg 줄었다.

▶ 실제 열량 공급량은 대용식 그룹이 약간 적었다.

▶ 대용식에는 일반식보다 지방 함량이 적었다.

이후 2년간, 환자들은 다이어트를 중단했으나 대용식은 계속했다. 그러자

▶ 대용식 그룹의 체중이 3kg 더 감소했다.

▶ 반면, 일반식 그룹에서는 4kg 줄었다.

정리하자면, 일반식으로 50명 가운데 7명은 체중이 10% 이상 감량되었다. 대용식 그룹에서 10% 이상 체중이

줄어든 사람은 21명이었다.

다이어트 시작 후 4년이 지나자, 체중 총감소량은 다음과 같았다.

▶ 대용식을 계속한 환자들의 경우 8.4kg

▶ 일반식 그룹은 3.2kg (Flechtner-Mors, 2000)

Aalaei K., et al. Chemical methods and techniques to monitor early maillard reaction in milk products; a review. Crit Rev Food Sci Nutr. 2018.

Abel T., et al. Influence of chronic supplementation of arginine aspartate in endurance athletes on performance and substrate metabolism - a randomized, double-blind, placebo-controlled study. Int J Sports Med. 2005 Jun ; 26(5):344-9.

Abraham E.H., et al. Effects of oral ATP supplementation on anaerobic power and muscular strength. Med Sci Sports Exerc. 2004 Jun ; 36(6):983-90.

Abramowicz W.N., et al. Effects of acute versus chronic L-carnitine L-tartrate supplementation on metabolic responses to steady state exercise in males and females. Int J Sport Nutr Exerc Metab. 2005 Aug ; 15(4):386-400.

Aengevaeren V.L., et al. Relationship between lifelong exercise volume and coronary atherosclerosis in athletes. Circulation. 2017 Jul 11 ; 136(2):138-148.

Agren J.J., et al. Fish diet and physical fitness in relation to membrane and serum lipids, prostanoid metabolism and platelet aggregation in female students. Eur J Appl Physiol Occup Physiol. 1991 ; 63(5):393-8.

Aguilo A., et al. Antioxidant diet supplementation influences blood iron status in endurance athletes. Int J Sport Nutr Exerc Metab. 2004 Apr ; 14(2):147-60.

Ajibola A. Nutraceutical values of natural honey and its contribution to human health and wealth. Nutrition & Metabolism. 2012 ; 9:61.

Almekinders L.C., et al. An in vitro investigation into the effects of repetitive motion and nonsteroidal anti-inflammatory medication on human tendon fibroblasts. Am J Sports Med. 1995 Jan-Feb ; 23(1):119-23.

Alvares T.S. Acute L-arginine supplementation increases muscle blood volume but not strength performance. Appl Physiol Nutr Metab. 2012 Feb; 37(1):115-26.

Anantaraman R., et al. Effects of carbohydrate supplementation on performance during one hour of high-intensity exercise. Int J Sports Med. 1995 Oct ; 16(7):461-5.

Andersen L.L., et al. The effect of resistance training combined with timed ingestion of protein on muscle fiber size and muscle strength. Metabolism. 2005 Feb ; 54(2):151-6.

Andersen T., et al. Weight loss and delayed gastric emptying following a South American herbal preparation in overweight patients. J Hum Nutr Diet 2001 Jun ; 14(3):243-50.

Anderson M.J., et al. Effect of glycerol-induced hyperhydration on thermoregulation and metabolism during exercise in heat. Int J Sport Nutr Exerc Metab. 2001 Sep ; 11(3):315-33.

Anderson M.L. A preliminary investigation of the enzymatic inhibition of 5alpha-reduction and growth of prostatic carcinoma cell line LNCap-FGC by natural astaxanthin and Saw Palmetto lipid extract in vitro. J Herb Pharmacother. 2005 ; 5(1):17-26.

Andersson A., et al. Fatty acid composition of skeletal muscle reflects dietary fat composition in humans. Am J Clin Nutr. 2002 Dec ; 76(6):1222-9.

Angus D.J., et al. Effect of carbohydrate or carbohydrate plus medium-chain triglyceride ingestion on cycling time trial performance. J Appl Physiol. 2000 Jan ; 88(1):113-9.

Antonio J., et al. Effects of a standardized guggulsterone phosphate supplement on body composition in overweight adults : A pilot study. Curr Ther Res 1999 ; 60:220-227.

Antonio J., et al. The effects of Tribulus terrestris on body composition and exercise performance in resistance-trained males. Int J Sport Nutr Exerc Metab. 2000 Jun ; 10(2):208-15.

Antonio J., et al. Effects of exercise training and amino-acid supplementation on body composition and physical performance in untrained women. Nutrition. 2000 b Nov-Dec ; 16(11-12):1043-6.

Antonio J., et al. The effects of bovine colostrum supplementation on body composition and exercise performance in active men and women. Nutrition. 2001 Mar ; 17(3):243-7.

Antonio J., et al. The effects of high-dose glutamine ingestion on weightlifting performance. J Strength Cond Res. 2002 Feb ; 16(1):157-60.

Antonio J., et al. The effects of four weeks of ribose supplementation on body composition and exercise performance in healthy, young, male recreational bodybuilders : a doubleblind, placebo-controlled trial. Curr Ther Res 2002 b Aug ; 63(8):486-495.

Aoki H. Clinical assessment of a supplement of Pycnogenol® and L-arginine in Japanese patients with mild to moderate erectile dysfunction. Phytother Res. 2012 Feb; 26(2):204-7.

Aoki T.T., et al. Leucine meal increases glutamine and total nitrogen release from forearm muscle. J Clin Invest. 1981 Dec ; 68(6):1522-8.

Arenas J., et al. Carnitine in muscle, serum, and urine of nonprofessional athletes : effects of physical exercise, training, and L-carnitine administration. Muscle Nerve. 1991 Jul ; 14(7):598-604.

Arnaud J., et al. Serum selenium determinants in French adults : the SU.VI.M.AX study. Br J Nutr. 2006 Feb ; 95(2):313-20.

Arts I.C. Adenosine 5'-triphosphate (ATP) supplements are notorally bioavailable: a randomized, placebo controlled crossover trial in healthy humans. Journal of the International

Society of Sports Nutrition. 2012 ; 9:16.

Ashton T., et al. Exercise-induced endotoxemia : the effect of ascorbic acid supplementation. Free Radic Biol Med. 2003 Aug 1 ; 35(3):284-91.

Asp S., et al. Muscle glycogen accumulation after a marathon : roles of fiber type and pro- and macroglycogen. J Appl Physiol. 1999 Feb ; 86(2):474-8.

Astorg P., et al. Dietary intakes and food sources of n-6 and n-3 PUFA in French adult men and women. Lipids. 2004 Jun ; 39(6):527-35.

Bailey D.M., et al. Implications of moderate altitude training for sea-level endurance in elite distance runners. Eur J Appl Physiol Occup Physiol. 1998 Sep ; 78(4):360-8.

Bailey D.M., et al. Continuous and intermittent exposure to the hypoxia of altitude : implications for glutamine metabolism and exercise performance. Br J Sports Med. 2000 Jun ; 34(3):210-2.

Ballard T.L., et al. Effect of protein supplementation during a 6-month strength and conditioning program on insulin-like growth factor I and markers of bone turnover in young adults. Am J Clin Nutr. 2005 Jun ; 81(6):1442-8.

Ballard T., et al. Naringin does not alter caffeine pharmacokinetics, energy expenditure, or cardiovascular haemodynamics in humans following caffeine consumption. Clinical and Experimental Pharmacology and Physiology. 2006 April ; 33(4):310.

Banni S., et al. Conjugated linoleic acids (CLA) as precursors of a distinct family of PUFA. Lipids. 2004 Nov ; 39(11):1143-6.

Bassit R.A., et al. The effect of BCAA supplementation upon the immune response of triathletes. Med Sci Sports Exerc. 2000 Jul ; 32(7):1214-9.

Baumann J.M., et al. Effects of cysteine donor supplementation on exercise-induced bronchoconstriction. Med Sci Sports Exerc. 2005 Sep ; 37(9):1468-73.

Baxter J.H., et al. Dietary toxicity of calcium beta-hydroxybeta-methyl butyrate (CaHMB). Food Chem Toxicol. 2005 Dec ; 43(12):1731-41.

Beaven C.M. Dose effect of caffeine on testosterone and cortisol responses to resistance exercise. Int J Sport Nutr Exerc Metab. 2008 Apr; 18(2):131-41.

Bell C., et al. Thermogenic responsiveness to fl-adrenergic stimulation is augmented in exercising versus sedentary adults : role of oxidative stress. J Physiol. 2006 ; 570. 3 ; pp629-635.

Below P.R., et al. Fluid and carbohydrate ingestion in-dependently improve performance during one hour of intense exercise. Med Sci Sports Exerc. 1995 Feb ; 27(2):200-10.

Benedict S.R. Studies in creatine and creatinine metabolism. J Biol Chem. 1923 ; 56:229.

Bennell K.L., et al. Effect of altered reproductive function and lowered testosterone levels on bone density in male endurance athletes. Br J Sports Med. 1996 Sep ; 30(3):205-8.

Berbert A.A., et al. Supplementation of fish oil and olive oil in patients with rheumatoid arthritis. Nutrition. 2005 Feb ; 21(2):131-6.

Berg A., et al. Influence of Echinacin (EC31) treatment on the exercise-induced immune response in athletes. J Clin Res. 1998 ; 1:367-380.

Berg A., et al. The gastrointestinal system - an essential target organ of the athlete's health and physical performance. Exerc Immunol Rev. 1999 ; 5:78-95.

Bergeron M.F. Heat cramps during tennis : a case report. Int J Sport Nutr. 1996 Mar ; 6(1):62-8.

Bergstrom J., et al. Diet, muscle glycogen and physical performance. Acta Physiol Scand. 1967 Oct-Nov ; 71(2):140-50.

Betz J.M., et al. Gas chromatographic determination of yohimbine in commercial yohimbe products. J AOAC Int. 1995 Sep-Oct ; 78(5):1189-94.

Bhatt A.D., et al. Conceptual and methodologic challenges of assessing the short-term efficacy of Guggulu in obesity : data emergent from a naturalistic clinical trial. J Postgrad Med. 1995 Jan-Mar ; 41(1):5-7.

Biggee B.A., et al. Low levels of human serum glucosamine after ingestion of glucosamine sulphate relative to capability for peripheral effectiveness. Ann Rheum Dis. 2006 Feb ; 65(2):222-6.

Biggins M., et al. Poor sleep is related to lower general health, increased stress and increased confusion in elite gaelic athletes. Physical Therapy in Sport. 2017 ; 28:e9.

Biolo G., et al. An abundant supply of amino acids enhances the metabolic effect of exercise on muscle protein. Am J Physiol. 1997 Jul ; 273(1 Pt 1):E122-9.

Biolo G., et al. Short-term bed rest impairs amino acid-induced protein anabolism in humans. J Physiol. 2004 Jul 15 ; 558(Pt 2):381-8.

Biolo G., et al. Metabolic consequences of physical inactivity. J Ren Nutr. 2005 Jan ; 15(1):49-53.

Bird S.P., et al. Effects of liquid carbohydrate/essential amino acid ingestion on acute hormonal response during a single bout of resistance exercise in untrained men. Nutrition. 2006 a Apr ; 22(4):367-375.

Bird S.P., et al. Independent and combined effects of liquid carbohydrate/essential amino acid ingestion on hormonal and muscular adaptations following resistance training in untrained men. Eur J Appl Physiol. 2006 b May ; 97(2):225-38.

Birketvedt G.S., et al. Experiences with three different fiber supplements in weight reduction. Med Sci Monit. 2005 Jan ; 11(1):PI5-8.

Bishop N.C. Pre-exercise carbohydrate status and immune responses to prolonged cycling : II. Effect on plasma cytokine concentration. Int J Sport Nutr Exerc Metab. 2001 Dec ; 11(4):503-12.

Bishop N.C., et al. Salivary IgA responses to prolonged intensive exercise following caffeine ingestion. Med Sci Sports Exerc. 2006 Mar ; 38(3):513-9.

Bizzarini E., et al. Is the use of oral creatine supplementation safe? J Sports Med Phys Fitness. 2004 Dec ; 44(4):411-6.

Blackburn G.L., et al. The effect of aspartame as part of a multidisciplinary weight-control program on short- and long-term control of body weight. Am J Clin Nutr. 1997 Feb ; 65(2):409-18.

Bledsoe J. This new research throws fresh light (yes, honestly) on the benefits of creatine. Peak performance. 1998 ; 112:2.

Blomstrand E. Amino acids and central fatigue. Amino Acids. 2001 ; 20(1):25-34.

Blomstrand E., et al. Effect of branched-chain amino acid supplementation on the exercise-induced change in aromatic amino acid concentration in human muscle. Acta Physiol Scand. 1992 Nov ; 146(3):293-8.

Bloomer R.J., et al. Effects of antioxidant therapy in women exposed to eccentric exercise. Int J Sport Nutr Exerc Metab. 2004 Aug ; 14(4):377-88.

Boirie Y., et al. Slow and fast dietary proteins differently modulate postprandial protein accretion. Proc Natl Acad Sci USA. 1997 Dec 23 ; 94(26):14930-5.

Bo-Linn G.W., et al. Starch blockers - their effect on calorie absorption from a high-starch meal. N Engl J Med. 1982 Dec 2 ; 307(23):1413-6.

Borrione P. Consumption and biochemical impact of commercially available plant-derived nutritional supplements: an observational pilot-study on recreational athletes. Journal of the International Society of Sports Nutrition. 2012 ; 9:28.

Borsheim E., et al. Effect of an amino acid, protein, and carbohydrate mixture on net muscle protein balance after resistance exercise. Int J Sport Nutr Exerc Metab. 2004 Jun ; 14(3):255-71.

Bos C., et al. Postprandial kinetics of dietary amino acids are the main determinant of their metabolism after soy or milk protein ingestion in humans. J Nutr. 2003 May ; 133(5):1308-15.

Boudjemaa B. Effet de l' arginine sur des haltérophiles en préparation compétitive. Médecine Sport. 1989 ; 63(4):186.

Bowen R.L. Nausea and high serum osmolality during a simulated ultraendurance adventure race : a case-control study. Int J Sports Physiol Perf. 2006 June ; 1(2): 176-185.

Bowtell J.L., et al. Effect of oral glutamine on whole body carbohydrate storage during recovery from exhaustive exercise. J Appl Physiol. 1999 Jun ; 86(6):1770-7.

Brandt K.D. Effects of nonsteroidal anti-inflammatory drugs on chondrocyte metabolism in vitro and in vivo. Am J Med. 1987 Nov 20 ; 83(5A):29-34.

Brannon T.A., et al. Effects of creatine loading and training on running performance and biochemical properties of rat skeletal muscle. Med Sci Sports Exerc. 1997 Apr ; 29(4):489-95.

Braun W.A., et al. The effects of chondroitin sulfate supplementation on indices of muscle damage induced by eccentric arm exercise. J Sports Med Phys Fitness. 2005 Dec ; 45(4):553-60.

Bregani E.R., et al. Creatine combined with branched-chain amino acids supplement in speleological practice : a scientifically controlled trial. Med Sport. 2005 ; 58:233-9.

Brilla L.R., et al. Effect of fish oil supplementation and exercise on serum lipids and aerobic fitness. J Sports Med Phys Fitness. 1990 Jun ; 30(2):173-80.

Brilla L.R., et al. Effects of a novel zinc-magnesium formulation on hormones and strength. Journal of Exercise Physiologyonline. 2000 Oct ; 3(4):26.

Brinkworth G.D., et al. Concentrated bovine colostrum protein supplementation reduces the incidence of self-reported symptoms of upper respiratory tract infection in adult males. Eur J Nutr. 2003 Aug ; 42(4):228-32.

Brinkworth G.D., et al. Effect of bovine colostrum supplementation on the composition of resistance trained and untrained limbs in healthy young men. Eur J Appl Physiol. 2004 Jan ; 91(1):53-60.

Brites F.D., et al. Soccer players under regular training show oxidative stress but an improved plasma antioxidant status. Clin Sci (Lond). 1999 Apr ; 96(4):381-5.

Brown E.C., et al. Soy versus whey protein bars : effects on exercise training impact on lean body mass and antioxidant status. Nutr J. 2004 Dec 8 ; 3:22.

Buckley J.D., et al. Effect of bovine colostrum on anaerobic exercise performance and plasma insulin-like growth factor I. J Sports Sci. 2003 Jul ; 21(7):577-88.

Burke D.G., et al. The effect of whey protein supplementation with and without creatine monohydrate combined with resistance training on lean tissue mass and muscle strength. Int J Sport Nutr Exerc Metab. 2001 Sep ; 11(3):349-64.

Burke L.M., et al. Guidelines for daily carbohydrate intake : do athletes achieve them? Sports Med. 2001 ; 31(4):267-99.

Burrone L. Steroidogenic gene expression following D-aspartate treatment in frog testis. Gen Comp Endocrinol.

2012 Jan 1; 175(1):109-17.

Burtscher M., et al. The prolonged intake of L-arginine-L-aspartate reduces blood lactate accumulation and oxygen consumption during submaximal exercise. J Sports Sci Med. 2005 ; 4:314.

Bussau V.A., et al. Carbohydrate loading in human muscle : an improved 1 day protocol. Eur J Appl Physiol. 2002 Jul ; 87(3):290-5.

Butchko H.H., et al. Aspartame : review of safety. Regul Toxicol Pharmacol. 2002 Apr ; 35(2 Pt 2):S1-93.

Cade J.R., et al. Dietary intervention and training in swimmers. Eur J Appl Physiol Occup Physiol. 1991 ; 63(3-4):210-5.

Cadegiani F.A., et al. Body composition, metabolism, sleep, psychological and eating patterns of overtraining syndrome: results of the EROS study (EROS-PROFILE). J Sports Sci. 2018 ; 36.

Calbet J.A. Plasma glucagon and insulin responses depend on the rate of appearance of amino acids after ingestion of different protein solutions in humans. J Nutr. 2002 Aug; 132(8):2174-82.

Candeloro N., et al. Effects of prolonged administration of branched-chain amino acids on body composition and physical fitness. Minerva Endocrinol. 1995 Dec ; 20(4):217-23.

Candow D.G., et al. Effect of glutamine supplementation combined with resistance training in young adults. Eur J Appl Physiol. 2001 Dec ; 86(2):142-9.

Carlson G.L., et al. A bean alpha-amylase inhibitor formulation (starch blocker) is ineffective in man. Science. 1983 Jan 28 ; 219(4583):393-5.

Carlson L.A., et al. Influence of exercise time of day on salivary melatonin responses. Int J Sports Physiol Perform. 2018 ; 30:1.

Caronia L.M. Abrupt decrease in serum testosterone levels after an oral glucose load in men: implications for screening for hypogonadism. Clinical Endocrinology. 2012.

Carr A.J. Effects of acute alkalosis and acidosis on performance: a meta-analysis. Sports Med. 2011 Oct 1; 41(10):801-14.

Carrithers J.A., et al. Effects of postexercise carbohydrate-protein feedings on muscle glycogen restoration. J Appl Physiol. 2000 Jun ; 88(6):1976-82.

Carter J.M., et al. The effect of carbohydrate mouth rinse on 1-h cycle time trial performance. Med Sci Sports Exerc. 2004 Dec ; 36(12):2107-11.

Castell L.M., et al. Does glutamine have a role in reducing infections in athletes? Eur J Appl Physiol Occup Physiol. 1996 ; 73(5):488-90.

Castillo L., et al. Plasma arginine, citrulline, and ornithine kinetics in adults, with observations on nitric oxide synthesis. Am J Physiol. 1995 Feb ; 268(2 Pt 1):E360-7.

Cavas L., et al. Effects of vitamin-mineral supplementation on cardiac marker and radical scavenging enzymes, and MDA levels in young swimmers. Int J Sport Nutr Exerc Metab. 2004 Apr ; 14(2):133-46.

Cayol M., et al. Influence of protein intake on whole body and splanchnic leucine kinetics in humans. Am J Physiol. 1997 Apr ; 272(4 Pt 1):E584-91.

Cermak N.M. Nitrate supplementation's improvement of 10-km time-trial performance in trained cyclists. Int J Sport Nutr Exerc Metab. 2012 Feb ; 22(1):64-71.

Cha Y.S., et al. Effects of carnitine coingested caffeine on carnitine metabolism and endurance capacity in athletes. J Nutr Sci Vitaminol (Tokyo). 2001 Dec ; 47(6):378-84.

Chandler R.M., et al. Dietary supplements affect the anabolic hormones after weight-training exercise. J Appl Physiol. 1994 Feb ; 76(2):839-45.

Chang C.T., et al. Creatine monohydrate treatment alleviates muscle cramps associated with haemodialysis. Nephrol Dial Transplant. 2002 Nov ; 17(11):1978-81.

Chantre P., et al. Recent findings of green tea extract AR25 (Exolise) and its activity for the treatment of obesity. Phytomedicine. 2002 Jan ; 9(1):3-8.

Chanutin A. The fate of creatine when administered to man. J Biol Chem. 1926 ; 67:29.

Childs A., et al. Supplementation with vitamin C and N-acetyl-cysteine increases oxidative stress in humans after an acute muscle injury induced by eccentric exercise. Free Radic Biol Med. 2001 Sep 15 ; 31(6):745-53.

Choi S.C., et al. The role of gastrointestinal endoscopy in longdistance runners with gastrointestinal symptoms. Eur J Gastroenterol Hepatol. 2001 Sep ; 13(9):1089-94.

Chos D., et al. Micronutritional supplementation of the French swimming team. Méd Sport. 1999 ; 73(3):12.

Chos D. Biologie nutritionnelle et complémentation du sportif de haut niveau. Méd Sport. 2001 Mai ; 52.

Christiadi D., et al. Calciphylaxis in a dialysis patient success-fully treated with high-dose vitamin K supplementation. Clin Kidney J. 2018 Aug ; 11(4):528.

Chryssanthopoulos C., et al. The effect of a high carbohydrate meal on endurance running capacity. Int J Sport Nutr Exerc Metab. 2002 Jun ; 12(2):157-71.

Chryssanthopoulos C., et al. Skeletal muscle glycogen concentration and metabolic responses following a high glycaemic carbohydrate breakfast. J Sports Sci. 2004 Nov-Dec ; 22(11-12):1065-71.

Chupin S.P., et al. Use of Apilak (royal jelly) in sports medicine. Sports Training Med Rehab. 1988 ; 88:13-15.

Churchward-Venne T.A. Supplementation of a suboptimal protein dose with leucine or essential amino acids: effects on myofibrillar protein synthesis at rest and following resistance exercise in men. J Physiol. 2012 Jun 1; 590(Pt 11):2751-65.

Cifuentes M., et al. Weight loss and calcium intake influence calcium absorption in overweight postmenopausal women. Am J Clin Nutr. 2004 Jul ; 80(1):123-30.

Clancy R.L., et al. Reversal in fatigued athletes of a defect in interferon secretion after administration of Lactobacillus acidophilus. British Journal of Sports Medicine. 2006 ; 40 : 351-354.

Clarkson P.M., et al. Exercise and mineral status of athletes : calcium, magnesium, phosphorus, and iron. Med Sci Sports Exerc. 1995 Jun ; 27(6):831-43.

Cleary M.A., et al. Dehydration and symptoms of delayed-onset muscle soreness in hyperthermic males. J Athl Train. 2005 Oct-Dec ; 40(4):288-97.

Close G.L., et al. Ascorbic acid supplementation does not attenuate post-exercise muscle soreness following muscle damaging exercise but may delay the recovery process. Br J Nutr. 2006 May ; 95(5):976-81.

Coburn J.W., et al. Effects of leucine and whey protein supplementation during eight weeks of unilateral resistance training. J Strength Cond Res. 2006 May ; 20(2):284-91.

Cohen H.A., et al. Blocking effect of vitamin C in exercise-induced asthma. Arch Pediatr Adolesc Med. 1997 Apr ; 151(4):367-70.

Cohen M., et al. A randomized, double blind, placebo controlled trial of a topical cream containing glucosamine sulfate, chondroitin sulfate, and camphor for osteoarthritis of the knee. J Rheumatol. 2003 Mar ; 30(3):523-8.

Coirault B., et al. L'acide uridine-5-triphosphorique (UTP) en thérapeutique. Presse Mes. 1960 ; 68 : 1169.

Colker C.M., et al. Effects of Citrus aurantium extract, caffeine, and St. John's Wort on body fat loss, lipid levels, and mood states in overweight healthy adults. Cur Ther Res. 1999 ; 60 : 145-153.

Collier S.R., et al. Growth hormone responses to varying doses of oral arginine. Growth Horm IGF Res. 2005 Apr ; 15(2):136-9.

Collis N., et al. Cellulite treatment : a myth or reality : a prospective randomized, controlled trial of two therapies, endermologie and aminophylline cream. Plast Reconstr Surg. 1999 Sep ; 104(4):1110-4.

Colson S.N., et al. Cordyceps sinensis- and Rhodiola roseabased supplementation in male cyclists and its effect on muscle tissue oxygen saturation. J Strength Cond Res. 2005 May ; 19(2):358-63.

Constantini N.W. High prevalence of vitamin D insufficiency in athletes and dancers. Clin J Sport Med. 2010 Sep; 20(5):368-71.

Cottrell G.T., et al. A comparison of biomarkers of organ damage between full and half ironman triathlon competitions. Appl. Physiol. Nutr. Metab. 2018 ; 43(Suppl. 2):S53.

Couet C., et al. Effect of dietary fish oil on body fat mass and basal fat oxidation in healthy adults. Int J Obes Relat Metab Disord. 1997 Aug ; 21(8):637-43.

Cox A.J. Oral administration of the probiotic Lactobacillus fermentum VRI-003 and mucosal immunity in endurance athletes. Br J Sports Med. 2010 Mar; 44(4):222-6.

Cribb P.J., et al. The effect of whey isolate and resistance training on strength, body compostion and plasma glutamine. Int J Sport Nutr Exerc Metab. 2006 Oct ; 16(5).

Crim M.C., et al. Creatine metabolism in men : urinary creatine and creatinine excretions with creatine feeding. J Nutr. 1975 Apr ; 105(4):428-38.

Crowe M.J., et al. The effects of beta-hydroxy-beta-methyl-butyrate (HMB) and HMB/creatine supplementation on indices of health in highly trained athletes. Int J Sport Nutr Exerc Metab. 2003 Jun ; 13(2):184-97.

Crowe M.J., et al. Effects of dietary leucine supplementation on exercise performance. Eur J Appl Physiol. 2006 Aug ; 97(6):664-672.

Dam B.V. Vitamins and sport. Br J Sports Med. 1978 Jun ; 12(2):74-9.

Dawson-Hughes B., et al. Effect of dietary protein supplements on calcium excretion in healthy older men and women. J Clin Endocrinol Metab. 2004 Mar ; 89(3):1169-73.

Debbi E.M. Efficacy of methylsulfonylmethane supplementation on osteoarthritis of the knee: a randomized controlled study. BMC Complement Altern Med. 2011 Jun 27; 11:50.

De Bock K., et al. Acute Rhodiola rosea intake can improve endurance exercise performance. Int J Sport Nutr Exerc Metab. 2004 Jun ; 14(3):298-307.

Demling R.H., et al. Effect of a hypocaloric diet, increased protein intake and resistance training on lean mass gains and fat mass loss in overweight police officers. Ann Nutr Metab. 2000 ; 44(1):21-9.

DeRuisseau K.C., et al. Sweat iron and zinc losses during prolonged exercise. Int J Sport Nutr Exerc Metab. 2002 Dec ; 12(4):428-37.

De Salles Painelli V., et al. High-intensity interval training augments muscle carnosine in the absence of dietary beta-alanine intake. Med Sci Sports Exerc. 2018 ; 50:2242.

Diepvens K., et al. Effect of green tea on resting energy expenditure and substrate oxidation during weight loss in overweight females. Br J Nutr. 2005 Dec ; 94(6):1026-34.

Dillingham B.L., et al. Soy protein isolates of varying isoflavone content exert minor effects on serum reproductive hormones in healthy young men. J Nutr. 2005 Mar ; 135(3):584-91.

Ditschuneit H.H., et al. Metabolic and weight-loss effects of a long-term dietary intervention in obese patients. Am J Clin Nutr. 1999 Feb ; 69(2):198-204.

Dowling E.A., et al. Effect of Eleutherococcus senticosus on submaximal and maximal exercise performance. Med Sci Sports Exerc. 1996 Apr ; 28(4):482-9.

Drummond M.J. Essential amino acids increase microRNA-499, -208b, and -23a and downregulate myostatin and myocyte enhancer factor 2C mRNA expression in human skeletal muscle. J Nutr. 2009 Dec ; 139(12):2279-84.

Dubrovskii V.I., et al. Use of the oxygen cocktail for stimulating recovery processes in athletes. Vopr Pitan. 1982 Jan-Feb ; (1):29-30.

Dulloo A.G., et al. Efficacy of a green tea extract rich in catechin polyphenols and caffeine in increasing 24-h energy expenditure and fat oxidation in humans. Am J Clin Nutr. 1999 Dec ; 70(6):1040-5.

Dunn C.L., et al. The comparative and cumulative effects of a dietary restriction and exercise on weight loss. Int J Obes (Lond). 2006 Jan ; 30(1):112-21.

Earnest C.P., et al. Effects of a commercial herbal-based formula on exercise performance in cyclists. Med Sci Sports Exerc. 2004 a Mar ; 36(3):504-9.

Earnest C.P., et al. Low vs. high glycemic index carbohydrate gel ingestion during simulated 64-km cycling time trial performance. J Strength Cond Res. 2004 b Aug ; 18(3):466-72.

Edge J., et al. Effects of chronic NaHCO3 ingestion during interval training on changes to muscle buffer capacity, metabolism, and short-term endurance performance. J Appl Physiol. 2006 Sep ; 101(3):918-25.

Elam R.P. Morphological changes in adult males from resistance exercise and amino acid supplementation. J Sports Med Phys Fitness. 1988 Mar ; 28(1):35-9.

Elam R.P., et al. Effects of arginine and ornithine on strength, lean body mass and urinary hydroxyproline in adult males. J Sports Med Phys Fitness. 1989 Mar ; 29(1):52-6.

Elliot T.A., et al. Milk ingestion stimulates net muscle protein synthesis following resistance exercise. Medicine & Science in Sports & Exercise. 2006 Apr ; 38(4):667-674.

Engelhardt M.G., et al. Creatine supplementation in endurance sports. Med Sci Sports Exerc. 1998 Jul ; 30(7):1123-1129.

Engels H.J., et al. Effects of ginseng supplementation on supramaximal exercise performance and short-term recovery. J Strength Cond Res. 2001 Aug ; 15(3):290-5.

Evans M., et al. Metabolism of ketone bodies during exercise and training: physiological basis for exogenous supplementation. J Physiol. 2017 ; 595:2857.

Evans R.W., et al. Biochemical responses of healthy subjects during dietary supplementation with L-arginine. J Nutr Biochem. 2004 Sep ; 15(9):534-9.

Falk B., et al. Effect of lycopene supplementation on lung function after exercise in young athletes who complain of exercise-induced bronchoconstriction symptoms. Ann Allergy Asthma Immunol. 2005 Apr ; 94(4):480-5.

Fallowfield J.L., et al. The influence of ingesting a carbo-hydrate-electrolyte beverage during 4 hours of recovery on subsequent endurance capacity. Int J Sport Nutr. 1995 Dec ; 5(4):285-99.

Farjallah M.A., et al. Melatonin supplementation ameliorates oxidative stress, antioxidant status and physical performances recovery during a soccer training camp. Biological Rhythm Research. 2018.

Farnfield M.M., et al. Whey protein supplementation and resistance training to enhance muscle growth in young and older adults. Asia Pac J Clin Nutr. 2005 ; 14 ; suppl :S69.

Fawcett J.P., et al. The effect of oral vanadyl sulfate on body composition and performance in weight-training athletes. Int J Sport Nutr. 1996 Dec ; 6(4):382-90.

Febbraio M.A., et al. Effects of carbohydrate ingestion before and during exercise on glucose kinetics and performance. J Appl Physiol. 2000 Dec ; 89(6):2220-6.

Fernstrom J.D. Dietary amino acids and brain function. J Am Diet Assoc. 1994 Jan ; 94(1):71-7.

Finaud J., et al. Résultats d'une enquête alimentaire réalisée chez des joueurs de rugby français de haut niveau. Cahiers de Nutrition et de Diététique. 2003 Sept ; 38 (4):234-241.

Finn K.J. Glutamine supplementation did not benefit athletes during short-term weight reduction. J Sports Sci Med. 2003 ; 2:163.

Flakoll P.J., et al. Postexercise protein supplementation improves health and muscle soreness during basic military training in Marine recruits. J Appl Physiol. 2004 Mar ; 96(3): 951-6.

Flechtner-Mors M., et al. Metabolic and weight loss effects of long-term dietary intervention in obese patients : four-year results. Obes Res. 2000 Aug ; 8(5):399-402.

Foster C., et al. Effects of preexercise feedings on endurance performance. Med Sci Sports. 1979 Spring ; 11(1):1-5.

Foster C., et al. The placebo effect on exercise performance. Med Sci Sports Exerc. 2005 May ; 36(5 suppl):S171.

Francis C. Training for speed. Faccioni. Canberra, Australia. 1997.

Frati-Munari A.C., et al. Effect of a dehydrated extract of nopal (Opuntia ficus indica Mill.) on blood glucose. Arch Invest Med (Mex). 1989 Jul-Sep ; 20(3):211-6.

Friedlander A.L., et al. Three weeks of caloric restriction alters protein metabolism in normal-weight, young men. Am J Physiol Endocrinol Metab. 2005 Sep ; 289(3):E446-55.

Fry A.C., et al. Effect of a liquid multivitamin/mineral supplement on anaerobic exercise performance. Research Sports Medicine. 2006 January-March ; 14(1):53-64

Fu-Chun T. Influence of branched-chain amino acid supplementation on urinary protein metabolite concentrations after swimming. J Am Coll Nutr. 2006 25 (3):188-194.

Gades M.D., et al. Chitosan supplementation and fat absorption in men and women. J Am Diet Assoc. 2005 Jan ; 105(1):72-7.

Gaine P.C., et al. Level of dietary protein impacts whole bodyprotein turnover in trained males at rest. Metabolism. 2006 Apr ; 55(4):501-7.

Galan P., et al. Dietary magnesium intake in a French adult population. Magnes Res. 1997 Dec ; 10(4):321-8.

Galitzky J., et al. Role of vascular alpha-2 adrenoceptors in regulating lipid mobilization from human adipose tissue. J Clin Invest. 1993 May ; 91(5):1997-2003.

Ganzit G.P. Effets of oral branched-chain amino acids supplementation in bodybuilders. Med sport. 1997 ; 50:293.

Garcia-Vicencio S., et al. A moderate supplementation of native whey protein promotes better muscle training and recovery adaptations than standard whey protein:a 12-week electrical stimulation and plyometrics training study. Front Physiol. 2018 Sep 19 ; 9:1312.

Garthe I., et al. Athletes and supplements: prevalence and perspectives. Int J Sport Nutr Exerc Metab. 2018 ; 28:126.

Gaudichon C., et al. Net postprandial utilization of [15N] - labeled milk protein nitrogen is influenced by diet composition in humans. J Nutr. 1999 Apr ; 129(4):890-5.

Gaullier J.M., et al. Clinical trial results support a preference for using CLA preparations enriched with two isomers rather than four isomers in human studies. Lipids. 2002 Nov ; 37(11):1019-25.

Gauthaman K., et al. Sexual effects of puncturevine (Tribulus terrestris) extract (protodioscin) : an evaluation using a rat model. J Altern Complement Med. 2003 Apr ; 9(2):257-65.

Gee P. Use of recreational drug 1,3-Dimethylethylamine (DMAA) associated with cerebral hemorrhage. Ann Emerg Med. 2012 May 8.

Gertsch J.H., et al. Randomised, double blind, placebo controlled comparison of ginkgo biloba and acetazolamide for prevention of acute mountain sickness among Himalayan trekkers : the prevention of high altitude illness trial (PHAIT). BMJ. 2004 Apr 3 ; 328(7443):797.

Giamberardino M.A., et al. Effects of prolonged L-carnitine administration on delayed muscle pain and CK release after eccentric effort. Int J Sports Med. 1996 Jul ; 17(5):320-4.

Giuseppe G., et al. Coffee, caffeine, and health outcomes: an umbrella review. Annual Review of Nutrition. 2017 ; 37:131.

Gleeson M. Daily probiotic's (Lactobacillus casei Shirota) reduction of infection incidence in athletes. Int J Sport Nutr Exerc Metab. 2011 Feb; 21(1):55-64.

Gleeson M. Effects of a Lactobacillus salivarius probiotic intervention on infection, cold symptom duration/severity and mucosal immunity in endurance athletes. Int J Sport Nutr Exerc Metab. 2012 May 10.

Godard M.P., et al. Body composition and hormonal adaptations associated with forskolin consumption in overweight and obese men. Obes Res. 2005 Aug ; 13(8):1335-43.

Goforth H.W. Use of supplements by US NAVY SEALS. Med Sci Sports Exerc. 1990 ; 30;(5 suppl):S60.

Gonçalves L.C. A sportomics strategy to analyze the ability of arginine to modulate both ammonia and lymphocyte levels in blood after high-intensity exercise. Journal of the International Society of Sports Nutrition. 2012 ; 9:30.

Gonzales G.F., et al. Lepidium meyenii (Maca) improved semen parameters in adult men. Asian J Androl. 2001 Dec ; 3(4):301-3.

Gonzales G.F., et al. Effect of Lepidium meyenii (Maca), a root with aphrodisiac and fertility-enhancing properties, on serum reproductive hormone levels in adult healthy men. J Endocrinol. 2003 Jan ; 176(1):163-8.

Goodpaster B.H., et al. The effects of pre-exercise starch ingestion on endurance performance. Int J Sports Med. 1996 Jul ; 17(5):366-72.

Goraya N., et al. Kidney response to the spectrum of diet-induced acid stress. Nutrients. 2018 ; 10:596.

Gorostiaga E.M., et al. Decrease in respiratory quotient during exercise following L-carnitine supplementation. Int J Sports Med. 1989 Jun ; 10(3):169-74.

Gougeon R., et al. Increase in the thermic effect of food in women by adrenergic amines extracted from Citrus aurantium. Obes Res. 2005 Jul ; 13(7):1187-94.

Greenway F.L., et al. Topical fat reduction. Obes Res. 1995 Nov ; 3 Suppl 4:561S-568S.

Greenwood M., et al. Cramping and injury incidence in collegiate football players are reduced by creatine supplementation. J Athl Train. 2003 Sep ; 38(3):216-219.

Greiwe J.S., et al. Effects of endurance exercise training on muscle glycogen accumulation in humans. J Appl Physiol. 1999 Jul ; 87(1):222-6.

Gremion G., et al. Arginine aspartate and muscular activity. Schweiz Z Sportmed. 1987 Mar ; 35(1):21-4.

Gremion G., et al. Arginine aspartate and muscular activity II. Schweiz Z Sportmed. 1989 Dec ; 37(4):241-6.

Groussard C., et al. Évaluation de l'apport en vitamines antioxydantes chez des sportifs. Sci Sports. 2004 ; 19 (4):193-195.

Gruber R., et al. The influence of oxygenated water on the immune status, liver enzymes, and the generation of oxygen radicals : a prospective, randomised, blinded clinical study. Clin Nutr. 2005 Jun ; 24(3):407-14.

Guezennec C.Y., et al. Is there a relationship between physical activity and dietary calcium intake? A survey in 10,373 young French subjects. Med Sci Sports Exerc. 1998 May ; 30(5):732-9.

Guillemant J., et al. Acute effects of an oral calcium load on markers of bone metabolism during endurance cycling exercise in male athletes. Calcif Tissue Int. 2004 May ; 74(5):407-14.

Guinot C., et al. Vitamin D concentrations in blood and skin phototype in a general adult population in France. Ann Dermatol Venereol. 2000 Dec ; 127(12):1073-6.

Ha C.R., et al. The association among dietary taurine intake, obesity and quality of sleep in korean women. Adv Exp Med Biol. 2015 ; 803:725-33.

Haff G.G., et al. Carbohydrate supplementation attenuates muscle glycogen loss during acute bouts of resistance exercise. Int J Sport Nutr Exerc Metab. 2000 Sep ; 10(3):326-39.

Hagobian T.A., et al. Cytokine responses at high altitude : effects of exercise and antioxidants at 4300m. Med Sci Sports Exerc. 2006 Feb ; 38(2):276-85.

Halson S.L., et al. Effects of carbohydrate supplementation on performance and carbohydrate oxidation after intensified cycling training. J Appl Physiol. 2004 Oct ; 97(4) : 1245-53.

Hamarsland H., et al. Native whey protein with high levels of leucine results in similar post-exercise muscular anabolic responses as regular whey protein: a randomized controlled trial. J Int Soc Sports Nutr. 2017 Nov 21 ; 14:43.

Hamilton B. Vitamin D and athletic performance: the potential role of muscle. Asian J Sports Med. 2011 Dec; 2(4):211-9.

Hannum S.M., et al. Use of packaged entrees as part of a weight-loss diet in overweight men : an 8-week randomized clinical trial. Diabetes, Obesity and Metabolism. 2006 March ; 8(2):146.

Hardeland R., et al. Melatonin and inflammation: story of a double edged blade. J Pineal Res. 2018.

Hargreaves M., et al. Effect of fluid ingestion on muscle metabolism during prolonged exercise. J Appl Physiol. 1996 Jan ; 80(1):363-6.

Harris A.M., et al. Weekly changes in basal metabolic rate with eight weeks of overfeeding. Obesity. 2006 ; 14:690-695.

Harris R., et al. Muscle carnosine elevation with supplementation and training, and the effects of elevation on exercise performance. Journal of the International Society of Sports Nutrition. 2005 ; 2 (1):39.

Haskell C.F., et al. A double-blind, placebo-controlled, multidose evaluation of the acute behavioural effects of guarana in humans. J Psychopharmacol. 2006.

Haub M.D., et al. Acute L-glutamine ingestion does not improve maximal effort exercise. J Sports Med Phys Fitness. 1998 Sep ; 38(3):240-4.

Haugen M., et al. Can linoleic acids in conjugated CLA products reduce overweight problems? Tidsskr Nor Laegeforen. 2004 Dec 2 ; 124(23):3051-4.

Haussinger D., et al. Cellular hydration state : an important determinant of protein catabolism in health and disease. Lancet. 1993 May 22 ; 341(8856):1330-2.

Hausswirth C., et al. Influence d'une supplémentation en vitamines sur le rendement de la locomotion après une épreuve d'ultratrail. Science & Sports. 2006 Feb ; 21(1):8-12.

Hayamizu K., et al. Effects of Garcinia cambogia (hydroxycitric acid) on visceral fat accumulation : a double-blind, randomized, placebo-controlled trial. Current Therapeutic Research. 2003 ; 64(8) p.551-567.

Heini A.F., et al. Effect of hydrolyzed guar fiber on fasting and postprandial satiety and satiety hormones : a double-blind, placebo-controlled trial during controlled weight loss. Int J Obes Relat Metab Disord. 1998 Sep ; 22(9):906-9.

Heliovaara M., et al. Serum antioxidants and risk of rheumatoid arthritis. Ann Rheum Dis. 1994 Jan ; 53(1):51-3.

Henning B.F., et al. Vitamin supplementation during weight reduction – favourable effect on homocysteine metabolism. Res Exp Med (Berl). 1998 Jul ; 198(1):37-42.

Hermanussen M., et al. Obesity, voracity, and short stature : the impact of glutamate on the regulation of appetite. European Journal of Clinical Nutrition. 2006 ; 60, 25-31.

Hesslink R., et al. Cetylated fatty acids improve knee function in patients with osteoarthritis. J Rheumatol. 2002 Aug ; 29(8) : 1708-12.

Heymsfi eld S.B., et al. Garcinia cambogia (hydroxycitric acid) as a potential antiobesity agent : a randomized controlled trial. JAMA. 1998 Nov 11 ; 280(18):1596-600.

Hickner R.C., et al. L-citrulline reduces time to exhaustion and insulin response to a graded exercise test. Med Sci Sports Exerc. 2006 Apr ; 38(4):660-6.

Hirvonen J., et al. Fatigue and changes of ATP, creatine phosphate, and lactate during the 400-m sprint. Can J Sport Sci. 1992 Jun ; 17(2):141-4.

Hiscock N., et al. A comparison of plasma glutamine concentration in athletes from different sports. Med Sci Sports Exerc. 1998 Dec ; 30(12):1693-6.

Hoffer L.J., et al. Sulfate could mediate the therapeutic effect of glucosamine sulfate. Metabolism. 2001 Jul ; 50(7):767-70.

Hoffman J.R., et al. Effects of beta-hydroxy beta-methylbutyrate on power performance and indices of muscle damage and stress during high-intensity training. J Strength Cond Res. 2004 Nov ; 18(4):747-52.

Hong C.Z., et al. Effects of a topically applied counterirritant (Eucalyptamint) on cutaneous blood fl ow and on skin and muscle temperatures: a placebo-controlled study. Am J Phys Med Rehabil. 1991 Feb ; 70(1):29-33.

Horvath P.J., et al. The effects of varying dietary fat on performance and metabolism in trained male and female runners. J Am Coll Nutr. 2000 Feb ; 19(1):52-60.

Howatson G. Exercise-induced muscle damage is reduced in resistance-trained males by branched chain amino acids: a randomized, double-blind, placebo controlled study. Journal of the International Society of Sports Nutrition. 2012 ; 9:20.

Howatson G., et al. Effect of tart cherry juice (prunus cerasus) on melatonin levels and enhanced sleep quality. Eur J Nutr. 2012 ; 51:909.

Hsu C.C., et al. American ginseng supplementation attenuates creatine kinase level induced by submaximal exercise in human beings. World J Gastroenterol. 2005 Sep 14 ; 11(34):5327-31.

Huang S.H., et al. The use of dietary supplements and medicationsy Canadian athletes at the atlanta and sydney olympic games. Clin J Sport Med. 2006 Jan ; 16(1) : 27-33.

Hulmi J.J., et al. Protein ingestion prior to strength exercise affects blood hormones and metabolism. Med Sci Sports Exerc. 2005 Nov ; 37(11):1990-7.

Hulmi J.J. Acute and long-term effects of resistance exercise with or without protein ingestion on muscle hypertrophy and gene expression. Amino Acids. 2009 Jul ; 37(2):297-308.

Hurson M., et al. Metabolic effects of arginine in a healthy elderly population. JPEN J Parenter Enteral Nutr. 1995 May-Jun ; 19(3):227-30.

Imai H., et al. Effect of propolis supplementation on the redox state of human serum albumin during high-intensity training. Adv. Exerc. Sports Physiol. 2005 ; 11 (3):109-113.

Ingwall J.S., et al. Specificity of creatine in the control of muscle protein synthesis. J Cell Biol. 1974 Jul ; 62(1):145-51.

Isidori A., et al. A study of growth hormone release in man after oral administration of amino acids. Curr Med Res Opin. 1981 ; 7:475.

Ivy J.L., et al. Muscle glycogen synthesis after exercise : effect of time on carbohydrate ingestion. J Appl Physiol. 1988 a Apr ; 64(4):1480-5.

Ivy J.L., et al. Muscle glycogen storage after different amounts on carbohydrate ingestion. J Appl Physiol. 1988 b Nov ; 65(5):2018-23.

Ivy J.L., et al. Early postexercise muscle glycogen recovery is enhanced with a carbohydrate-protein supplement. J Appl Physiol. 2002 Oct ; 93(4):1337-44.

Ivy J.L., et al. Effect of a carbohydrate-protein supplement on endurance performance during exercise of varying intensity. Int J Sport Nutr Exerc Metab. 2003 Sep ; 13(3):382-95.

Jacobsen R., et al. Effect of short-term high dietary calcium intake on 24-h energy expenditure, fat oxidation, and fecal fat excretion. Int J Obes (Lond). 2005 Mar ; 29(3):292-301.

Jaedig S., et al. Increased postprandial energy expenditure in obese women after peroral K- and Mg-phosphate. Miner Electrolyte Metab. 1994 ; 20(3):147-52.

James W.P., et al. Studies of amino acid and protein metabolism in normal man with L-[U-14C] tyrosine. Clin Sci Mol Med. 1976 Jun ; 50(6):525-32.

Jenkins T., et al. Effect of oxygenized water on percent oxygen saturation and performance during exercise. Med Sci Sports Exerc. 2001 May ; 33(5 suppl):S167.

Jensen L.B., et al. Bone minerals changes in obese women during a moderate weight loss with and without calcium supplementation. J Bone Miner Res. 2001 Jan ; 16(1):141-7.

Jessen A., Toubro S., Astrup A. Effect of chewing-gum containing nicotine and caffeine on energy expenditure and substrate utilization in men. Am J Clin Nutr. 2003 Jun ; 77(6):1442-7.

Jessen A., et al. The appetite-suppressant effect of nicotine is enhanced by caffeine. Diabetes Obes Metab. 2005 Jul ; 7(4):327-33.

Johnson H.L., et al. Effects of electrolyte and nutrient solutions on performance and metabolic balance. Med Sci Sports Exerc. 1988 Feb ; 20(1):26-33.

Johnston C.S. Strategies for healthy weight loss : from

vitamin C to the glycemic response. J Am Coll Nutr. 2005 Jun ; 24(3):158-65.

Jones P.J., et al. Polyunsaturated : saturated ratio of diet fat influences energy substrate utilization in the human. Metabolism. 1988 Feb ; 37(2):145-51.

Jonvik K.L., et al. Sucrose but not nitrate ingestion reduces strenuous cycling-induced intestinal injury. Med Sci Sports Exerc. 2018.

Jozkow P., et al. Gastroesophageal reflux disease and physical activity. Sports Med. 2006 ; 36(5):385-91.

Jugdaohsingh R., et al. Dietary silicon intake and absorption. Am J Clin Nutr. 2002 May ; 75(5):887-93.

Juhel C., et al. Green tea extract (AR25) inhibits lipolysis of triglycerides in gastric and duodenal medium in vitro. J Nutr Biochem. 2000 Jan ;11(1):45-51.

Juneja L.R., et al. L-theanine : a unique amino acid of green tea and its relaxation effect in humans. Trends Food Sci Tech. 1999 ; 10:199-204.

Jung A.P., et al. Influence of hydration and electrolyte supplementation on incidence and time to onset of exercise-associated muscle cramps. J Athl Train. 2005 Jun ; 40(2):71-75.

Jung U.J., et al. Naringin supplementation lowers plasma lipids and enhances erythrocyte antioxidant enzyme activities in hypercholesterolemic subjects. Clin Nutr. 2003 Dec ; 22(6):561-8.

Kalmar J.M., et al. Effects of caffeine on neuromuscular function. J Appl Physiol. 1999 Aug ; 87(2):801-8.

Karlsson H.K.R., et al. Branched-Chain Amino Acids increase p70s6k phosphorylation in human skeletal muscle after resistance training. J Appl Physiol. 2004 ; 287:E1-E7.

Keane K.M., et al. Effects of montmorency tart cherry (prunus cerasus) consumption on nitric oxide biomarkers and exercise performance. Scand J Med Sci Sports. 2018 ; 28:1746.

Keast D., et al. Depression of plasma glutamine concentration after exercise stress and its possible influence on the immune system. Med J Aust. 1995 Jan 2 ; 162(1):15-8.

Keithley J., et al. Glucomannan and obesity : a critical review. Altern Ther Health Med. 2005 Nov-Dec ; 11(6):30-4.

Kelley D.S., et al. A review of the health benefits of cherries. Nutrients. 2018 Mar 17 ; 10(3). pii:E368.

Kelsey B.K., et al. Adiposity alters muscle strength and size responses to resistance training in healthy men and women. Med Sci Sports Exerc. 2004 May ; 36(5 Suppl):S352.

Kerksick C.M., et al. The effects of protein and amino acid supplementation on performance and training adaptations during ten weeks of resistance training. J Strength Cond Res.

2006 ; 20(3):643–653.

Kerstetter J.E., et al. Dietary protein, calcium metabolism, and skeletal homeostasis revisited. Am J Clin Nutr. 2003 Sep ; 78(3 Suppl):584S-592S.

Kessler M.A., et al. Volume changes in the menisci and articular cartilage of runners : an in vivo investigation based on 3-D magnetic resonance imaging. Am J Sports Med. 2006 May ; 34(5):832-6.

Kharitonov S.A., et al. L-arginine increases exhaled nitric oxide in normal human subjects. Clin Sci (Lond). 1995 Feb ; 88(2):135-9.

Kim L.S., et al. Efficacy of methylsulfonylmethane (MSM) in osteoarthritis pain of the knee : a pilot clinical trial. Osteoarthritis Cartilage. 2006.

Kim S.H., et al. Effects of Panax ginseng extract on exercise-induced oxidative stress. J Sports Med Phys Fitness. 2005 Jun ; 45(2):178-82.

Kingsbury K.J., et al. Contrasting plasma free amino acid patterns in elite athletes : association with fatigue and infection. Br J Sports Med. 1998 Mar ; 32(1):25-32.

Kingsley M.I., et al. Effects of phosphatidylserine on oxidative stress following intermittent running. Med Sci Sports Exerc. 2005 Aug ; 37(8):1300-6.

Kinscherf R., et al. Low plasma glutamine in combination with high glutamate levels indicate risk for loss of body cell mass in healthy individuals : the effect of N-acetyl-cysteine. J Mol Med. 1996 Jul ; 74(7):393-400.

Kirwan J.P., et al. A moderate glycemic meal before endurance exercise can enhance performance. J Appl Physiol. 1998 Jan ; 84(1):53-9.

Klesges R.C., et al. Changes in bone mineral content in male athletes : mechanisms of action and intervention effects. JAMA. 1996 Jul 17 ; 276(3):226-30.

Kobayashi H., et al. Reduced amino acid availability inhibits muscle protein synthesis and decreases activity of initiation factor eIF2B. Am J Physiol Endocrinol Metab. 2003 Mar ; 284(3):E488-98.

Köhnke R., et al. Resistance exercise and protein intake down regulate myostatin mRNA in human skeletal muscle. Faseb J. 2006 ; 20(4):A390.

König D., et al. Essential fatty acids, immunefunction, and exercise. Exerc Immunol Rev. 1997 ; 3:1-31.

Koopman R., et al. Combined ingestion of protein and free leucine with carbohydrate increases postexercise muscle protein synthesis in vivo in male subjects. Am J Physiol Endocrinol Metab. 2005 Apr ; 288(4):E645-53.

Kovacs E.M., et al. Effect of caffeinated drinks on substrate metabolism, caffeine excretion, and performance. J Appl Physiol. 1998 Aug ; 85(2):709-15.

Kovacs E.M., et al. Urine color, osmolality and specific electrical conductance are not accurate measures of hydration status during postexercise rehydration. J Sports Med Phys Fitness. 1999 Mar ; 39(1):47-53.

Kovacs E.M., et al. The effect of addition of modified guar gum to a low-energy semisolid meal on appetite and body weight loss. Int J Obes Relat Metab Disord. 2001 Mar ; 25(3):307-15.

Kraemer W.J., et al. Hormonal responses to consecutive days of heavy-resistance exercise with or without nutritional supplementation. J Appl Physiol. 1998 Oct ; 85(4):1544-55.

Kraemer W.J., et al. Effect of a cetylated fatty acids topical cream on functional mobility and quality of life of patients with osteoarthritis. J Rheumatol. 2004 ; 31:767-74.

Kraemer W.J., et al. The effects of amino acid supplementation on hormonal responses to resistance training overreaching. Metabolism. 2006 a March ; 55(3):282-291.

Kraemer W.J., et al. Androgenic responses to resistance exercise : effects of feeding and L-carnitine. Med Sci Sports Exerc. 2006 b Jul ; 38(7):1288-96.

Kreider R.B., et al. Effects of ingesting supplements designed to promote lean tissue accretion on body composition during resistance training. Int J Sport Nutr. 1996 Sep ; 6(3):234-46.

Kriketos A.D., et al. (-)-Hydroxycitric acid does not affect energy expenditure and substrate oxidation in adult males in a post-absorptive state. Int J Obes Relat Metab Disord. 1999 Aug ; 23(8):867-73.

Kucio C., et al. Does yohimbine act as a slimming drug? Isr J Med Sci. 1991 Oct ; 27(10):550-6.

Kuehl K.S., et al. Efficacy of tart cherry juice in reducing muscle pain during running: a randomized controlled trial. J Int Soc Sports Nutr. 2010 ; 7:17.

Kuhn K.S., et al. Determination of glutamine in muscle protein facilitates accurate assessment of proteolysis and de novo synthesis-derived endogenous glutamine production. Am J Clin Nutr. 1999 Oct ; 70(4):484-9.

Kuipers H., et al. Effects of oral bovine colostrum supplementation on serum insulin-like growth factor-I levels. Nutrition. 2002 Jul-Aug ; 18(7-8):566-7.

Lacroix J. Utilisation du chlorydrate d'arginine sur un groupe de vingt sportifs. Revue de Médecine. 1981 Juin ; 24:1481.

Laddu D.R., et al. 25-year physical activity trajectories and development of subclinical coronary artery disease as measured by coronary artery calcium: the coronary artery risk development in young adults (CARDIA) study. Mayo Clin Proc. 2017 Nov ; 92(11):1660-1670.

Lairon D., et al. Dietary fibre intake and clinical indices in the French Supplementation en Vitamines et Mineraux Anti-oXydants (SU.VI.MAX) adult cohort. Proc Nutr Soc. 2003 Feb ; 62(1):11-5.

Lands L.C., et al. Effect of supplementation with a cysteine donor on muscular performance. J Appl Physiol. 1999 Oct ; 87(4):1381-5.

Lanou A.J. Data do not support recommending dairy products for weight loss. Obes Res. 2005 Jan ; 13(1):191.

Lansley K.E., et al. Acute dietary nitrate supplementation improves cycling time trial performance. Med Sci Sports Exerc. 2011 Jun ; 43(6):1125-31.

Larry A., et al. Caffeine consumption and telomere length in men and women of the national health and nutrition examination survey (NHANES). Nutr Metab (Lond). 2017 ; 14:10.

Larsen T.M., et al. Conjugated linoleic acid supplementation for 1 y does not prevent weight or body fat regain. Am J Clin Nutr. 2006 Mar ; 83(3):606-12.

Larson-Meyer D.E. Vitamin D and athletes. Curr Sports Med Rep. 2010 Jul-Aug; 9(4):220-6.

Laursen P.B., et al. Core temperature and hydration status during an Ironman triathlon. British Journal of Sports Medicine 2006 ; 40:320-325.

Layer P., et al. Effect of a purified amylase inhibitor on carbohydrate tolerance in normal subjects and patients with diabetes mellitus. Mayo Clin Proc. 1986 Jun ; 61(6):442-7.

Leffler C.T., et al. Glucosamine, chondroitin, and manganese ascorbate for degenerative joint disease of the knee or low back : a randomized, double-blind, placebo-controlled pilot study. Mil Med. 1999 Feb ; 164(2):85-91.

Léglise M. Utilisation de l'aspartate d' arginine chez 50 sportifs (espoirs nationaux). Cinésiologie. 1970 ; 38:337.

Leibetseder V., et al. Does oxygenated water support aerobic performance and lactate kinetics? Int J Sports Med. 2006 Mar ; 27(3):232-5.

Lelovics Z. Relation between calcium and magnesium intake and obesity. Asia Pac J Clin Nutr. 2004 ; 13(Suppl):S144.

Lemon P.W., et al. Moderate physical activity can increase dietary protein needs. Can J Appl Physiol. 1997 Oct ; 22(5):494-503.

Lemon P.W. Effects of exercise on dietary protein requirements. Int J Sport Nutr. 1998 Dec ; 8(4):426-47.

Leonardo-Mendonça R.C., et al. The benefit of a supplement with the antioxidant melatonin on redox status and muscle damage in resistance-trained athletes. Appl Physiol Nutr Metab. 2017 ; 42:700.

Levenhagen D.K., et al. Postexercise nutrient intake timing in humans is critical to recovery of leg glucose and protein homeostasis. Am J Physiol Endocrinol Metab. 2001 Jun ; 280(6) : E982-93.

Levenhagen D.K., et al. Postexercise protein intake enhances whole-body and leg protein accretion in humans. Med Sci Sports Exerc. 2002 May ; 34(5):828-37.

Liang M.T., et al. Panax notoginseng supplementation enhances physical performance during endurance exercise. J Strength Cond Res. 2005 Feb ;19(1): 108-14.

Liappis N., et al. Quantitative study of free amino acids in human eccrine sweat excreted from the forearms of healthy trained and untrained men during exercise. Eur J Appl Physiol Occup Physiol. 1979 ; 42(4):227-34.

Lim K., et al. (-)-Hydroxycitrate ingestion increases fat oxidation during moderate intensity exercise in untrained men. Biosci Biotechnol Biochem. 2003a Sep ; 67(9):1999-2001.

Lim K., et al. (-)-Hydroxycitric acid ingestion increases fat utilization during exercise in untrained women. J Nutr Sci Vitaminol (Tokyo). 2003b Jun ; 49(3):163-7.

Lim K., et al. Short-term (-)-hydroxycitrate ingestion increases fat oxidation during exercise in athletes. J Nutr Sci Vitaminol (Tokyo). 2002 Apr ; 48(2):128-33.

Liu Z., et al. Role of food derived opioid peptides in the central nervous and gastrointestinal systems. J Food Biochem. 2018.

Lombardi G., et al. Reciprocal regulation of calcium/ phosphateregulating hormones in cyclists during the Giro d'Italia 3-week stage race. Scand J Med Sci Sports. 2014 ; 24(5):779-87.

Lopez-Garcia E., et al. Changes in caffeine intake and long-term weight change in men and women. Am J Clin Nutr. 2006 Mar ; 83(3):674-80.

Losso J.N., et al. Pilot study of the tart cherry juice for the treatment of insomnia and investigation of mechanisms. Am J Ther. 2018 ; 25:e194.

Maarman G.J., et al. Melatonin therapy for blunt trauma and strenuous exercise: a mechanism involving cytokines, NFκB, Akt, MAFBX and MURF-1. J Sports Sci. 2018 ; 36.

Machefer G., et al. Apports et statut en vitamines antioxy-dantesm chez des athlètes d'endurance. Science & Sports. 2006.

MacLean D.B., et al. Increased ATP content/production in the hypothalamus may be a signal for energy-sensing of satiety : studies of the anorectic mechanism of a plant steroidal glycoside. Brain Res. 2004 Sep 10 ; 1020(1-2):1-11.

Maggini S., et al. L-carnitine supplementation results in improved recovery after strenuous exercise. Ann Nutr Metab. 2000 ; 44:86-88.

Malm C. Susceptibility to infections in elite athletes : the S-curve. Scand J Med Sci Sports. 2006 Feb ; 16(1):4-6.

Manetta J., et al. Carbohydrate dependence during hardintensity exercise in trained cyclists in the competitive season : importance of training status. Int J Sports Med. 2002 Oct ; 23(7):516-23.

Mannion A.F., et al. Carnosine and anserine concentrations in the quadriceps femoris muscle of healthy humans. Eur J Appl Physiol Occup Physiol. 1992 ; 64(1):47-50.

Marks L.S., et al. Tissue effects of saw palmetto and finasteride : use of biopsy cores for in situ quantification of prostatic androgens. Urology. 2001 May ; 57(5):999-1005.

Martinet A., et al. Thermogenic effects of commercially available plant preparations aimed at treating human obesity. Phytomedicine. 1999 Oct ; 6(4):231-8.

Mathieu P. Radiological progression of internal femoro-tibial osteoarthritis in gonarthrosis : chondro-protective effect of chondroitin sulfates ACS4-ACS6. Presse Med. 2002 Sep 14 ; 31(29):1386-90.

Matsubara F. Implication of the amino acid metabolism regarding changes in the mood profile following ultra-endurance exercise. Japanese Society of Physical Fitness and Sports Medicine. 1999 ; 48(1):201-211.

Maughan R.J., et al. Effects of pollen extract upon adolescent swimmers. Br J Sports Med. 1982 Sep ; 16(3):142-5.

Maughan R.J., et al. Fluid and electrolyte intake and loss in elite soccer players during training. Int J Sport Nutr Exerc Metab. 2004 Jun ; 14(3):333-46.

McCarty M.F. Pre-exercise administration of yohimbine may enhance the efficacy of exercise training as a fat loss strategy by boosting lipolysis. Med Hypotheses. 2002 Jun ; 58(6):491-5.

McConell G., et al. Effect of timing of carbohydrate ingestion on endurance exercise performance. Med Sci Sports Exerc. 1996 Oct ; 28(10):1300-4.

McConell G.K., et al. Influence of ingested fluid volume on physiological responses during prolonged exercise. Acta Physiol Scand. 1997 Jun ; 160(2):149-56.

McCormick R., et al. Effect of tart cherry juice on recovery and next day performance in well-trained water polo players. J Int Soc Sports Nutr. 2016 ; 14:41.

McNaughton L., et al. Sodium citrate ingestion and its effects on maximal anaerobic exercise of different durations. Eur J Appl Physiol Occup Physiol. 1992 ; 64(1):36-41.

Medelli J., et al. Variation in plasma amino acid concentrations during a cycling competition. J Sports Med Phys Fitness. 2003 Jun ; 43(2):236-42.

Mehlsen J., et al. Effects of a Ginkgo biloba extract on forearm haemodynamics in healthy volunteers. Clin Physiol Funct Imaging. 2002 Nov ; 22(6):375-8.

Melanson E.L., et al. Effect of low- and high-calcium dairy-based diets on macronutrient oxidation in humans. Obes Res. 2005 Dec ; 13(12):2102-12.

Mercke Odeberg J., et al. Oral bioavailability of the antioxidant astaxanthin in humans is enhanced by incorporation of lipid based formulations. Eur J Pharm Sci. 2003 Jul ; 19(4):299-304.

Mero A., et al. Effects of bovine colostrum on serum IGF-I, IgG, hormone, and saliva IgA during training. J Appl Physiol. 1997 ; 83:1144-1151.

Mero A., et al. Leucine supplementation and serum amino acids, testosterone, cortisol and growth hormone in male power athletes during training. J Sports Med Phys Fitness. 1997 b Jun ; 37(2):137-45.

Mero A., et al. IGF-I, IgA, and IgG responses to bovine colostrum supplementation during training. J Appl Physiol. 2002 Aug ; 93(2):732-9.

Metin G., et al. Effect of regular training on plasma thiols, malondialdehyde and carnitine concentrations in young soccer players. Chin J Physiol. 2003 Mar 31 ; 46(1):35-9.

Mhurchu C.N., et al. Effect of chitosan on weight loss in overweight and obese individuals : a systematic review of randomized controlled trials. Obes Rev. 2005 Feb ; 6(1):35-42.

Mickleborough T.D., et al. Protective effect of fish oil supplementation on exercise-induced bronchoconstriction in asthma. Chest. 2006 Jan ; 129(1):39-49.

Millard-Stafford M., et al. Water versus carbohydrate-electrolyte ingestion before and during a 15-km run in the heat. Int J Sport Nutr. 1997 Mar ; 7(1):26-38.

Millard-Stafford M., et al. Recovery from run training : efficacy of a carbohydrate-protein beverage? Int J Sport Nutr Exerc Metab. 2005 Dec ; 15(6):610-24.

Miller P.C., et al. The effects of protease supplementation on skeletal muscle function and DOMS following downhill running. J Sports Sci. 2004 Apr ; 22(4):365-72.

Miller S.L., et al. Independent and combined effects of amino acids and glucose after resistance exercise. Med Sci Sports Exerc. 2003 Mar ; 35(3):449-55.

Mittendorfer B., et al. Whole body and skeletal muscle glutamine metabolism in healthy subjects. Am J Physiol Endocrinol Metab. 2001 Feb ; 280(2):E323-33.

Moore T.A., et al. Growth hormone response to oral arginine supplementation. Faseb J. 1998. 12 ; (4 part 1):A541.

Morens C., et al. Increasing habitual protein intake accentuates differences in postprandial dietary nitrogen utilization between protein sources in humans. J Nutr. 2003 Sep ; 133(9):2733-40.

Morton D.P., et al. Factors influencing exercise-related transient abdominal pain. Med Sci Sports Exerc. 2002 May ; 34(5):745-9.

Morton D.P. Exercise-related transient abdominal pain. Br J Sports Med. 2003 Aug ; 37(4):287-8.

Morton D.P., et al. Effect of ingested fluid composition on exercise-related transient abdominal pain. Int J Sport Nutr Exerc Metab. 2004 Apr ; 14(2):197-208.

Moskowitz R.W. Role of collagen hydrolysate in bone and joint disease. Semin Arthritis Rheum. 2000 Oct ; 30(2):87-99.

Mullins N.M., et al. Effects of resistance training and protein supplementation on bone turnover in young adult women. Nutr Metab (Lond). 2005 Aug 17 ; 2:19.

Mundel T., et al. Effect of transdermal nicotine administration on exercise endurance in men. Exp Physiol. 2006 a Jul ; 91(4):705-13.

Mundel T., et al. Drink temperature influences fluid intake and endurance capacity during exercise in a hot, dry environment. Exp Physiol. 2006 b ; 91(5):925-933.

Nadelson C. Sport and exercise-induced migraines. Current Sports Medicine Reports. 2006 ; 5:29-33.

Nagasawa T., et al. Effects of creatine loading on rowing performance in male competitive rowers. Jpn J Phys Fit Sport Med. 2001 ; 50(1):89-96.

Nakao C., et al. Effect of acetate on glycogen replenishment in liver and skeletal muscles after exhaustive swimming in rats. Scand J Med Sci Sports. 2001 Feb ; 11(1):33-7.

Nakhostin-Roohi B. Effect of chronic supplementation with methylsulfonylmethane on oxidative stress following acute exercise in untrained healthy men. J Pharm Pharmacol. 2011 Oct ; 63(10):1290-4.

Narin S.O., et al. The effects of exercise and exercise-related changes in blood nitric oxide level on migraine headache. Clin Rehabil. 2003 Sep ; 17(6):624-30.

Näsman A. Asthma and asthma medication are common among recreational athletes participating in endurance sport competitions. Can Respir J. 2018.

Nasolodin V.V., et al. Zinc and silicon metabolism in highly trained athletes during heavy exercise. Vopr Pitan. 1987 Jul-Aug ; (4):37-9.

Naylor G.J., et al. A double blind placebo controlled trial of ascorbic acid in obesity. Nutr Health. 1985 ; 4(1):25-8.

Nazar K., et al. Phosphate supplementation prevents a decrease of triiodothyronine and increases resting metabolic rate during low energy diet. J Physiol Pharmacol. 1996 Jun ; 47(2):373-83.

Negaresh R. Effects of different dosages of caffeine administration on wrestling performance during a simulated tournament. Eur J Sport Sci. 2019.

Nelson A.G., et al. Creatine supplementation alters the response to a graded cycle ergometer test. Eur J Appl Physiol 2000 Sep ; 83(1):89-94.

Neuman I., et al. Reduction of exercise-induced asthma oxidative stress by lycopene, a natural antioxidant. Allergy. 2000 Dec ; 55(12):1184-9.

Neychev V.K., et al. The aphrodisiac herb Tribulus terrestris does not influence the androgen production in young men. J Ethnopharmacol. 2005 Oct 3 ; 101(1-3):319-23.

Nieman D.C. Bananas as an energy source during exercise: a metabolomics approach. PLoS ONE. 2012 ; 7(5):e37479.

Nissen S., et al. Effect of leucine metabolite beta-hydroxybetamethylbutyrate on muscle metabolism during resistance-exercise training. J Appl Physiol. 1996 Nov ; 81(5):2095-104.

Noreen E.E. Effects of supplemental fish oil on resting metabolic rate, body composition, and salivary cortisol in healthy adults. Journal of the International Society of Sports Nutrition. 2010 ; 7:31.

Ochoa-de la Paz L.D., et al. Differential modulation of human GABAC-ρ1 receptor by sulfur-containing compounds structurally related to taurine. BMC Neurosci. 2018 ; 19(1):47.

Ohtani M., et al. Changes in hematological parameters of athletes after receiving daily dose of a mixture of 12 amino acids for one month during the middle- and long-distance running training. Biosci Biotechnol Biochem. 2001 Feb ; 65(2):348-55.

Ohtani M., et al. Amino acid supplementation affects hematological and biochemical parameters in elite rugby players. Biosci Biotechnol Biochem. 2001 Sep ; 65(9):1970-6.

Oktedalen O., et al. Changes in the gastrointestinal mucosa after long-distance running. Scand J Gastroenterol. 1992 Apr ; 27(4):270-4.

Oliveira P.V., et al. Correlation among muscle mass, strength and cross sectional muscle area according to carbohydrate and protein supplementation. Med Sci Sports Exerc. 2005 May ; 37(5 Supplement) :p S38.

Ollier F., et al. Apports alimentaires et dépenses énergétiques d'adolescents footballeurs de haut niveau : comparaison de deux méthodes d'évaluation des apports. Cahiers de Nutrition et de Diététique. 2006 Fév ; 41(1):23-31.

Olsen S., et al. Creatine supplementation augments the increase in satellite cell and myonuclei number in human skeletal muscle induced by strength training. J Physiol. 2006 Jun 1 ; 573(Pt 2):525-534.

Ostman E., et al. Vinegar supplementation lowers glucose and insulin responses and increases satiety after a bread meal in healthy subjects. Eur J Clin Nutr. 2005 Sep ; 59(9):983-8.

Ostojic S.M. Glucosamine administration in athletes: effects on recovery of acute knee injury. Res Sports Med. 2007 Apr-Jun; 15(2):113-24.

Paddon-Jones D., et al. Short-term beta-hydroxy-beta-methylbutyrate supplementation does not reduce symptoms of eccentric muscle damage. Int J Sport Nutr Exerc Metab. 2001 Dec ; 11(4):442-50.

Paddon-Jones D., et al. Amino acid ingestion improves muscle protein synthesis in the young and elderly. Am J Physiol Endocrinol Metab. 2004 Mar ; 286(3):E321-8.

Paddon-Jones D., et al. Exogenous amino acids stimulate human muscle anabolism without interfering with the response to mixed meal ingestion. Am J Physiol Endocrinol Metab. 2005 Apr ; 288(4):E761-7.

Parcell A.C., et al. Cordyceps Sinensis (CordyMax Cs-4) supplementation does not improve endurance exercise performance. Int J Sport Nutr Exerc Metab. 2004 Apr ; 14(2):236-42.

Parnell H., et al. Combined effects of L-theanine and caffeine on cognition and mood. Appetite. 2006 Sept ; 47(2):273.

Paton C.D. Caffeinated chewing gum increases repeated sprint performance and augments increases in testosterone in competitive cyclists. Eur J Appl Physiol. 2010 Dec; 110(6):1243-50.

Pavelka K. Glucosamine sulfate use and delay of progression of knee-osteoarthritis. Arch Intern Med. 2002 ; 162:2113-2123.

Peacock O.J. Voluntary drinking behaviour, fluid balance and psychological affect when ingesting water or a carbohydrateelectrolyte solution during exercise. Appetite. 2012 Feb; 58(1):56-63.

Pearson D. The effects of gelatin supplementation on anterior knee pain in collegiate-level athletes. J Strength Cond res. 2000 ; 14(3):368.

Pennings B. Amino acid absorption and subsequent muscle protein accretion following graded intakes of whey protein in elderly men. Am J Physiol Endocrinol Metab. 2012 Apr; 302(8):E992-9.

Phillips S.M., et al. Dietary protein to support anabolism with resistance exercise in young men. J Am Coll Nutr. 2005 Apr ; 24(2):134S-139S.

Phinney S.D., et al. Reduced adipose 18:3 omega 3 with weight loss by very low calorie dieting. Lipids. 1990 Dec ; 25(12):798-806.

Piattoly T., et al. L-glutamine supplementation : effects on recovery from exercise. Medicine & Science in Sports & Exercise. 2004 May Supplement ; 36(5):127.

Piehl Aulin K., et al. Muscle glycogen resynthesis rate in humans after supplementation of drinks containing carbohydrates with low and high molecular masses. Eur J Appl Physiol. 2000 Mar ; 81(4):346-51.

Pinkoski C., et al. The effects of conjugated linoleic acid supplementation during resistance training. Medicine & Science in Sports & Exercise. 2006 Feb ; 38(2):339-348.

Pitkanen H., et al. Serum amino acid responses to three different exercise sessions in male power athletes. J Sports Med Phys Fitness. 2002 a Dec ; 42(4):472-80.

Pitkanen H., et al. Effects of training on the exercise-induced changes in serum amino acids and hormones. J Strength Cond Res. 2002 b Aug ; 16(3):390-8.

Pittler M.H., et al. Guar gum for body weight reduction : meta-analysis of randomized trials. Am J Med. 2001 Jun 15 ; 110(9):724-30.

Plunkett B.T., et al. Investigation of the side pain «stitch» induced by running after fluid ingestion. Med Sci Sports Exerc. 1999 Aug ; 31(8):1169-75.

Poole C. The effects of a commercially available botanical supplement on strength, body composition, power output, and hormonal profiles in resistance-trained males. Journal of the International Society of Sports Nutrition. 2010 ; 7:34.

Poolsup N., et al. Glucosamine long-term treatment and the progression of knee osteoarthritis : systematic review of randomized controlled trials. Ann Pharmacother. 2005 Jun ; 39(6):1080-7.

Qian Y., et al. 3D melatonin nerve scaffold reduces oxidative stress and inflammation and increases autophagy in peripheral nerve regeneration. Journal of Pineal Research. 2018.

Quintana R., et al. The effects of Gingko biloba on acute mountain sickness and exercise performance with moderate hypoxia. Med Sci Sports Exerc. 2005 May (suppl) ; 37(5):S297.

Quintanilla A., et al. Role of pH and emulsification agents in the solubility and sensory properties of branched chain amino acids. FASEB J. 2014 ; Abst:813.3

Rajpathak S.N., et al. Calcium and dairy intakes in relation to long-term weight gain in US men. Am J Clin Nutr. 2006 Mar ; 83(3):559-66.

Rakes M., et al. Effects of 28 days of beta-alanine and creatine monohydrate supplementation on oxygen uptake, ventilatory and lactate thresholds, and time to exhaustion. Journal of the International Society of Sports Nutrition. 2005 ; 2(1):7.

Ramazanov Z., et al. Sulfated polysaccharides of brown seaweed Cystoseira canariensis bind to serum myostatin protein. Acta Physiol Pharmacol Bulg. 2003 ; 27(2-3):101-6.

Ransone J., et al. The effect of beta-hydroxy beta-methyl-butyrate on muscular strength and body composition in collegiate football players. J Strength Cond Res. 2003 Feb ; 17(1):34-9.

Rawson E.S., et al. Differential response of muscle phosphocreatine to creatine supplementation in young and old subjects. Acta Physiol Scand. 2002 Jan ; 174(1):57-65.

Reay J.L., et al. Single doses of Panax ginseng (G115) reduce blood glucose levels and improve cognitive performance during sustained mental activity. J Psychopharmacol. 2005 Jul ; 19(4):357-65.

Reginster J.Y., et al. Long-term effects of glucosamine sulphate on osteoarthritis progression : a randomised, placebo-controlled clinical trial. Lancet. 2001 Jan 27 ; 357:251-56.

Rehrer N.J. Fluid and electrolyte balance in ultra-endurance sport. Sports Med. 2001 ; 31(10):701-15.

Res P.T. Protein ingestion before sleep improves postexercise overnight recovery. Med Sci Sports Exerc. 2012 Aug; 44(8):1560-9.

Riphagen I.J., et al. Prevalence and effects of functional vitamin K insufficiency: The prevend study. Nutrients. 2017 ; 9(12). pii:E1334.

Roberts W.O., et al. Fifty men, 3510 mrathons, cardiac risk factors, and coronary artery calcium scores. Med Sci Sports Exerc. 2017 Déc ; 49(12):2369.

Robin J.M. Acides gras polyinsaturés (AGPI), activité physique et lipidémie. Méd Sport. 2002 ; 38(Mars-Avril):24-28.

Robinson Y., et al. Intravascular hemolysis and mean red blood cell age in athletes. Med Sci Sports Exerc. 2006 Mar ; 38(3):480-3.

Robson P.J., et al. Antioxidant supplementation enhances neutrophi oxidative burst in trained runners following prolonged exercise. Int J Sport Nutr Exerc Metab. 2003 Sep ; 13(3):369-81.

Rodriguez-Stanley S., et al. Effect of esophageal acid and prophylactic rabeprazole on performance in runners. Med Sci Sports Exerc. 2006 Sep ; 38(9):1659-65.

Rogers P.J., et al. Further analysis of the short-term inhibition of food intake in humans by the dipeptide L-aspartyl-L-phenylalanine methyl ester (aspartame). Physiol Behav. 1991 Apr ; 49(4):739-43.

Rohde T., et al. Competitive sustained exercise in humans, lymphokine activated killer cell activity, and glutamine: an intervention study. Eur J Appl Physiol Occup Physiol. 1998 Oct ; 78(5):448-53.

Rolls B.J. Effects of intense sweeteners on hunger, food intake, and body weight : a review. Am J Clin Nutr. 1991 Apr ; 53(4):872-8.

Rossi A.L., et al. Soy beverage consumption by young men : increased plasma total antioxidant status and decreased acute, exercise-induced muscle damage. J Nutraceuticals Funct Med Foods. 2000 ; 3:33-44.

Roti M.W., et al. Thermoregulatory responses to exercise in the heat : chronic caffeine intake has no effect. Aviat Space Environ Med. 2006 Feb ; 77(2):124-9.

Rozenek R., et al. Effects of high-calorie supplements on body composition and muscular strength following resistance training. J Sports Med Phys Fitness. 2002 Sep ; 42(3):340-7.

Ruby B.C., et al. The addition of fenugreek extract (Trigonella foenum-graecum) to glucose feeding increases muscle glycogen resynthesis after exercise. Amino Acids. 2005 Feb ; 28(1):71-6.

Rudzki S.J., et al. Gastrointestinal blood loss in triathletes : it's etiology and relationship to sports anaemia. Aust J Sci Med Sport. 1995 Mar ; 27(1):3-8.

Saitta G., et al. L'uridin-trifosfato (UTP) in associazione vitaminica nella prevenzione della fatica. Med Sport. 1965 ; 5:480.

Sallinen J., et al. Relationship between diet and serum anabolic hormone responses to heavy-resistance exercise in men. Int J Sports Med. 2004 Nov ; 25(8):627-33.

Sato A., et al. Use of supplements by Japanese elite athletes for the 2012 olympic games in London. Clin J Sport Med. 2015 ; 25:260.

Saunders M.J., et al. Effects of a carbohydrate-protein beverage on cycling endurance and muscle damage. Med Sci Sports Exerc. 2004 Jul ; 36(7):1233-8.

Schabort E.J., et al. The effect of a preexercise meal on time to fatigue during prolonged cycling exercise. Med Sci Sports Exerc. 1999 Mar ; 31(3):464-71.

Schaefer A., et al. L-arginine reduces exercise-induced increase in plasma lactate and ammonia. Int J Sports Med. 2002 Aug ; 23(6):403-7.

Schaffhauser A.O., et al. L-carnitine supplementation - a natural approach for weight management. Ann Nutr Metab. 2000 ; 44:94.

Scharhag J., et al. Effects of graded carbohydrate supplementation on the immune response in cycling. Med Sci Sports Exerc. 2006 Feb ; 38(2):286-292.

Schena F., et al. Branched-chain amino acid supplementation during trekking at high altitude : the effects on loss of body mass, body composition, and muscle power. Eur J Appl Physiol Occup Physiol. 1992 ; 65(5):394-8.

Schneiker K.T., et al. Effects of caffeine on prolonged intermittent-sprint ability in team-sport athletes. Med Sci Sports Exerc. 2006 Mar ; 38(3):578-85.

Schoenberg M.H., et al. The generation of oxygen radicals after drinking of oxygenated water. Eur J Med Res. 2002 Mar 28 ; 7(3):109-16.

Seifert J.G., et al. Muscle damage, fluid ingestion, and energy supplementation during recreational alpine skiing. Int J Sport Nutr Exerc Metab. 2005 Oct ; 15(5):528-36.

Sekikawa A., et al. Association of blood levels of marine omega-3 fatty acids with coronary calcification and calcium density in Japanese men. Eur J Clin Nutr. 2018.

Senturk U.K., et al. Effect of antioxidant vitamin treatment on the time course of hematological and hemorheological alterations after an exhausting exercise episode in human subjects. J Appl Physiol. 2005 Apr ; 98(4):1272-9.

Shafat A., et al. Effects of dietary supplementation with vitamins C and E on muscle function during and after eccentric contractions in humans. Eur J Appl Physiol. 2004 Oct ; 93(1-2):196-202.

Shapses S.A., et al. Bone, body weight, and weight reduction : what are the concerns? J. Nutr. 2006 Jun ; 136:1453-1456.

Sharan D. The effect of cetylated fatty esters and physical therapy on myofascial pain syndrome of the neck. J Bodyw Mov Ther. 2011 Jul ; 15(3):363-74.

Sharp R.L. Role of sodium in fluid homeostasis with exercise. J Am Coll Nutr. 2006 June ; 25(suppl 3) : 231S-239S.

Shave R., et al. The effects of sodium citrate ingestion on 3,000-meter time-trial performance. J Strength Cond Res. 2001 May ; 15(2):230-4.

Shimomura Y., et al. Nutraceutical effects of branched-chain amino acids on skeletal muscle. J Nutr. 2006 Feb ; 136(2):529S-532S.

Shirreffs S.M., et al. Volume repletion after exercise-induced volume depletion in humans : replacement of water and sodium losses. Am J Physiol. 1998 May ; 274(5 Pt 2) : F868-75.

Siegler J.C. Sodium bicarbonate ingestion and boxing performance. J Strength Cond Res. 2010 Jan; 24(1):103-8.

Simonsen J.C., et al. Dietary carbohydrate, muscle glycogen, and power output during rowing training. J Appl Physiol. 1991 Apr ; 70(4):1500-5.

Sindayikengera S., et al. Nutritional evaluation of caseins and whey proteins and their hydrolysates from Protamex. J Zhejiang Univ Sci B. 2006 Feb ; 7(2):90-8.

Singh A., et al. Chronic multivitamin-mineral supplementation does not enhance physical performance. Med Sci Sports Exerc. 1992 Jun ; 24(6):726-32.

Siu P.M., et al. Use of the glycemic index : effects on feeding patterns and exercise performance. J Physiol Anthropol Appl

Human Sci. 2004 Jan ; 23(1):1-6.

Slater G., et al. Beta-hydroxy-beta-methylbutyrate (HMB) supplementation does not affect changes in strength or body composition during resistance training in trained men. Int J Sport Nutr Exerc Metab. 2001 Sep ; 11(3):384-96.

Smith D.J., et al. Changes in glutamine and glutamate concentrations for tracking training tolerance. Med Sci Sports Exerc. 2000 Mar ; 32(3):684-9.

Smith G.J., et al. The effect of pre-exercise glucose ingestion on performance during prolonged swimming. Int J Sport Nutr Exerc Metab. 2002 Jun ; 12(2):136-44.

Smith H.J., et al. Mechanism of the attenuation of proteolysis-inducing factor stimulated protein degradation in muscle by beta-hydroxy-beta-methylbutyrate. Cancer Res. 2004 Dec 1 ; 64(23):8731-5.

Snow R.J., et al. Effect of carbohydrate ingestion on ammonia metabolism during exercise in humans. J Appl Physiol. 2000 May ; 88(5):1576-80.

Solheim S.A., et al. Use of nutritional supplements by danish elite athletes and fitness customers. Scand J Med Sci Sports. 2017 ; 27:801.

Soligard T. Sports injuries and illnesses in the Sochi 2014 Olympic Winter Games. Br J Sports Med. 2015 ; 49:441.

Soop M. Coingestion of whey protein and casein in a mixed meal: demonstration of a more sustained anabolic effect of casein. AJP – Endo. 2012 Jul 1 ; vol. 303, no. 1 E152-E162.

Sousa M. Carbohydrate supplementation increases intramyocellular lipid stores in elite runners. Metabolism. 2012 Aug; Volume 61, Issue 8, Pages 1189-1196.

Southward K., et al. The role of genetics in moderating the inter-individual differences in the ergogenicity of caffeine. Nutrients. 2018 ; 10:1352.

St-Onge M.P., et al. Effects of diet on sleep quality. Adv Nutr. 2016 ; 15:938.

Steben R.E., et al. The effects of pollen and protein extracts on selected blood factors and performance of athletes. J Sports Med Phys Fitness. 1978 Sep ; 18(3):221-6.

Stein T.P., et al. Attenuation of the protein wasting associated with bed rest by branched-chain amino acids. Nutrition. 1999 Sept ; 15(9):656-60

Stofan J.R., et al. Sweat and sodium losses in NCAA football players : a precursor to heat cramps? Int J Sport Nutr Exerc Metab. 2005 Dec ; 15(6):641-52.

Stone M.B., et al. A single dose of Ginkgo biloba does not affect soleus motoneuron pool excitability. J Strength Cond Res. 2003 Aug ; 17(3):587-9.

Stout J.R., et al. Effects of 28 days of beta-alanine and creatine monohydrate supplementation on physical working capacity at neuromuscular fatigue threshold. Journal of the International Society of Sports Nutrition. 2005 ; 2(1):17.

Striegel H., et al. The use of nutritional supplements among master athletes. Int J Sports Med. 2006 ; 27:236-241.

Stroescu V., et al. Hormonal and metabolic response in elite female gymnasts undergoing strenuous training and supplementation with SUPRO Brand Isolated Soy Protein. J Sports Med Phys Fitness. 2001 Mar ; 41(1):89-94.

Sugita M., et al. Effect of a selected amino acid mixture on the recovery from muscle fatigue during and after eccentric contraction exercise training. Biosci Biotechnol Biochem. 2003 Feb ; 67(2):372-5.

Sullivan P.G., et al. Dietary supplement creatine protects against traumatic brain injury. Ann Neurol. 2000 Nov ; 48(5):723-9.

Suminski R.R., et al. Acute effect of amino acid ingestion and resistance exercise on plasma growth hormone concentration in young men. Int J Sport Nutr. 1997 Mar ; 7(1):48-60.

Sun Y., et al. Dietary potassium regulates vascular calcification and arterial stiffness. JCI Insight. 2017 ; 2:e94920.

Sutton E.E., et al. Ingestion of tyrosine : effects on endurance, muscle strength, and anaerobic performance. Int J Sport Nutr Exerc Metab. 2005 Apr ; 15(2):173-85.

Swart I., et al. The effect of L-carnitine supplementation on plasma carnitine levels and various performance parameters of male marathon athletes. Nutr Res. 1997 March ; 17(3):405-414.

Swinbourne R., et al. The effects of sleep extension on sleep, performance, immunity and physical stress in rugby players. Sports. 2018 ; 6(2), 42.

Syrotuik D.G., et al. Acute creatine monohydrate supplementation : a descriptive physiological profile of responders vs. nonresponders. J Strength Cond Res. 2004 Aug ; 18(3):610-7.

Tallon M.J., et al. The carnosine content of vastus lateralis is elevated in resistance-trained bodybuilders. J Strength Cond Res. 2005 Nov ; 19(4):725-9.

Tang J.E. Minimal whey protein with carbohydrate stimulates muscle protein synthesis following resistance exercise in trained young men. Appl Physiol Nutr Metab. 2007 Dec; 32(6):1132-8.

Tang J.E. Bolus arginine supplementation affects neither muscle blood flow nor muscle protein synthesis in young men at rest or after resistance exercise. J Nutr. 2011 Feb; 141(2):195-200.

Taniguchi Y., et al. Antinociceptive effects of counterirritants. Nippon Yakurigaku Zasshi. 1994 Dec ; 104(6):433-46.

Tant L., et al. Open-label, randomized, controlled pilot study of the effects of a glucosamine complex on low back pain. Current Therapeutic Research. 2005 Nov-Dec ; 66(6):511-521.

Tarnopolsky M.A. Gender differences in metabolism ; nutrition and supplements. J Sci Med Sport. 2000 Sep ; 3(3):287-98.

Tarnopolsky M.A, et al. Gender differences in carbohydrate loading are related to energy intake. J Appl Physiol. 2001 Jul ; 91(1):225-30.

Tarpenning K.M., et al. Influence of weight training exercise and modification of hormonal response on skeletal muscle growth. J Sci Med Sport. 2001 Dec ; 4(4):431-46.

Telford R.D., et al. The effect of 7 to 8 months of vitamin/mineral supplementation on the vitamin and mineral status of athletes. Int J Sport Nutr. 1992 Jun ; 2(2):123-34.

Ter Braake A.D., et al. Magnesium counteracts vascular calcification: passive interference or active modulation? ATVBAHA. 2017 ; 37:157.

Teste J.F. Psychopharmacological properties of three magnesium salts: pidolate, lactate and aspartate. Ann Pharm Fr. 1995 ; 53(4):176-83.

Thistlethwaite J.R. The effects of glutamine on muscle strength and body composition. Medicine & Science in Sports & Exercise. 2005 May ; 37(5 suppl):S45.

Tholon L., et al. An in vitro, ex vivo, and in vivo demonstration of the lipolytic effect of slimming liposomes : an unexpected alpha (2)-adrenergic antagonism. J Cosmet Sci. 2002 Jul-Aug ; 53(4):209-18.

Thompson D., et al. Prolonged vitamin C supplementation and recovery from demanding exercise. Int J Sport Nutr Exerc Metab. 2001 Dec ; 11(4):466-81.

Thompson W.G., et al. Effect of energy-reduced diets high in dairy products and fiber on weight loss in obese adults. Obes Res. 2005 Aug ; 13(8):1344-53.

Tidow-Kebritchi S., et al. Effects of diets containing fish oil and vitamin E on rheumatoid arthritis. Nutr Rev. 2001 Oct ; 59(10):335-8.

Tipton K.D., et al. Nonessential amino acids are not necessary to stimulate net muscle protein synthesis in healthy volunteers. J Nutr Biochem. 1999 Feb ; 10(2):89-95.

Tipton K.D., et al. Timing of amino acid-carbohydrate ingestion alters anabolic response of muscle to resistance exercise. Am J Physiol Endocrinol Metab. 2001 Aug ; 281(2):E197-206.

Tipton K.D., et al. Acute response of net muscle protein balance reflects 24-h balance after exercise and amino acid ingestion. Am J Physiol Endocrinol Metab. 2003 Jan ; 284(1):E76-89.

Tipton K.D., et al. Ingestion of casein and whey proteins result in muscle anabolism after resistance exercise. Medicine & Science in Sports & Exercise. 2004 Dec ; 36(12):2073-2081.

Tomten S.E., et al. Energy balance in weight stable athletes with and without menstrual disorders. Scandinavian Journal of Medicine & Science in Sports. 2006 Apr ; 16(2):127.

Tripathi Y.B., et al. Thyroid stimulatory action of (Z)-guggulsterone : mechanism of action. Planta Med. 1988 Aug ; 54(4):271-7.

Tsintzas O.K., et al. Carbohydrate ingestion and single muscle fiber glycogen metabolism during prolonged running in men. J Appl Physiol. 1996 Aug ; 81(2):801-9.

Tsuruta A., et al. Evaluation of the effect of the administration of a glucosamine containing supplement on biomarkers for cartilage metabolism in soccer players: a randomized double blind placebo controlled study. Mol Med Rep. 2018.

Tveiten D., et al. Effect of Arnica D30 in marathon runners : pooled results from two double-blind placebo controlled studies. Homeopathy. 2003 Oct ; 92(4):187-9.

Uchiyama S., et al. Relationship between oxidative stress in muscle tissue and weight-lifting-induced muscle damage. Pflügers Archiv European Journal of Physiology. 2006 April ; 452(1):109-116.

Udani J., et al. Blocking carbohydrate absorption and weight loss : a clinical trial using Phase 2 brand proprietary fractionated white bean extract. Altern Med Rev. 2004 Mar ; 9(1):63-9.

Usha P.R., et al. Randomised, double-blind, parallel, placebo-controlled study of oral glucosamine, methylsulfonylmethane and their combination in osteoarthritis. Clinical Drug Investigation. 2004 ; 24(6):353-363.

Van Ballegooijen A.J., et al. The role of vitamin K status in cardiovascular health: evidence from observational and clinical studies. Curr Nutr Rep. 2017 ; 6(3):197.

Van Hall G., et al. Mechanisms of activation of muscle branched-chain alpha-keto acid dehydrogenase during exercise in man. J Physiol. 1996 Aug 1 ; 494(Pt3): 899-905.

Van Hall G., et al. Effect of carbohydrate supplementation on plasma glutamine during prolonged exercise and recovery. Int J Sports Med. 1998 Feb ; 19(2):82-6.

Van Koevering M.T., et al. Effects of beta-hydroxy-beta-methylbutyrate on performance and carcass quality of feedlot steers. J Anim Sci. 1994 Aug ; 72(8):1927-35.

Van Schepdael P. Les effets du Ginseng G115 sur la capacité physique de sportifs d'endurance. Acta ther. 1993 ; 19(4):337-347.

Van Someren K.A., et al. Supplementation with betahydroxy-beta-methylbutyrate (HMB) and alpha-ketoisocaproic acid (KIC) reduces signs and symptoms of exercise-induced muscle damage in man. Int J Sport Nutr Exerc Metab. 2005 Aug ; 15(4):413-24.

Van Zyl C.G., et al. Effects of medium-chain triglyceride ingestion on fuel metabolism and cycling performance. J Appl Physiol. 1996 Jun ; 80(6):2217-25.

Varnier M., et al. Stimulatory effect of glutamine on glycogen accumulation in human skeletal muscle. Am J Physiol. 1995 Aug ; 269(2 Pt 1):E309-15.

Vaughan M.A., et al. Physiological effects of ginseng may be due to methylxanthines. Med Sci Sports Exerc. 1999 May ; 31(5) Supplement:S121.

Vickers A.J., et al. Homeopathic Arnica 30x is ineffective for muscle soreness after long-distance running : a randomized, double-blind, placebo-controlled trial. Clin J Pain. 1998 Sep ; 14(3):227-31.

Vierck J.L., et al. The effects of ergogenic compounds on myogenic satellite cells. Med Sci Sports Exerc. 2003 May ; 35(5):769-76.

Vikman H.L., et al. Alpha 2A-adrenergic regulation of cyclic AMP accumulation and lipolysis in human omental and subcutaneous adipocytes. Int J Obes Relat Metab Disord. 1996 Feb ; 20(2):185-9.

Villani R.G., et al. L-Carnitine supplementation combined with aerobic training does not promote weight loss in moderately obese women. Int J Sport Nutr Exerc Metab. 2000 Jun ; 10(2):199-207.

Vitale K.C., et al. Tart cherry juice in athletes: a literature review and commentary. Curr Sports Med Rep. 2017 ; 16:230.

Voderholzer U., et al. Impact of experimentally induced serotonin deficiency by tryptophan depletion on sleep EEG in healthy subjects. Neuropsychopharmacology. 1998 ; 18:112.

Volek J.S. Performance and muscle fiber adaptations to creatine supplementation and heavy resistance training. Med Sci Sports Exerc. 1999 Aug ; 31(8):1147-1156.

Volek J.S., et al. L-Carnitine L-tartrate supplementation favorably affects markers of recovery from exercise stress. Am J Physiol Endocrinol Metab. 2002 Feb ; 282(2):E474-82.

Volk O. Behaviour of selected amino acids during a triple iron ultratriathlon. Deutsche Zeitschrift Sportmedizin. 2001 ; 52(5):169.

Von Rosen P., et al. Too little sleep and an unhealthy diet could increase the risk of sustaining a new injury in adolescent elite athletes. Scand J Med Sci Sports. 2017 ; 27:1364.

Vorce S.P. Dimethylamylamine: a drug causing positive immunoassay results for amphetamines. J Anal Toxicol. 2011 Apr ; 35(3):183-7.

Vormann J. Supplementation with alkaline minerals reduces symptoms in patients with chronic low back pain. J Trace Elem Med Biol. 2001 ; 15(2-3):179-83.

Vukovich M.D., et al. Effect of beta-hydroxy beta-methylbutyrate on the onset of blood lactate accumulation and Vo (2) peak in endurance-trained cyclists. J Strength Cond Res. 2001 Nov ; 15(4):491-7.

Walberg-Rankin J., et al. The effect of oral arginine during energy restriction in male weight trainers. J Strength Cond Res. 1994 ; 8(3):170-177.

Waldron M., et al. The effects of an oral taurine dose and supplementation period on endurance exercise performance in humans: a meta-analysis. Sports Med. 2018 b ; 48:1247.

Waldron M., et al. The effects of oral taurine on resting blood pressure in humans: a meta-analysis. Curr Hypertens Rep. 2018 a Jul 13 ; 20(9):81.

Waldron M., et al. The effects of taurine on repeat sprint cycling after low or high cadence exhaustive exercise in females. Amino Acids. 2018 c ; 50:663.

Walker J.L., et al. Dietary carbohydrate, muscle glycogen content, and endurance performance in well-trained women. J Appl Physiol. 2000 Jun ; 88(6):2151-8.

Wallace S.G. Exercise performance in silicon supplemented thoroughbreds. Faseb J. 2006 ; 20(4):A197.

Walsh D.E., et al. Effect of glucomannan on obese patients : a clinical study. Int J Obes. 1984 ; 8(4):289-93.

Wang J., et al. Vitamin D in vascular calcification: a double-edged sword? Nutrients. 2018 Mai ; 10(5):652.

Wardenaar F., et al. Micronutrient intakes in 553 dutch elite and sub-elite athletes: prevalence of low and high intakes in users and non-users of nutritional supplements. Nutrients. 2017 b ; 15:E142.

Wardenaar F.C., et al. Nutritional supplement use by dutch elite and sub-elite athletes: does receiving dietary counseling make a difference? Int J Sport Nutr Exerc Metab. 2017 a ; 27:32.

Watson T.A., et al. Antioxidant-restricted diet reduces plasma nonesterified fatty acids in trained athletes. Lipids. 2005 Apr ; 40(4):433-5.

Weight L.M., et al. Vitamin and mineral supplementation : effect on the running performance of trained athletes. Am J Clin Nutr. 1988 Feb ; 47(2):192-5.

Weiss M., et al. Correlations between central nervous parameters and hormonal regulations during recovery from physical stress are influenced by L-theanine. Amino Acids. 2001 ; 21(1):62.

Welbourne T.C. Increased plasma bicarbonate and growth hormone after an oral glutamine load. Am J Clin Nutr. 1995 May ; 61(5):1058-61.

Wen L., et al. Vitamin K dependent proteins involved in bone and cardiovascular health (Review). Mol Med Rep. 2018 ; 18(1):3-15.

Weschler L.B., et al. What can be concluded regarding water versus sports drinks from the Vrijens-Reher experiments? J Appl Physiol. 2006 Apr ; 100(4):1433-4.

Wideman L., et al. Synergy of L-arginine and GHRP-2 stimulation of growth hormone in men and women : modulation by exercise. Am J Physiol Regul Integr Comp Physiol. 2000 Oct ; 279(4):R1467-77.

Wilborn C.D., et al. Effects of zinc magnesium aspartate (ZMA) supplementation on training adaptations and markers of anabolism and catabolism. Journal of the International Society of Sports Nutrition. 2004 ; 1(2):12-20.

Williams M.B., et al. Effects of recovery beverages on glycogen restoration and endurance exercise performance. J Strength Cond Res. 2003 Feb ; 17(1):12-9.

Williams R.B. Treatment of acute muscle cramps with vinegar : a case report. J Athl Train. 2001 Apr-Jun ; 36(2):S-106.

Williamson D.F., et al. Smoking cessation and severity of weight gain in a national cohort. N Engl J Med. 1991 Mar 14 ; 324(11):739-45.

Willoughby D.S. Effects of an alleged myostatin-binding supplement and heavy resistance training on serum myostatin, muscle strength and mass, and body composition. Int J Sport Nutr Exerc Metab. 2004 Aug ; 14(4):461-72.

Wing-Gaia S.L, et al. Effects of purified oxygenated water on exercise performance during acute hypoxic exposure. Int J Sport Nutr Exerc Metab. 2005 Dec ; 15(6):680-8.

Woodside J.V, et al. Short-term phytoestrogen supplementation alters insulin-like growth factor profile but not lipid or antioxidant status. The Journal of Nutritional Biochemistry. 2006 17, Issue 3, Mar ; Pages 211-215.

Wright D.A, et al. Carbohydrate feedings before, during, or in combination improve cycling endurance performance. J Appl Physiol. 1991 Sep ; 71(3):1082-8.

Wutzke K.D., et al. The effect of L-carnitine on fat oxidation, protein turnover, and body composition in slightly overweight subjects. Metabolism. 2004 Aug ; 53(8):1002-6.

Ye W., et al. Antisweet saponins from Gymnema sylvestre. J Nat Prod. 2001 Feb ; 64(2):232-5.

Yoshimura M. Evaluation of the effect of glucosamine administration on biomarkers for cartilage and bone metabolism in soccer players. Int J Mol Med. 2009 Oct; 24(4):487-94.

Young Soo J., et al. The effects of propolis on exercise induced oxidative stress. Med Sci Sports & Exerc. 2004 May ; 36(5 Suppl):S173.

Zahorska-Markiewicz B., et al. Effect of chitosan in complex management of obesity. Pol Merkuriusz Lek. 2002 Aug ; 13(74):129-32.

Zajac A., et al. The influence of L-carnitine supplementation on body fat content, speed, explosive strength and VO2MAX in elite athletes. Biology of Sport. 2001 ; 18:127-135.

Zanolari B., et al. Qualitative and quantitative determination of yohimbine in authentic yohimbe bark and in commercial aphrodisiacs by HPLC-UV-API/ MS methods. Phytochem Anal. 2003 Jul-Aug ; 14(4):193-201.

Zehnder M., et al. Further glycogen decrease during early recovery after eccentric exercise despite a high carbohydrate intake. Eur J Nutr. 2004 Jun ; 43(3):148-59.

Zemel M.B., et al. Dietary calcium induces regression of left ventricular hypertrophy in hypertensive non-insulin-dependent diabetic blacks. Am J Hypertens. 1990 Jun ; 3(6 Pt 1):458-63.

Zemel M.B., et al. Regulation of adiposity by dietary calcium. Faseb J. 2000 Jun ; 14(9):1132-8.

Zemel M.B., et al. Dairy augmentation of total and central fat loss in obese subjects. Int J Obes (Lond). 2005 Apr ; 29(4):391-7.

Zhang Y. 1,3-Dimethylamylamine (DMAA) in supplements and geranium products: natural or synthetic? Drug Test Anal. 2012 Jul 12.

Ziegler T.R., et al. Glutamine : from basic science to clinical applications. Nutrition. 1996 Nov-Dec ; 12(11-12 Suppl):S68-70.

Ziemba A.W., et al. Ginseng treatment improves psychomotor performance at rest and during graded exercise in young athletes. Int J Sport Nutr. 1999 Dec ; 9(4):371-7.

Zurier R.B., et al. Gamma-Linolenic acid treatment of rheumatoid arthritis : randomized, placebo-controlled trial. Arthritis Rheum. 1996 Nov ; 39(11):1808-17.

근육운동
보충제가이드

1판 1쇄 │ 2020년 9월 28일
1판 2쇄 │ 2024년 3월 18일
지 은 이 │ 프레데릭 데라비에 · 마이클 건딜
감   수 │ 정구중
옮 긴 이 │ 김수진
발 행 인 │ 김인태
발 행 처 │ 삼호미디어
등   록 │ 1993년 10월 12일 제21-494호
주   소 │ 서울특별시 서초구 강남대로 545-21 거림빌딩 4층
            www.samhomedia.com
전   화 │ (02)544-9456(영업부) / (02)544-9457(편집기획부)
팩   스 │ (02)512-3593

ISBN 978-89-7849-625-4 (13510)

Copyright 2020 by SAMHO MEDIA PUBLISHING CO.